口腔医学精粹丛书　　"十一五"国家重点图书出版规划项目

口腔临床流行病学

Oral Clinical Epidemiology

主编　冯希平　　副主编　胡德渝　台保军

中国出版集团公司　　世界图书出版公司

图书在版编目(CIP)数据

口腔临床流行病学/冯希平主编;胡德渝等副主编.
—上海:上海世界图书出版公司,2008.11
(口腔医学精粹丛书)
ISBN 978 - 7 - 5062 - 9730 - 1

Ⅰ.口… Ⅱ.冯… Ⅲ.口腔颌面部疾病—流行病学
Ⅳ.R78

中国版本图书馆 CIP 数据核字(2008)第 143444 号

口腔临床流行病学

冯希平　主编　　胡德渝　台保军　副主编

上海世界图书出版公司出版发行
上海市尚文路 185 号 B 楼
邮政编码 200010
上海市印刷七厂有限公司印刷
如发现印刷质量问题,请与印刷厂联系
(质检科电话:021 - 59110729)
各地新华书店经销

开本:889×1194　1/16　印张:17.25　字数:420 000
2008 年 11 月第 1 版　2008 年 11 月第 1 次印刷
ISBN 978 - 7 - 5062 - 9730 - 1/R·221
定价:120.00 元
http://www.wpcsh.com.cn

《口腔临床流行病学》编写人员

主　　编　冯希平

副 主 编　胡德渝　台保军

编　　委　（按姓氏笔画为序）

马善奋　王伟健　叶　玮　冯希平

台保军　朱　凌　池政兵　李　刚

李鸣宇　束陈斌　汪　俊　汪　隼

郑家伟　胡德渝　陶丹英　彭春梅

口腔医学精粹丛书

《口腔生物材料学》

《保存牙科学》

《口腔内科学》

《临床牙周病治疗学》

《口腔药理学与药物治疗学》

《口腔颌面种植修复学》

《口腔疾病的生物学诊断与治疗》

《唇腭裂修复术与语音治疗》

《颌面颈部肿瘤影像诊断学》

《口腔颌面肿瘤病理学》

《口腔临床流行病学》

《头颈部血管瘤与脉管畸形》

《颅颌面部介入诊断治疗学》

《口腔工程技术学》

《可摘局部义齿修复学》

"口腔医学精粹丛书"编写人员

主　　编　邱蔚六

副 主 编　刘　正　薛　淼　张志愿　周曾同　张富强

主编助理　吴正一

编　　委　（按姓氏笔画为序）

王平仲　王国民　王晓仪　王慧明

毛　青　毛尔加　石慧敏　田　臻

冯希平　台保军　刘　正　孙　皎

李　江　杨育生　束　蓉　肖忠革

吴士尧　吴正一　邱蔚六　余　强

张志勇　张志愿　张建中　张修银

张富强　陈万涛　林晓曦　范新东

周来生　周曾同　郑家伟　赵怡芳

赵信义　胡德渝　秦中平　徐君逸

郭　伟　赖红昌　薛　淼

序

自 20 世纪 90 年代以来,有关口腔医学的专著、参考书犹如雨后春笋,数量剧增。书籍编撰的风格各有不同。有的堪称上乘之作,但重复雷同,涉嫌因袭者亦可见到。为此,上海世界图书出版公司要组织出版一些口腔医学参考书时,我们不由得有点心中犯难,就怕写出来的东西又成了重复的陈货。经过一番思考和讨论终于确定了本丛书编写的指导原则,即以专题为主;以临床口腔医学为主;以国内外医学的新成就、新经验为主;并力图打破原来的学科界限和体系来组织编写一批高级口腔医学参考书。

口腔医学是医学中的一级学科。按照多年来的习惯,在临床口腔医学中又可分为若干个亚科,诸如口腔颌面外科学、口腔内科学、口腔正畸学、口腔修复学等等。其中有的与国外相同,如口腔颌面外科学;有的则不尽相同,例如口腔内科学。当代最具创新或创造性的成果都是产生于各学科或多门学科的相互交叉点或切点上,生命科学出现了学科间交叉、整合、重组的趋势。科学研究如此,临床医学亦莫不如此。学科的整合在基础医学方面当为分子水平上的整合,例如"分子医学"的崛起;在其他方面则表现为学科与学科之间,科学与技术之间,以及自然科学与人文科学之间,生命科学与非生命科学之间的整合重组,近年来出现的所谓"Bio-X"中心,即生命科学与非生命科学结合的体现。为此,口腔医学的各个学科之间也面临着这一命题,而且在国外业已有一定的经验可资借鉴。在这一原则的思想指导下,我们也试图适应潮流,学习国外的先进经验,打破传统的学科系统来出版一些重新整合的专著,如《保存牙科学》、《颌面颈部肿瘤影像诊断学》和与旧的"口腔内科学"概念完全不同的《口腔内科学》等,以适应新形势的需要。

本丛书的主要阅读对象定位为从事临床口腔医学的中高级医务人员及口腔医学研究生。参加本丛书编写的人员绝大多数为从事临床口腔医、教、研工作多年,且具有高级职称的医师、教师。在书中将融合他们多年的临床经验以及科研成果,相信对临床口腔医学的发展和医疗质量的进一步提高将有所裨益。

本丛书定名为"口腔医学精粹",是为了鞭策和督促编写者们能尽最大努力做到精心选材、精心构思、精心组织和精心撰写。但也应当看到,"精粹"的东西毕竟是少数,不可能字字精、段段新,为了书籍的完整性,也不可能只介绍新的理论和技术,而丝毫不涉及传统的、经典的理论和技术。读者阅读后如果能感觉到有一些(或不少)新鲜的东西,目的就应该达到了。

由于这是一种尝试,肯定还有不足甚至错误之处,还望读者不吝赐教,以便再版时更正。

任何书籍往往在出版之后感到尚遗留不少遗憾,我想本书同样如此,只望遗憾愈少愈好。

在构思出版本丛书时,恰逢上海市口腔临床医学中心在上海第二医科大学附属第九人民医院成立(2001)。愿以本丛书的出版作为这一中心建设的考绩,也希望它能有益于临床口腔医务人员业务水平的提高,以造福于广大口腔颌面疾病患者。

于上海交通大学医学院附属
第九人民医院口腔医学院

前 言

在口腔医学实践中,口腔医师每天会面对许许多多各种各样的病例,如何从纷繁复杂的病案中发现疾病的规律,从而提高临床医疗水平,除掌握口腔临床技术以外,还需要熟悉口腔临床流行病学的方法。口腔临床流行病学是利用流行病学的原则、机制和方法来解决口腔临床医学中的问题,包括病因、诊断、治疗、预防和预后判断等方面。因此它是口腔医师所必须要学习的一门基础知识。而本书的目的就是要帮助口腔医师提高在临床医疗过程中发现问题、分析问题及科学地解决问题的能力。

《口腔临床流行病学》是口腔临床医学和流行病学的有机结合,吸取了以往几本口腔流行病学的精髓,并加入了许多口腔临床病例编撰而成。《口腔临床流行病学》的编撰原则是贴近临床、适合临床。虽然从章节安排看还是按照以往流行病学的编写顺序,但每个章节的内容均从口腔临床医师的临床实践角度去考虑,既有定义、原理,也有病例和方法,适合口腔临床医师阅读。另外,针对口腔临床医师在临床工作中经常遇到的文献收集、资料分析、论文撰写等突出问题,本书还编写了"循证口腔医学在临床中的应用"、"口腔流行病学常用统计方法"和"口腔临床医学论文的撰写"三章,供读者阅读。

参加本书编写的人员大多为口腔临床医师,工作在口腔医疗、教学、科研和预防的第一线,并且在口腔流行病学方面有多年实践的经验。大多数编写人员都参加过我国第二、第三次口腔流行病学抽样调查,能够将自己亲历的实践融入书中。但由于水平的限制,本书仍不免存在这样或那样的缺点,甚或错误。希望得到同行的指正,以便在再版时改正。

本书的编写得到了诸多同事的帮助,也得到刘燕波、王国英两位青年医师的协助整理,在此深致谢忱!

冯希平

于上海交通大学医学院附属

第九人民医院口腔医学院

2008 年 7 月

目　　录

第一章 绪 论

口腔临床流行病学(oral clinical epidemiology)是利用流行病学的原则、机制和方法来解决口腔临床医学中的问题,包括病因、诊断、治疗、预防和预后判断等方面的问题。在口腔医学实践中,口腔临床医师在掌握口腔临床技术以外,还需要熟悉口腔临床流行病学的方法,以便更好地解决临床遇到的新问题。

第一节　口腔临床流行病学的定义

口腔临床流行病学是流行病学与口腔临床医学相结合的一门学科,是口腔医学领域中用以制定研究计划并解释观察结果的一门方法学。换句话说,就是运用流行病学原理和方法解决口腔临床医学中病因、诊断、治疗、预防和预后判断等问题的一门学科。从流行病学角度来看,它是流行病学原理和方法在口腔临床医学中的应用,是流行病学继传染病领域、慢性病领域之后,在口腔医学领域的延伸,它进一步拓展了流行病学的应用范围。即用宏观研究的方法,探索解决临床问题的答案,最终达到解决个体病例的目的。从口腔临床医学角度来看,它是口腔临床医师在医学实践中所需要掌握的一门方法学,是口腔临床医学的基础。口腔临床医学水平的提高是一个实践、观察、总结的结果,将流行病学的原理和方法应用到口腔临床医学中来,不仅能够大大提高其科学性,还可以大大提高口腔临床医学实践的效率和准确性。

第二节　口腔临床流行病学的特点

虽然口腔临床流行病学是流行病学与口腔临床医学相结合的一门交叉学科,但与其他学科一样,口腔流行病学作为一门独立的学科,有其自身的特点。

一、主要的目的是解决口腔临床问题

在口腔临床医疗过程中,一个临床医师需要面对的问题来自很多方面。一个患者前来就诊,医师首先要判定这是一个患者还是一个正常人,这就需要有诊断这种疾病的手段。使用一个好的诊断技术就可以明确回答这个问题,那么怎样来筛选好的诊断技术呢? 如果是患者,医师接着遇到的问题是如何发现引起这种疾病的原因,口腔医学目前还有许多疾病的病因并不完全明了,最常见的如牙周疾病。对于已经明确诊断的疾病,该用什么方法治疗才能取得最好的效果? 治疗以后又如何预测这种

疾病的转归? 以后又如何预防这种疾病的发生? 面对这些临床问题,口腔医师除了运用自己的经验来回答外,还可以选择使用临床流行病学的方法来回答,而后者更加科学、准确。

二、实施的主体是口腔临床医师

虽然流行病学家在口腔临床流行病学研究中的地位十分重要,但由于口腔临床流行病学要解决的主要问题是口腔临床问题,涉及的诸多问题如龋病的病因、牙周病的治疗效果、口腔黏膜病的诊断方法、口腔肿瘤手术后的预后判断等,都属于口腔临床上发生的问题,因此口腔临床医师才是口腔临床流行病学实施的主体。临床医学是一门经验学科,口腔临床医学也不例外,口腔临床技术水平的提高很大程度上来源于临床经验积累。一个好的临床医师在长期临床医疗工作中会产生许多问题,在解决这些问题的过程中还会积累很多经验。这些问题和经验如果用流行病学的方法给予归纳和总结的话,就会得出科学的结论,大大提高口腔临床医学的水平。

三、研究的对象是人群

与流行病学的研究对象一样,口腔临床流行病学的研究对象也是人群。口腔临床流行病学是以个体病例为基础、以全体人群为对象,最终达到解决个体疾病的目的。虽然口腔临床医学研究的对象多以个体病例为主,但随着医学科学的不断发展,口腔临床医学已不限于个体病例。尤其在微观方面,已经发展到分子生物学和基因水平,如在口腔肿瘤的诊断和治疗中,基因技术已成为选择的方法之一。但在宏观方面,运用流行病学方法还不多见。其实在口腔临床医疗中,完全可以采用宏观的研究方法,即通过对人群的研究来解决临床问题。

口腔临床流行病学研究的人群,包括临床患者,如病房或门诊的就诊者,也包括社会上的普通人群,这些人群可以来自社区,也可以来自学校、工厂或者农村。

四、需有严格的抗干扰措施

由于口腔临床流行病学的研究对象是人群,因此在研究过程中会受到各种因素的影响。在口腔临床流行病学研究中,经常遇到的干扰来自于误差和偏倚。常见的误差来自抽样过程中产生的变异,由于机遇不同所造成。而偏倚则是由于某些原因造成检查结果与实际情况不符,属于系统误差,如选择性偏倚、信息偏倚和无应答偏倚等。为了控制这些误差和偏倚,口腔临床流行病学研究需要有严格的设计,常采用随机、对照和盲法设计,尽量减少在流行病学研究的实施过程中来自主观和客观的影响,也可以最大限度地平衡不同组别之间各种混杂因素的干扰。

五、要注意医学伦理问题

在当代科学条件下,临床试验仍然是医学进步过程中难以绕过的一环,但临床试验毕竟是在人体上进行,对人的健康和生命会有风险,所以在开展口腔临床流行病学研究时应充分考虑伦理问题。应该做到研究必须有正当的目的,有利于医学科学进步;实验设计必须成熟和周密;研究的内容需要经过充分的基础研究和生物安全性试验;在实验过程中需要有经验丰富的专家或专业人员严密观察,有应急救治措施;一些研究虽然不危害受试者健康,但也要避免损害受试者的利益,对可能造成的损害要给予补偿;受试者应该充分知情,并有权随时退出研究;口腔临床流行病学研究一般需要通过医学伦理委员会的批准。

第三节 口腔临床流行病学的应用

在口腔临床医学中,流行病学的用途十分广泛,几乎可以涵盖口腔临床医疗的各个方面,包括病因、诊断、治疗和预防等多个领域。

一、临床效果观察

观察口腔治疗方法和口腔预防措施的效果是口腔临床流行病学最主要的目的。无论是口腔治疗方法还是口腔预防措施,一种新技术或新方法的问世,必须经过非常规范的临床试验,而临床试验是口腔临床流行病学的重要组成部分。在进行临床试验前,这些技术和方法常会经过多种实验室的研究或动物实验,并被证明有一定的效果。但由于人和动物有很大的不同,实验室和动物实验显示的效果在人体身上并不一定显示,这就需要在人体身上得到证实,因此必须经过临床试验。在口腔医学中,一些治疗口腔疾病如牙周病、口腔黏膜病的新药,经过临床试验证明具有治疗效果,然后被用于临床医疗。为了证明氟化物的防龋效果,也常常使用临床试验,观察使用氟化物一段时间后的防龋效果。

二、安 全 性 分 析

口腔临床流行病学也常被用来评价各种口腔治疗方法和口腔预防措施的毒副作用。由于新的技术和新的方法都是首次用于人体,它们对人体健康产生的影响依据我们现有的知识并不能找到答案。而许多新技术和新方法在对人体产生治疗和预防作用的同时,还会给人类带来致病作用。因此,这些新技术和新方法对人体产生的积极作用需要观察,而它们对人体产生的毒副作用同样需要评价。氟化物是最常用于龋病预防的化学物质,它具备有效、价廉和使用方便的特点,但氟化物同时也是一种含毒性的化学物质。因此在试验氟化物防龋作用的同时,需要观察对人体的毒副作用,如急性氟中毒现象、氟牙症等情况,并根据毒副作用情况调整氟化物使用的剂量,以达到既能保护牙齿,又不损害人体健康的目的。

三、致病原因研究

口腔疾病病因的研究是口腔临床流行病学中的重要组成部分。在病因研究中,描述性方法并不能获得致病因素与疾病之间关联性的结论,只能得到某种疾病发病特征的证据。分析性流行病学方法,如病例对照研究和队列研究用得比较多,而论证强度比较高的是随机化对照设计的临床试验。但上述三种方法的研究成本相差很大,以随机对照设计的临床试验成本最高,用这种方法研究病因常需花费大量时间和人力,因此用临床试验的方法研究病因常在其他研究方法已经使用之后。在进行随机对照设计的临床试验时,先将同一人群分为实验组和对照组,对实验组人群用某种危险因素实施干扰,对照组人群不作干扰,观察一段时间以后比较两组人群的发病率,如果实验组人群发病率高于对照组,证明这个危险因素可能就是病因。用临床试验方法研究病因的优点在于比较客观,它能较好地排除其他因素的干扰,同时它又具有前瞻性研究观察整个疾病周期的特点,所以结果比较准确。

四、健康状况观测

口腔临床流行病学可以用于观察口腔疾病的患病情况。通过对某一地区人群横断面调查,可以了解口腔疾病在某一人群中的患病特点和流行情况,当所要调查的人群比较小或者范围局限的时候,可以采用普查的方法,这种方法能够准确地反映口腔疾病的流行情况和发病特点。但是当所要调查的人群是一个大人群,比如要了解一个城市人群的某种口腔疾病的患病情况,就不能用普查,只能采用抽样调查。如果想观察某种口腔疾病的流行趋势,可以间隔一定时间,连续多次进行口腔流行病学调查,然后比较前后各次调查的结果,得出某种口腔疾病的变化情况和流行趋势。

五、诊断方法评价

一名好的口腔临床医师善于运用不同的诊断方法来正确诊断口腔疾病,因此口腔临床医师常会面对选择诊断方法的情况。一个诊断方法的优劣取决于它的灵敏度、特异性和符合率等。但在实际使用中,诊断方法经常存在灵敏度或特异性过高或太低的现象,造成实际病情与诊断结果不一致的情况,产生假阳性或假阴性。通过口腔临床流行病学的方法可以对临床诊断方法进行试验,评价现有的或新的诊断方法的可靠性。使口腔临床医师树立诊断概率的概念,协助他们在临床医疗中正确选择诊断方法,正确对待诊断结果,达到正确判断疾病的目的。

六、临床决策

在口腔临床医疗的诊断、治疗和预防过程中,口腔医师经常会作各种临床决策,以取得在效果、成本、安全等方面的最大利益。现在口腔医师进行的各种临床决策,大多建立在自己所掌握的知识和经验之上,正确的临床决策需要以策略论和概率论的理论为指导,经过分析、计算,以各种概率数量为依据,才能作出合理的决策。临床决策是口腔临床流行病学的一部分,是口腔医师在临床医疗中需要掌握的方法。

七、预后判断

口腔临床流行病学还用于对疾病预后的判断,患者在接受治疗以后的演化趋势常常受到医师的关注,复发率、生存率、治愈率等是检验治疗成功与否的指标,治疗以后生存质量的分析也常被列入预后判断的内容之一。

第四节 口腔临床流行病学分类

口腔临床流行病学研究按照其性质可分为观察法、实验法及理论研究等。观察法是对人群在自然状态下的暴露因素、疾病和健康等进行研究。研究者没有控制暴露的能力,尽管能控制混淆因素,但不能随机分配暴露,只能客观收集人群有关暴露或疾病资料,评价暴露与疾病的联系。这种方法是流行病学研究的主要方法,如描述性流行病学、分析性流行病学。实验法与观察法不同,实验者具有控制实验条件的能力,并能控制其他混淆因素,评价暴露与疾病的联系。这种方法中有实验流行病学等。理论研究是对疾病的病因、宿主和环境之间的联系所做的假设得到了反复验证之后,用数学公式阐明疾病流行的规律,提出数学模型,用于研究预防措施的成本效益和流行病学预测。现将观察法和实验法中较常用的方法介绍如下。

一、描述性流行病学

描述性流行病学是流行病学中最常用的一种,它对疾病或健康现象在人群中的分布以及发生、发展的规律作客观的描述。这种研究的作用是描述某种现象在人群中的分布和发生发展规律,提出病因假设。描述性流行病学主要有下面几种。

(一)病例报告

又称个例调查,是对个别发生的病例进行调查,这些病例常常原因不明,或是传染病、或是某种已知疾病的特殊情况等,这些病例需要进行专门研究,追寻其致病因素、发病途径,分析治疗方法,追踪预后等,为以后相似疾病的诊断、治疗和预防提供资料。

(二)横断面研究

横断面研究又称现况调查,调查目标人群中某种疾病或现象在某一特定时点上(较短的时间内)的情况。它的作用在于了解疾病的患病情况和分布特点,以便制定预防措施和为研究病因提供线索。

(三)纵向研究

纵向研究又称"疾病监测",即研究疾病或某种情况在一个人群中随着时间推移的自然动态变化。也就是对一组人群定期随访,两次或若干次横断面调查结果的分析。它的作用在于动态地观察疾病或某种现象的演变情况及其原因分析。如对一小学某个班级学生的龋病发病情况进行定期检查,以观察龋病在这个班级学生中的变化情况并分析其原因,就属于这种研究。

(四)常规资料分析

常规资料分析又称历史资料分析,即对已有的资料或者疾病监测记录做分析或总结。如病史记录、疾病监测资料等。如研究某市市民拔牙原因,可研究该市若干医院近 5 年的病历资料,经统计分析可找出不同年龄组牙齿丢失最主要的原因,如因龋病、牙周病、外伤、修复需要等原因而拔除病牙。这种研究结果可为开展口腔保健工作提供必要的信息。

二、分析性流行病学

分析性流行病学就是对所假设的病因或流行因素进一步在选择的人群中探索疾病发生的条件和规律,验证病因假设。它包括病例-对照研究和群组研究。

(一)病例-对照研究

病例-对照研究作为一种研究方法,主要用于探讨病因、相关因素对于疾病产生的影响。它先按疾病状态,确定调查对象,选择有特定疾病的人群组,与未患这种疾病的对照组,比较两组人群过去暴露于某种可能危险因素的程度,分析暴露是否与疾病有关。假如病例组有暴露史比例或暴露程度显著高于对照组,且经统计学检验差异有统计学意义,则可认为这种暴露与某疾病存在着联系。这种研究方法是了解和比较病例组与对照组过去的暴露情况,从病例开始以追溯办法寻找疾病的原因,在时间上是先由"果",后及"因"的回顾性研究。

（二）群组研究

群组研究又称队列研究，将特定人群按其是否暴露于某因素分为两组，追踪观察一定时间，比较两组的发病率，以检验该因素与某疾病联系的假设。如果暴露组人群的发病率显著高于对照组人群，统计学检验有显著意义，则可认为这种暴露因素与某种疾病有联系。这种研究方法是在疾病出现以前分组，追踪一段时间以后才出现疾病，在时间上是先有"因"，后有"果"，属前瞻性研究。群组研究的特点是只要暴露组与对照组可比性较好，资料准确完整，则研究结果准确度高，可以获得不同暴露强度与疾病的关系。也可以观察一种暴露因素与多种疾病的关系。但由于群组研究属前瞻性研究，研究时间较长，尤其对慢性病的观察费时更多，需要大量的人力物力，所以常在病例-对照研究获得较明确的危险因素后用于进一步验证病因假设。

三、实验性流行病学

实验性流行病学又称为流行病学实验或现场试验或干预试验，是指在研究者的控制下对人群采取某项干预措施或施加某种因素或消除某种因素以观察其对人群疾病发生或健康状态的影响，它有两个重要特点：① 是实验法而非观察法；② 要求设立严格的对照观察，即研究对象随机分配到不同的组，而非自然形成的暴露组与非暴露组。实验性流行病学可以分为三类：临床试验、社区干预试验和现场试验。

（一）临床试验

临床试验是对患者或非患者志愿者进行系统的研究，为了发现或者检验、研究产品的作用或者副作用，或者研究产品的吸收、分布、代谢与排泄，以查明其效果与安全性。临床试验中以随机对照试验（RCT）最为经典。

（二）社区干预试验

社区干预试验是临床试验的一种扩展。以社区人群作为研究对象，接受某种预防措施的基本单位可以是整个社区，或社区的某一有代表性人群。常用于某种口腔预防措施的效果研究，例如饮水氟化的效果。

（三）现场试验

现场试验以社会人群为观察对象，观察社会人群中未患某种口腔疾病的个体在接受预防措施或某种干预措施之后健康发生的变化。在现场试验中，研究者关心的不是疾病的后果，而是如何预防疾病的发生。其研究人群由健康者或可能患某种疾病的高危人群所组成。

第五节　口腔临床流行病学的研究方法

口腔临床流行病学的研究方法概括起来可以用设计（design）、测量（measurement）和评价（evaluation）来表示，一般常用这三个词的首字母 DME 来代表。口腔临床流行病学研究无论从目的、内容、方法、过程和结果去看都非常纷繁复杂，影响最后结果的因素众多。设计正确而得到的结果常常不一定理想，阳性的结果不一定有意义，阴性的结果也不一定没有意义。

所以在口腔临床流行病学的研究过程中,要想得出客观、科学的结论,掌握研究方法非常关键。

一、设　计

口腔临床流行病学研究的设计应该紧密结合临床研究的目的,研究所选择的方案、针对的研究对象、确定的样本含量、使用的试验方法、采用的评价指标和统计方法等,都需要紧紧围绕研究的目的。

(一)明确调查研究的目的

在口腔临床医疗工作中,可以运用口腔临床流行病学的原理和方法对各种未知因素加以研究和分析,这些研究涉及病因、诊断、治疗、预防和预后判断等,几乎涉及口腔临床医疗的方方面面。因此,在开始口腔临床流行病学的调查研究前,首先应该明确工作的目的。是开展病因研究,还是诊断方法的检验? 是治疗和预防效果的观察,还是副作用或预后的判断? 研究者在临床研究开始以前就必须确定。

(二)设计研究方案

在口腔临床研究中,不同的目的应该选择不同的研究方案。对于病因研究可以选择描述性方法、分析性方法和实验性方法。对于诊断方法研究、预防和治疗效果研究以及副作用研究常选择分析性方法和实验性方法。对于预后研究多选择分析性和描述性研究方法。在论证的强度上,不同的方法强度不同,一般来说,描述性研究方法论证强度弱、分析性研究方法论证强度稍强、实验性研究方法的论证强度最强。

(三)选择研究对象

选择研究对象应该根据研究的目的。如果进行药物的疗效评价,应该选择患者作为研究对象,如果做预防措施的效果观察,就可以选择健康人进行。这些研究对象可以选自医院门诊或病房,也可以选自社区或学校。但不管研究对象来自哪里,选择时都应该有统一的诊断标准、统一的纳入标准和统一的排除标准。有时,一些研究对象虽然符合纳入标准,也不存在被排除的因素,但依从性很差,不能根据试验者的要求进行干预或随访,这种对象也不能作为研究对象。

(四)估计样本量

在做口腔临床研究时,不可避免地会遇到估计样本量的问题。样本量过大或者过小都可能影响试验结果,因此在试验开始时,应预先计算好需要的样本量。同时考虑到在试验过程中会有一部分试验对象中途退出,丢失试验数据,所以一般还需要增加10%的样本量。对于样本量的计算有多种方法,一般都是根据不同的设计方案而确定,会涉及Ⅰ类错误和Ⅱ类错误的概率。

(五)确定干预方案

在使用口腔临床流行病学实验方法进行研究时,设计还包含确定干预措施。干预措施可以是新药、新诊断技术、新预防方法,也可以是各种致病因素,但在干预前需要制定详细干预方案。要有统一的干预方案,不管研究的目的是什么,任何干预措施在设计时都应该规定干预的形式、干预的程度和干预的时间。要有保证依从性的措施,需要受试者忠实执行研究者安排。要有避免沾染和干扰的手段,保证结果可靠。要注意医学伦理问题,尽量减少受试者损失。

（六）确定研究周期

口腔疾病从暴露于致病因素一直到发病，再至痊愈，一般会经历一个疾病周期。如果要对某一种口腔疾病的病因进行研究，有时就要观察从暴露于致病因素到发病这个周期。如果要研究某种药物或措施对口腔疾病的治疗效果，就要观察从犯病到好转或痊愈的周期。所以在进行口腔临床流行病学研究时，在设计时应该考虑研究周期，周期太短看不出结果，周期太长又没有必要。

（七）选择评价指标

用以评价试验结果的指标很多，但并不是每种指标都能用于口腔临床流行病学研究。合适的评价指标应该符合这样几个条件：① 要有高度的特异性，能够针对性地反映研究内容产生的效应；② 要有很好的客观性，不受主观因素干扰；③ 要有一定的实用性，指标不复杂，便于掌握；④ 要有重复性，在不同的时间和不同的地点，对同一人使用这一指标要能够得到重复；⑤ 最后，还要有一定的敏感性，有较强的发现研究因素变化的能力，避免漏诊。

（八）要有减少误差的措施

在口腔临床研究中，有时很难避免一些因素对研究结果准确性的影响，这种影响可以来自于抽样误差，也可以来自于各种偏倚，还可以来自于试验中出现的沾染和干扰。由于临床研究的复杂性，上述影响结果的因素始终存在于临床研究的整个过程中，所以要求研究者在设计时，仔细分析可能出现这些因素的环节，采取具体的防止措施，确保研究的真实可靠。

（九）选择统计分析的方法

临床研究的评价指标在被计算出来后，需要经过统计学的处理和分析，最后才能对研究的结果进行评价。口腔临床研究所用的统计分析有定量分析，也有定性分析，还有等级资料分析等。以前国内的研究多习惯于在试验结束时才考虑选用统计方法。实际上，统计方法的选用应该在研究的设计时，把统计时需要分析的各种因素都考虑在内，这样在统计时才不会出现缺少资料的情况。

（十）做好研究的准备工作

口腔临床研究设计除了考虑上述这些因素以外，还需要做好充分的准备工作。一个口腔临床研究的组织工作非常繁杂，无论是描述性研究还是分析性研究，或者是实验性研究，在开始前都有大量的组织工作。如寻找合适的社区、收集目标人群的资料、对受试者进行宣传、准备器械等，必要时还需要获得当地主管领导的支持。另外，充足的经费也是准备工作的一部分。一般来讲，口腔临床流行病学研究需要的经费都比较多，事先做好预算对于保证研究的顺利进行十分重要。

二、测　　量

测量是口腔临床流行病学研究中的重要部分，无论是临床患者的主述、体征、实验室的化验数据、物理检查结果，还是治疗、预防等干预措施对人体产生的效果或副作用，都需要有测量手段。设计再周密的口腔临床研究方案，都离不开测量这个环节，测量在临床研究中起到筛选研究对象和获得结果的作用。

在口腔临床研究中，测量的标准可以分为主观和客观两种，主观测量主要是通过研究者或研究对象的主观表述，如牙齿充填后的疼痛感觉、牙本质过敏时的酸痛感、牙列修复时颜色、光泽的判断及口臭诊断时的感官测试等。这类测量的共同特点是所得到的结果都来自于感官，在程度上没有非常明确的分界，并且不同的个体对同一情况可以有不同的判断。客观测量可以通过较为明确分隔的标准，区分健康状况的不同程度。如口腔检查时计算龋齿数、银汞充填数、全口失牙人数，检查口腔肿瘤预后时计算治愈率、死亡率、复发率等。

口腔临床研究的测量根据手段不同还可以分为临床测量和实验室测量，临床测量一般在临床、现场或社区进行，通过对受试者的检查或受试者的主诉获得，如牙龈炎指数、牙周附着丧失指数、群体牙周指数（CPI）等。实验室测量是使用化学的方法或物理的方法对健康状况进行判断，如用 X 线检查根尖阴影的大小、牙槽骨吸收的面积，生化检验血小板、白细胞数量等。

对于研究者来说，选择临床研究的测量方法应该考虑多方面的因素，如测量方法对干预措施的敏感性和特异性、测量方法反映健康状况的客观性、测量方法在临床研究中的可操作性、测量方法是否对受试者有伦理方面的伤害等。

三、评 价

口腔临床研究的统计分析结果，并不等同于具有口腔临床意义的结果。口腔临床研究结束后，各项指标首先要经过统计学的处理和分析，在统计学取得有意义的结果后，还需要从设计、测量和文献分析等角度进行综合评价，才能得到有临床意义的研究结果。

（一）设计层面评价

在设计层面，应该考虑选择的试验内容是否能够达到试验的目的，选择的研究对象是否合适，样本含量是否足够，有没有设对照组，设立的对照组是否正确，是否做了随机化分组，有没有采用盲法，是否考虑了沾染和干扰因素。

（二）测量层面评价

在测量层面，应该考虑在纳入研究对象时有没有执行明确的诊断标准，是否有统一的纳入标准和排除标准，有没有一致的干预措施，依从性如何，选择的评价指标能客观地反映试验结果，所有受试者的结果是否都被包括在内。

（三）文献分析层面评价

在文献分析层面，应该考虑临床试验的选题是否正确，得到的试验结果在临床实践中有没有意义，这个结果从科学性的角度判断是否合理，能否得到医学知识的支持。从卫生经济学角度考虑是否有良好的性价比等。除了上述这些评价以外，近年来随着循证医学的发展，试验结果还可以通过循证医学的方法进行评判。

冯希平

参 考 文 献

1 曾光.现代流行病学方法与应用.北京：北京医科大学中国协和医科大学联合出版社，1994

2 耿贯一.流行病学.第一卷.第2版.北京：人民卫生出版社，1995

3 王家良.临床流行病学.北京：人民卫生出版社，2000

4 黄悦勤.临床流行病学.北京：人民卫生出版社，2002

5 聂绍发.临床流行病学.湖北：湖北科学技术出版社，2003

6 梁万年.临床流行病学.北京：北京大学医学出版社，2004

第二章 口腔临床流行病学研究的立题与设计

口腔临床流行病学是在口腔临床医学的领域内，引入现代流行病学及统计学的有关理论和方法，针对临床资料的多源性、临床实践的复杂性及可能存在的各种偏倚因素等，创造性地建立了口腔临床科研的严格设计、测量和评估的方法学，将仅对患者的个体诊治扩大到相应患病群体的研究，探讨疾病的病因、诊断、防治和预后的规律，转而为临床个体患者的诊治提供科学的证据。因此，口腔临床流行病学是口腔临床医学中一门重要的基础课程和口腔医学科学研究必需的方法学科。

口腔临床流行病学不同于传统意义上的口腔流行病学，其所研究的范围甚广，包括了口腔临床医学的各个方面：口腔内科学、口腔颌面外科学、口腔修复学、口腔正畸学、儿童口腔医学以及口腔预防医学等；研究的重点不是针对某一或某些特定的口腔流行病（例如龋病），而是侧重于口腔临床科研方法的探讨。

随着社会和科学的发展，现代医学科学门类更加齐全，包含基础医学、预防医学、临床医学、保健医学、康复医学等组成部分。它们互相制约、互相促进，然而临床医学始终是医学科学的核心。在长期的医疗实践中，广大口腔医务工作者为口腔疾病的诊断和防治付出了辛勤的劳动，为提高人群的健康水平做出了有益的贡献。但是，由于受到认识能力和科学技术水平的限制，至今对某些口腔疾病（如龋病、牙周病、口腔肿瘤等）的病因不能确定，防治措施尚不够有力，从而影响诊治水平的进一步提高。

许多口腔医务工作者忙于繁重的诊疗工作，认为科学研究只是科研人员的事情，其实这是一种误解。作为临床第一线的医务人员，每天都面对大量的疾病问题，有丰富的临床实践经验，与患者有着广泛、密切的接触，可以直接观察患者，与患者进行交流，有更多的机会获得第一手资料。因此，口腔医务工作者不仅应当为每一个患者做好诊治工作，还应当从群体的、社会的角度关注和观察疾病和健康问题，积极开展临床相关研究工作。这不仅可以提高自身的理论和临床诊治水平，同时也可为人类探索和认识疾病做出宝贵贡献。当然，为了使临床医学科学研究达到高质量、高水平和高效率，研究者必须具备扎实的医学基础理论知识，渊博的专业知识和较丰富的临床工作经验，必须了解现代医学科学研究的新动向和趋势。此外，还应掌握并正确运用临床医学科学研究的基本方法，包括卫生统计学的有关知识和方法。只有这样，才能恰当地选择临床医学科学研究的课题，合理地进行研究设计，正确采集、整理和分析资料，并运用循证医学原理和方法对结果做出判断和评价，从而得出可信的结论，更好地指导临床实践。

第一节 口腔临床流行病学研究的立题原则

临床科研以患者为研究对象,其目的是通过提高口腔医务工作者的医疗水平,改善疾病预后,增进人类健康,提高患者的存活质量。其特点是研究对象是人,研究成果又应用于人。由于人具有生物与社会双重属性,个体变异大,使得医学研究周期长、难度大、复杂性强,并且容易发生这样或那样的缺陷与偏差。因而,从事临床科研的人员需要进行严格训练,以获得熟练的科研能力。这种训练不仅要取得各种试验技术的经验,更需要有一个训练有素的头脑,包括能够剖析总体的各个方面,能够提出合理的科学研究假设,能够选择有效的试验方案,能够用逻辑推理去分析所获取的资料,使感性认识上升到理性认识,揭示临床医学现象的本质规律。

临床科研的过程一般包括四个步骤:① 选题和立题,主要任务是发现临床问题,提出科学、合理的研究假设。② 科研设计,主要任务是围绕验证假设,安排试验内容。③ 科研实施,从事试验工作,搜集论证假设的证据。④ 科研总结,通过整理验证假设所需要的数据资料,再经分析、综合、比较、归纳、演绎等思维过程,使假说(论点)和数据资料(论据)有机地按照逻辑规律结合起来,完成具体论证过程,使原假设成为结论,并进一步产生新的研究假设。

科研选题包含着研究者的总体想法和基本观点,是研究工作的起点和指导整个科研工作的主线,它直接关系到临床科研的成败。选题应遵循以下五个原则。

一、创新性原则

创新是医学科研的灵魂和核心,是整个科研工作的"亮点"。创新性是衡量科研是否具有价值的最重要的标准,是科研选题得以成立的基本条件和价值所在。科研工作是创造性工作,没有创新的课题,就不可能获得有价值及创新性的科研成果。科研工作中最忌讳的是毫无意义地重复前人的工作。当然,创新并不在于前所未有的发现或填补空白,而在于在前人工作的基础上有所发现、有所创新。许多国外已有的资料,需要结合我国的实际进行评价;许多新技术、新方法的使用;对临床诊治的实用价值;许多传统性药物新的用途等研究;对以往的理论进行重新认识或补充,所有这些虽然不是首创,但具有新意,这是临床医师经过努力可以做到的,也是值得提倡的。作为基础研究的选题,必须具有创立新见解、获得新发现的可能性;应用性研究选题,必须具有发明新技术、新材料、新术式、新疗法或将已有先进技术应用于新领域的可能性。没有探索性、缺乏创造性、只是重复前人尤其是外国人做过的工作,不能算作真正的科研。对于国内外已有研究,但尚无定论,或各方面还有争议的问题仍可选择。将国内外已成熟的某项诊断或治疗方法用于临床,是一种技术引进,而不是真正意义上的科研。医学科研选题的创新性主要表现在以下两个方面。

(一)前人没有研究过的课题

科学研究最忌讳简单地重复前人的工作,仅是样本数量上的加减,一般创新意义不大。因此,在选题时要寻找空白,寻找没有开垦的处女地。要善于提出新观点、新方法、新技术,创立新概念,或建立相反的观点,这样的选题才有新意、有特色。

（二）补充前人研究的不足

科学的发展永远没有止境,即便某个问题在现阶段被解决,过一段时间很可能又有新的认识,又有新的问题被发现。为此,要有一种不被前人、名人的经验所束缚的精神,要敢于对前人已总结出来的经验和理论修改、补充、丰富、拓展。只有这样,才能推动医学科学不断向前发展。

创新性不是靠凭空想象,而是靠平时的工作积累和观察,通过查阅国内外文献资料来决定。目前查阅文献资料越来越方便,可通过光盘检索和网络检索,及时掌握国内外学术信息和动态,最后确定立意新颖的课题。

二、科学性原则

科学性是医学科研的生命,是指选题要"有理、有据",充分了解拟选课题的国内外研究现状和发展趋势,不使选题误入歧途或低水平重复。所提出的新问题、新假设、新思路必须符合客观规律,而不是脱离实际、胡思乱想。因为临床科研的研究对象是患者,因此任何新的药物或新的诊疗措施,在进行临床试验前,必须要有足够的科学依据证明其安全有效。研究者确定选题,总是希望经过努力能够达到预期目的,取得成功。而成功与否的重要前提是选题要科学、合理。科研选题应根据现代科学的基本原理、个人经验体会、前人认识的科学总结来确定,必须细致、严密、反复推敲,选题必须符合客观实际和业已证明是正确的科学原理、法则。已有的科学理论、法则都是经过大量实践检验的基本上符合客观事实的正确认识,只要没有被更新的实践所推翻,没有足够的证据否定,工作中一般不应轻易怀疑,不应与其相违背。

三、可行性原则

可行性是指研究课题必须具备客观条件和主观条件。首先,选题要符合伦理学的有关规定。自1970年起,一些发达国家如美国、澳大利亚、加拿大、欧盟国家、日本、北欧等先后制订了临床试验管理规范(good clinical practice,GCP)。"规范"规定:临床试验必须符合《赫尔辛基宣言》和国际医学科学组织委员会(CIOMS)关于《人体生物医学研究国际伦理指南》中的道德原则,使受试者的尊严、权力、安全和健康得到保证。临床试验前,需经伦理委员会审批并应获取受试者的知情同意。其次,选题时必须考虑完成课题的必要条件,包括课题必需的仪器设备、实验条件、必要的人员配备、足够的经费资助及合理的时间周期等。如果这些条件不能满足或根本没有条件,即使所选课题有创造性、科学性又具有临床价值,也无望成功。与课题有关的基础研究工作等是科研立题的基石,它决定了一个课题是否能按期完成,是否能达到预期结果。

可行性原则要求选题从实际出发,充分考虑是否具备完成所选课题的主观和客观条件。主观条件主要包括:① 研究者(个人或集体)的知识结构,如基础知识、专业训练、技术水平、外语水平等;② 研究者的科学素质,如观察能力、实验能力、设计能力、思维和表达能力等;③ 研究者的人格个性特征,如志趣、毅力、信心、协作精神等。客观条件主要包括:① 研究对象。② 文献资料。③ 设备条件。设备、试剂供应缺乏,科研课题亦难开展。④ 课题工作基础。研究者科研经历丰富,且在原有成果基础上的选题,其可行性较高。反之,实行难度大,甚至可能半途而废。⑤ 经费与人力投入状况。

可行性原则要求科研选题既应量力而为,又要尽量发挥主观努力去创造条件,特别要注意扬长避短,发挥优势。重大项目必须进行可行性论证、分析,必要时应召开可行性专题论证会。一些重大的应用性研究选题,还应对其预期成果推广应用的可行性进行评估。以下三种类型课题不宜确定为科研选题:① 与自己专业差距较大的课题;② 与自己的实际专业水平、知识结构距离较远的课题;③ 题目过大、费时太长、耗资太多的课题;④ 对象来源有困难,或文献资料不足的课题。提倡采取多中心协作方式选题,取长补短,创造主、客观条件,增加课题实现的可行性。

四、需要性原则

临床科研首先应选择疾病负担大的病种进行研究,疾病负担(burden of disease)是指疾病对人群危害以及对社会、经济所造成的影响程度。研究疾病负担,可以帮助我们确定医疗卫生工作的重点。常用的测量疾病负担的指标包括三个方面:① 发病指标,如发病率、罹患率、患病率;② 死亡指标,如死亡率、病死率;③ 残疾失能指标,如病残率;④ 潜在减寿年数(potential years of life lost,PYLL);⑤ 伤残调整寿命年(disability adjusted life year,DALY)等。研究重点应放在高发病率、高病残率、PYLL 及 DALY 损失大的疾病,即疾病负担重的病种。简言之,要重点研究常见病、多发病和危害人民健康大的病种,例如龋病、牙周病、口腔恶性肿瘤等。随着社会的进步和医学的发展,疾病谱和疾病负担也在不断发生变化,不同地区,不同时限,疾病谱及疾病负担也存在差别。因此,在选题时,应考虑上述情况的变化,并注意跟踪国家及省市有关部门的科研课题招标动态。

五、效益性原则

效益性原则泛指社会效益和经济效益。临床科研的目的是提高诊断水平和治疗效果、改善预后,并通过疾病病因学研究,提出疾病的预防措施和新的治疗方案。社会效益为主,综合衡量科研投资与预期科研成果的综合效益,包括科研过程中所消耗的人、财、物,与预期科研成果的科学意义、学术水平、社会效益和经济效益以及成果推广价值等。

第二节　口腔临床流行病学研究的立题方法

目前,我国的临床科研选题除了国家科研攻关项目、高技术研究发展计划项目和国家自然科学基金项目等根据国家经济发展和人民卫生保健事业发展需要所提出的具有重要意义的招标课题外,大多数临床科研的自选题是根据科研人员的个人经验和兴趣而立题,存在短视行为。不少临床研究生的选题是从短期内是否可以完成、是否可以做出结果而考虑,而不是从临床迫切需要解决的问题入手。例如,常选择一些细胞株进行体外培养,加入某些药物或试剂观察某些分子、蛋白质或基因的变化。这些课题短期内可以出结果,但不能解决临床实际问题。这些短期行为指导下的选题、立题,不会有重大的临床实用价值,与真正的临床科研目的也是有很大出入的。

临床科研的最终目的是解决临床实际问题,指导临床实践,是全面培养、训练青年医师和提高临床业务水平必不可少的一部分,是造就学者型医师的必由之路。临床科研并非神秘莫测和高不可攀,其实就是发现问题,设法解决问题,找出答案。尽管临床医学发展迅速,但绝非尽善尽美,仍有许多问题尚未解决,很多疑点尚未澄清,这些正是科研选题的丰富源泉。日常临床实践中,无时无刻不面临着许多诊断问题、治疗问题、病因问题和如何估计预后等等。这些问题中,不少是具有研究价值的课题。近年来,循证医学在临床上逐渐开展,不少诊断方法和治疗措施有待科学评价。随着医学模式的转变,学科间相互渗透、相互交叉,诞生出许多前沿学科;临床医学不仅涉及生物医学,而且涉及临床经济学、药物经济学和医学社会学等。这些新的领域,更有许多未知等待我们去探索,例如药物经济学,评价哪一种治疗方案的成本-效果最佳,宜于临床推广;又如医学社会学,研究肿瘤治疗后患者的存活质量(quality of survival)等,这些都是值得研究的临床问题。

一、从实际工作中选题

医学研究以临床实践为基础并为临床服务,因此科研选题应立足于解决临床上的实际问题,这是重要的选题着眼点。

临床工作中,许多疾病缺乏有效的治疗手段,有些疾病虽然有常规的治疗方法,但效果却不十分理想。对于这些疾病,多数人习以为常,满足现状,不愿做深入的研究。但有些人不满足于现状,坚持不懈地探求新的有效的方法,最终取得成功。

当然,立足于医学重大疑难问题的解决是值得重视的选题,但作为一名临床医师,既要注意重大疑难问题的解决,又不能好高骛远。选题目标定得太高,脱离实际,就会因困难大、缺乏条件而半途而废。应从大处着眼,小处着手,先立足于某个实际问题的解决,再深入进去探寻。日常医疗、教学工作中,要注意观察并记录自己经手的基础实验数据和临床资料,当积累到一定程度时,就可以进行整理、归纳,能很容易提出新问题。遇到实际问题,要大胆提出设想,特别是多次遇到某种现象,而现有知识又不能圆满解释时,就意味着有未知的规律、

原理值得探究。对工作中原有方法或理论不满意,也可加以改进、创新。还可以在研究工作中不断追究新出现的问题,提出深入的设想,从而寻找到一系列新课题。

参加各种学术会议、讲座和疑难病例讨论等,是选题的极好机会。在一些学术交流活动中,只要有了一定的思想准备,随时都可能激发一个新的研究课题萌芽。如审阅或修改稿件,给下级医务人员解答问题,进行学术报告等,都可能刺激思考,开阔思路,获得新的研究课题。

二、从阅读文献中选题

科研工作者在阅读文献时,如见到"机制不甚清楚"、"有待进一步研究"等提示,需留心思考。文献阅读是重要的课题来源之一。

(一)通过文献启发选题

列出自己专业领域及相关领域的权威期刊,长期阅读,选出自己特别关注的专题持续追踪。在阅读文献时,注意培养自己科学的、具有独立个性的思考能力,并常要以逆反的、发散的思维去捕捉瞬间灵感,得到启发就记录下来,经过积累、筛选,就会有良好的选题。

(二)寻找科学领域的空白点

当今社会,信息迅猛发展,特别是因特网的出现,使得检索工作在广度、深度、速度上都达到了前所未有的程度而且仍在突飞猛进,使我们有可能准确、快速找到学科空白领域或近乎空白的领域。应充分应用 Cochrane Library 及 Evidence-based Medicine 杂志所提供的有关系统评价(systematic review)和经过专家挑选评价的最新资料,可以从最新、最可靠的资料中掌握情况,发掘自己要研究

课题以及要解决的关键问题,并可从中获得解决问题的思路,避免或少走弯路。通过对所发现空白领域的历史与现状的全面了解,可选出许多新的课题。

三、从学科的边缘交叉区选题

控制论的创始人维纳指出:在科学发展上可以得到最大收获的领域,是各种已经建立起来的各部门之间的无人区。学科交叉点,是扩大专业技术领域、探索奥秘的藏宝之地。因为学科的边缘区、交叉区有着大量需要解决的问题,而且多是创新性的问题。其中,移植其他学科领域的新成果、新技术、新方法,是临床科研选题的重要方法之一。将用于某疾病、某学科、某专业,甚至某领域的先进方法、技术等移植过来,用于另一疾病、学科、专业或领域,为己所用,在当今临床科研中,已越来越普遍。例如医学影像学大量地引用和移植物理学和计算机技术领域的成果,如今已发展成为临床医学的最重要的辅助学科之一。

四、在原有课题基础上选题

人类对真理的追求是无穷尽的、系统的和连续的,科研工作也是没有止境的。当一个问题已经解答,前进一步又会产生新问题,新问题是在已解答问题基础上的延伸。因此,提出问题—解答问题—提出新问题—解答新问题,这一过程循环重复,使未知事物被认识、再认识,推动研究工作不断深入。在原有课题基础上进一步选题的可行性、科学性强,有利于快出成果。

五、从招标课题中选题

国家自然科学基金委员会与各级科研管理部门定期公布的招标"项目指南",各医药学术团体、

学术期刊公布的"征文重点与计划",均是重要的选题来源。从中选择课题,是一种事半功倍的方法。政府卫生部门发布的科研项目指南即国家科学技术发展规划,这些科研计划或项目指南如"863"计划、国家自然科学基金项目招标指南等,都明确提出鼓励研究的领域和重点资助范围,详细提出一系列可供选择的研究项目和课题。通过科技部、卫生部、中国科学院,各省(市)科委、卫生厅、医科院、医学院,各教学医院医教科及各医学会发布的文件,均可获得有关申请信息。也可以很方便地通过因特网查到相关信息。科研工作者可根据已有的实践基础、特长、兴趣、工作条件等,从中选择具有竞争力的研究课题。

这类选题来源有一定局限性,课题往往是基础或临床前沿科研项目,或高科技领域的攻关课题,一些基层科研单位、个人一般不具备开展研究的主、客观条件。

国家自然科学基金(www.nsfc.gov.cn)项目申请成功的关键在于创新性,但有些具有新颖性的项目由于申请书叙述不够清楚,提供的数据不够充分,已有的工作基础不够扎实而未获批准。国家自然科学基金生命科学部对某些学科或领域实行倾斜政策,设立专项经费予以加强资助。如在农学、林学与畜牧兽医水产学科、新农药、新医药、生物化学、分子生物学以及中医中药学等方面。

国家自然科学基金生命科学部受理申请项目的特点:一是宏观与微观不同层次的研究手段交叉结合,提高了项目的研究难度与学术水平,在一定程度上反映了当代国际生命科学的发展趋势。二是研究者更趋年轻化。三是对国际前沿与热点跟踪得更多、更快,在不同程度上有自己的创新或特色。国家自然科学基金生命科学部实施资助原则:一是支持创新,特别是注意发现与支持原始性创新的项目,注意支持非共识性项目;二是支持学科交叉,尤其是学术思想上交叉融合的优秀项目;三是加强绩效管理,对上一个项目完成得好的申请

项目,实行同等优先资助的原则;四是严格形式审查,对那些同一申请项目而作为两个项目同时投送两个学科者,按违规处理;五是进一步发挥项目指南的宏观指导作用,对紧扣学科鼓励优先领域的项目,适当予以倾斜。

为避免选题重复,立题前需进行科技查新,由获得资格认定的文献检索机构和专业科技情报调研人员针对课题研究者所提出的要求,全面检索和收集一定时间国内外与查新课题相关的文献资料,进行综合分析,公正、客观地写出查新报告,作为科研立题、成果鉴定或申报专利等的权威参考资料。目前,科技部已将查新工作正式纳入各级科研管理程序。关于查新年限,科技部规定的最低检索年限是,科技项目立项类查新课题自检索日起前推 10～15 年;卫生部规定以近 10 年的科技文献为检索范围;总后勤部卫生部规定检索文献的年限与科技部的规定类似。通过查新,可

以学习、借鉴他人的研究成果,避免低水平的重复;可以较全面了解当前该课题的现状及预测将来的发展趋势,有助于研究者正确决定选题方向,提高课题中标率。

总之,科研选题是一项艰巨而富有创造性的工作,要求科研工作者要善观察——发现新问题,勤思索——解决新问题,博览群书——探求新知识,求发展——开发新技术,时时跟踪前沿科学、边缘科学、国家发展战略,注意地域特色、偶然现象,通过创新性的选题过程,为今后的成功铺平道路。当然,选题的创新性越强,其失败的风险也就愈大,因为若选择的课题是以前从未做过的工作,就有失败的可能。因此,选题时应结合客观条件,最好进行预试验,以减少失败的概率。但失败也是一种结果,它可以提示后人不要再走此路,因为此路不通。千万不能为了追求成果,而人为改变实验结果。

第三节　口腔临床流行病学研究的立题步骤

在长期的医疗实践中,总会遇到一些问题想解决而不能解决,想解释而无法解释,思想上会产生一些意念或想法,这就是科研选题与立题的第一步——问题产生,原始意念形成,即发现问题,明确研究目的。

这样的原始意念不是凭空产生的,而是建立在理论知识和实践经验的基础上,通过深入分析形成的。要使这一原始意念真正成为基于科学基础之上的假说,还需将其系统化、完善化,并且在与前人资料的对比中,判断问题的创新性及其价值。此时,应用临床流行病学和循证医学的评价标准,进行严格的评价以掌握真实可靠的信息。带着问题及意念查阅文献资料,便于在理论上对自己所提出的问题进行充分而合理的解释,这种有待于证实的

理论认识即为假设,这就是科研选题与立题的第二步——提供科学的假设。

检验这种假设所需要的方法或手段,也需通过查阅他人的资料作为借鉴。试验对象、方法的选定及试验指标的确定,都必须切实可行、有据可依,即真正基于科学基础之上。作为假设,应具备以下特点:① 符合自然科学基本原理;② 基于他人既往的科技文献资料;③ 具有个人的实践经验;④ 可以被他人重复证实。

然后根据研究课题的性质如病因、诊断、防治或预后的研究,结合研究的实际情况去选择最佳的且又可行的设计方案;同时需明确研究对象、研究因素、效应指标、统计学方法和一系列的研究设计质量控制的措施和方法,这就是科研选题与立题的

（4）力避偏倚　偏倚为系统误差,常伴随着科研设计、组织实施、观察测量和分析评价的全过程。从某种意义上讲,科研设计的主要任务是如何预防偏倚。某些偏倚一经产生,往往无法补救。因此,科研设计时,加强控制偏倚至关重要。

二、调查设计与试验设计

在进行医学研究工作前,必须结合专业和选题,周密设计和制定研究计划、方案,这是研究工作的先导和依据,是调查结果准确可靠的保证,是研究工作顺利进行和统计分析数据结果的先决条件。

临床科研设计依据研究的类型可分为调查设计和试验设计,均包括专业设计和统计学设计,两者紧密结合,相辅相成,缺一不可。① 专业设计:指运用专业理论知识和技术进行课题设计,主要是为了解决研究结果的实用性和先进性。从专业理论角度来选定具体的科研课题,提出假说,围绕检验假设,制订技术路线和试验方案。专业设计的正确与否,是科研成败的决定因素。② 统计学设计:指运用数理统计学理论和方法进行课题设计,包括资料收集、整理、分析全过程的统计学设想和科学安排。保证样本的代表性和样本间的可比性,以最少的调查、试验观察例数进行高效率的统计分析,得出正确的结果和可靠的结论。统计学设计是科研结果可靠性和经济性的保证。

（一）调查研究设计

1. 制定收集资料的调查计划

在整个设计中占有重要地位,应根据以下原则制定调查计划。① 明确调查目的及其指标;② 确定调查对象和观察单位;③ 确定调查方法;④ 确定样本量即观察单位例数的多少;⑤ 确定调查项目和调查表或问卷的内容。

2. 制定、整理、分析计划

包括数据的计算机录入与整理,设计分析表和资料的分组,汇总方法,组织计划。

（二）试验研究设计

试验设计的特点之一是研究者根据研究目的人为设置处理因素,即提出研究假设。其思维过程与调查设计一样,需将研究目的转化为分析指标,再将分析指标转化为实验项目,制订出计划和方案。其基本步骤如下。

（1）建立研究假设　在研究题目确定后,根据研究目的确定研究假设。

（2）明确研究范围　研究假设建立后,应当抓住实验中的三大基本要素(处理因素、受试对象和实验效应),首先明确受试对象所组成的研究总体。

（3）确立处理因素　即人为施加的特定实验措施。

（4）明确观察指标。

（5）控制误差和偏倚。

三、基　本　类　型

临床科研设计的类型很多,归纳起来可以分为观察性研究(observational studies)和试验性研究两大类,后者即临床试验(clinical trials)。试验性研究可以人为地控制条件,随机分组,有目的地设置各种对照,直接探讨某研究因素与疾病的联系。因此,试验性研究的论证强高较高,结论比较可靠。

观察性研究和试验性研究最主要的区别是前者不能由研究者人为地控制试验条件,分组系自然形成,只能尽量地控制非研究因素的影响,以求得结论的真实性。因此,研究的论证强度常不及试验性研究。临床上常用的观察性研究有描述性研究(descriptive studies)、横断面研究(cross-sectional study)、病例-对照研究(case-control study)、回顾性队列研究(retrospective cohort study)和前瞻性队列研究(prospective cohort study)等。描述性研究是对疾病或临床事件的各种特征进行描述,并进行初步分析和推论,为进一步研究提供线索。因此,是临床科研的初级阶段,包括病例报告(case report)、病例分析(case series)和经验总结等;横断面研究通常归于描述性研究中,但其研究设计较

其他描述性研究严密、规范,因此科学性较其他描述性研究为强。病例-对照研究、回顾性与前瞻性队列研究设计较规范,并设立对照组进行比较性研究,其论证强度较描述性研究和横断面研究为高,因此又统称为分析性研究,其可进一步分析和推论、模拟试验性研究,尽可能使研究结果真实可靠。分析性研究和试验性研究是临床研究的深入阶段。

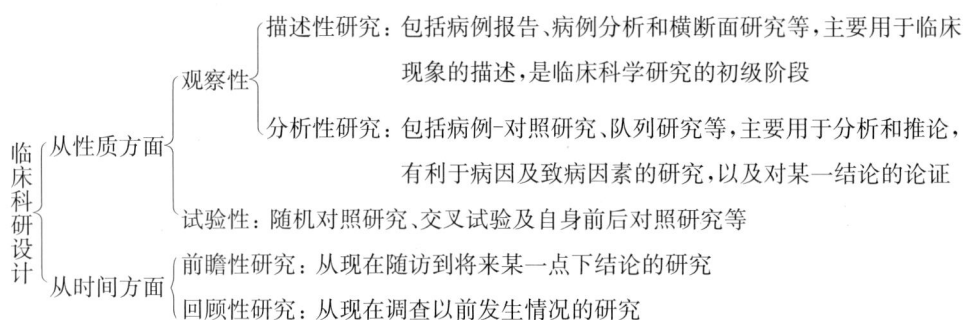

临床科研设计
从性质方面 {
观察性 {
描述性研究:包括病例报告、病例分析和横断面研究等,主要用于临床现象的描述,是临床科学研究的初级阶段
分析性研究:包括病例-对照研究、队列研究等,主要用于分析和推论,有利于病因及致病因素的研究,以及对某一结论的论证
}
试验性:随机对照研究、交叉试验及自身前后对照研究等
}
从时间方面 {
前瞻性研究:从现在随访到将来某一点下结论的研究
回顾性研究:从现在调查以前发生情况的研究
}

(一)病例报告和病例分析

病例报告(case report)属于描述性研究,是有关单个病例或 10 个以下病例的详尽临床报告,是对罕见病例进行临床研究的一种重要方式,也是唯一的方法。但由于病例报告是高度选择的研究对象,故特别容易产生偏倚。病例报告至今仍是研究临床医学的重要方法之一,据 Fletcher 统计,国外的主要医学期刊,大约 20%～30% 的原著中刊登 10 例以下的病例报道。病例报告论文价值不大的观点是毫无根据的,尤其是对人类新发生的疾病或临床事件的首例报告,具有重要参考价值。罕见、少见病在人类疾病中占有一定的比例,尤其是具有家族遗传史的病例,对其进行详细的临床与分子遗传学研究,有助于发现其基因突变,揭示其发病机制,从而找到有效的治疗或预防手段。例如,20 世纪 90 年代末,我国陕西省旬邑县医院内科医师赵万里与该县中学生物学教师赵双民,在陕西省一个大家系中发现 6 代共 300 多人乳牙脱落后长不出恒牙,以病例报告形式在《中华医学遗传学杂志》上

发表。为了探索人类存在的这一疾病奥秘,上海交通大学BIO-X生命科学研究中心主任、中国科学院院士贺林教授等科研人员在陕西省旬邑县科委和卫生局的协助下,先后采集了这一大家族中患者和非患者共 200 多人的样本,进行对比研究、基因组扫描,成功地将这一遗传病缺陷症的基因精确地定位在 10 号染色体长臂 11.2 带 5.5 cM 区间。此项工作对人类重要的遗传现象乳-恒牙交替的发生与恒牙形成机制的认识提供了分子生物学基础,相关研究成果发表在国际权威杂志上,被评选为"2001 年度中国医药科技十大新闻",荣获 2002 年上海市科学技术进步奖一等奖。病例报告在研究中的意义是为进一步临床研究提供线索,是临床研究新思路的丰富源泉,而不能用于论证科研假设。

病例分析(case series)的意义和病例报告相似,但报道的病例数较多,至少在 10 例以上,因此可以分组比较,进行统计学显著性检验,并且可以估计机遇的作用大小,是总结临床经验的重要研究方法,尤其是数百例、上千例的大宗病例分析,具有重要的临床意义,对临床医师诊断和治疗决策具有重要参考价值。病例分析可为回顾性研究,也可为

前瞻性研究,如疗效显著,可作为线索,供进一步作有对照的研究。

病例分析与病例报告一样,均属描述性研究(descriptive study),由于缺乏严密的设计和规范的对照分析,其科学性差,论证强度低,因此只能作为分析性研究和试验性研究的基础研究及临床经验的总结。但描述性研究容易进行,临床医师面临大量临床资料和病史记录,随时都可总结分析,所需时间短,不需耗费很多人力和物力,就能对临床上各种问题进行研究,并可迅速提出有关线索与假设。因此,至今仍是临床医师应用的主要研究设计方案。

(二)横断面研究

横断面研究(cross-sectional study)是在某一时点或相当短的时间内(如1天、1周或1个月)对某一人群中有关疾病或临床事件的患病(或发生)状况及其影响因素进行调查分析,因此又称为现况研究或现患率研究(prevalence study)。现况研究的目的是了解某一疾病或临床事件的发生状况及其影响(暴露)因素,根据不同研究目的,可获得不同的结果,如患病率、抗体阳性率、抗原携带率、实验室指标的阳性率、治疗疾病的有效率、疾病的伤残率和病死率等。诊断试验评价的科研设计,可以视为特殊形式的横断面研究。因此,临床研究中,横断面研究设计方案应用甚广。

横断面研究基本上属描述性研究,其论证强度较低,用于病因、危险因素或预后、预后因素研究时,因为是同时调查疾病和影响(暴露)因素,没有因果、时间关系,不知何者为先,何者为后,如果危险因素和预后因素都为家族史或遗传基因标记,则因果关系尚可以明确;如都为实验室检查结果和精神心理状态的变化,则因果关系甚难明确。因此,横断面研究设计主要用于普查或抽样调查获得的患病率以及用于诊断试验的评价,而对防治、病因、

预后研究,只能是提供线索或推论,从而为进一步做分析性研究和试验性研究打下基础。此外,大规模普查需要投入大量人力、物力和财力,在进行研究前,需认真考虑。

(三)病例-对照研究

病例-对照研究(case-control study)是一种"由果求因"的回顾性研究,由现在回顾过去,调查患有某病的病例组和不患该病的对照组在发病前是否暴露于某种因素,从而确定该因素与某病是否存在联系及联系的程度。多用于致病因素的研究,如用于研究病因或致病因素,则其"果"就是"疾病",其对照就是不患该疾病的人群。如用于研究导致某种疾病的结局(如死亡、残废)的因素,其"果"就是某种疾病的死亡或残废的病例,对照就是患有同样疾病但已康复的病例。

病例-对照研究的优点是所需样本量较小,省力、省钱、省时,且可同时分析多种因素与疾病的联系,较受临床医师欢迎,尤其对稀有病例研究更为适合;缺点是干扰因素多且无法控制,容易产生偏倚;论证强度不及队列研究和试验性研究;不能计算发病率,只能计算近似的相对危险度,用优势比来估计。

(四)队列研究

队列研究(cohort study)是一种用于分析暴露和疾病(或临床事件)之间因果关系的分析性研究设计方案,将被研究人群按照是否暴露于某一因素分组,好比两个队列,然后分别随访若干年,比较暴露组和未暴露组疾病的发病率、死亡率或治疗效果。多用于病因、预后的研究,也可用于治疗、预防的研究。

队列研究设计在临床医学研究中应用甚广,不论是病因和危险因素的研究、预后和预后因素的研

究,还是防治效果远期疗效的评价等都可应用,特别是在预后研究及病因危险因素研究中具有重要价值。在病因研究中,有时试验性研究不可能实施,此时,队列研究是一种最好的研究设计方案。

队列研究的优点是论证强度高、可靠性强,且可研究一个因素和多个结局的关系;可直接计算发病率和相对危险度,因果关系明确。缺点为所需样本量大、费力、费钱、费时。有些致病因素的队列研究周期太长,容易出现失访或介入其他因素而影响结果的判断。

(五)试验性研究

临床的试验性研究又称为临床试验(clinical trials),其对各种条件的控制比队列研究更严格。临床试验也可看成是一种特殊类型的队列研究,所不同的是研究者可选择治疗组,治疗组和对照组可采用随机化方法分组,对干预措施和随访期间的处理等,研究者可根据研究目的加以控制,从而形成无偏倚的对照,使研究结果更可靠。由于研究者的操作类似于实验室研究,因此称为试验性研究或实验研究(experimental studies),也可称为干预试验(intervention studies)。

临床试验依据设置对照组方法不同,可分为随机对照临床试验(randomized controlled trial, RCT)、半随机对照试验(quasi-randomized controlled trial)、自身交叉随机对照试验(randomized cross-over controlled trial)、单个病例的随机对照试验(n-of-l randomized controlled trial)、组群随机对照试验(cluster randomized controlled trial)和非等量随机对照试验(unequal size randomized controlled trial)、序贯分析(sequential analysis)等。其中,RCT 设计还可依据是否实行盲法(blinding)而分为单盲试验、双盲试验和开放试验(open 或 open label),后者不实行盲法。随机对照双盲试验(randomized controlled blinded trials)被认为是最标准的临床试验,序贯试验设计方案现已很少应用。

临床试验主要用于防治效果的评价研究,以及作为一种干预试验用于病因、危险因素的研究,以前者应用更为广泛。RCT 属于前瞻性研究,主要用于研究治疗及预防效果。在治疗研究时,首先根据为获得其临床疗效差别并具有临床意义的最低要求样本数做出样本量估计。将符合诊断标准、纳入标准和不属于排除的对象,自愿或同意(或家长同意)参加试验的患者,按随机分配方案,分配入试验组或对照组(两组患者数原则上相等),然后将干预措施给予试验组而不给予对照组,从而观察两组之间的差异,是检验一种临床假设最有说服力的方法。

在一般临床研究条件下,患者例数不可能很多。此时,将患者分为试验组和对照组,一些对研究结果可能有较大影响的因素,如性别、年龄、病情程度的分布等在两组间不一定均衡,因此需作分层处理,成为若干组合,在此基础上的随机分配,将进一步增强组间的可比性。但是分层因素不宜超过3个,如分层过多,很难保证每个组合都可收进例数相近的两组患者,从而降低组间可比性。

RCT 论证强度虽高,但如例数较少,尽管组间疗效差别具有显著性,仍不能完全排除患者疗效反应个体差异的影响。因此,主张将多个 RCT 综合起来作 Meta 分析,以最大限度地消除个体差异的影响。

随机对照试验在具有高度选择的病例中进行,删除了不典型病例、有加杂症的患者、预后差的患者及有禁忌证的患者,因此,研究结果的外推受到限制;由于对照组患者没有得到应有的治疗,因此可能产生伦理学问题;由于研究设计严格,患者入选前要签署知情同意书,入选后患者可以拒绝治疗,因此试验的实施具有一定难度。但是,RCT 的优越性远远超过其缺陷,其对提高临床医学研究的水平,具有无法估量的作用。

（六）多学科协作研究或多医学中心协作研究

随着医学科学的发展和信息交流的日益发达，多学科协作研究和多医学中心协作研究在国际上日益受到重视和推崇。任何一种疾病，无论在病因、临床表现、诊断、治疗和预后等各方面，均表现出高度的复杂性和多样性，有时具有地域性和种族性，单凭某一或某些单位的科研力量，或受到人力、物力、财力的限制，或受到地域、时间、样本量的限制，很难取得重大进展或突破。而采用多学科或多中心协作，则可以发挥各单位的优势，集中人力、物力、财力和智慧，取得比单科性研究更有价值的结论，尤其是在疾病病因、危险因素研究、预后研究方面，作用日显重要。但多中心协作研究方案的设计和组织实施十分复杂，属于系统工程，难度较大，需精心组织，加强质量控制和协调，如设计不周，组织不力，则有可能失败。

各种研究设计方案的应用范围见表 2-1。

表 2-1 各种研究设计方案的应用范围

应 用 范 围	描述性研究	横断面研究	病例-对照研究	队列研究	临床试验
疾病普查和抽样调查	＋	＋＋			
诊断试验评价	＋	＋＋			
防治效果评价	＋	＋	＋	＋	＋＋
预后、预后因素研究	＋	＋	＋	＋＋	＋
病因、危险因素研究	＋	＋	＋＋	＋＋	＋

注：＋可应用，＋＋常用

四、主要步骤、内容及格式

（一）提出问题、建立假设、选题、立题

选题、立题是科研设计的关键。一个完整的、严谨的科研题目，一定要经过一段时间的思考和酝酿。首先在临床实践中要善于发现问题、提出问题，然后带着这些问题查阅大量文献，了解国内外研究近况，使自己的认识系统化、深刻化及完善化，然后提出假说。建立科学的假说是选题的灵魂，假说水平的高低，决定了科研成果水平的高低，因为临床科研本身就是提出假说、检验假说和获得结论的过程。选题一定要考虑其价值及水平，题目一定要新颖，而不是重复前人已有肯定结论的工作。当然，选题时亦应考虑其可行性，包括科研的人力、物力及技术力量等。在上述过程中，发现问题最为重要。发现问题需建立在善于观察、善于思考及拥有丰富的理论与实践基础之上。

（二）选择恰当的科研设计方案

首先明确所研究课题的类型，然后选择合适的方案。

（1）病因分析 常采用队列研究和病例对照研究。

（2）疗效评价 可采用随机对照临床试验及序贯分析。

（3）诊断试验评价 常采用横断面研究。

（4）疾病预后及自然病程研究 可采用队列研究。

（5）有关疾病在人群中的分布研究 可采用横断面研究。

（6）罕见病介绍 采用病例报告及病例分析。

（三）样本量的估计

应考虑以下因素：① 第一类错误出现的概率（犯假阳性错误的概率）；② 第二类错误出现的概率（犯假阴性错误的概率）；③ 研究对象间的变异大小；④ 组间判别的大小；⑤ 数据资料的类型及统计方法。

（四）防止偏倚

采用随机、双盲、对照的原则防治偏倚。

（五）资料分析方法及统计方法的选择

① 计量资料：可采用 t、u 检验、方差分析；② 计数资料：可采用 χ^2 检验；③ 等级资料：可采用 Ridit 分析、秩和检验；④ 单因素相关分析：可采用相关回归分析；⑤ 多因素相关分析：可采用 logistic 多因素回归模型。

（六）设计格式

1. 诊断试验设计格式

题目

前言：目的、意义、国内外研究现状、学术水平、有无推广价值。

研究对象

A. 来源。

B. 纳入标准。

C. 样本大小。

方法与测量

A. 被评价诊断方法：① 仪器、试剂、试验方法及质量控制措施；② 观测指标与判读方式：说明是否盲法。

B. 标准诊断方法（金标准）：试验方法、操作者与判定标准。

控制偏倚的措施

资料整理与分析

A. 截断点的选择方法。

B. 数据整理。

评价指标

A. 特异度。

B. 敏感度。

C. 准确度。

D. ROC 面积。

可行性（设计条件与经费）

参考文献

2. 治疗试验设计格式

题目

前言：目的、意义、国内外研究现状、学术水平、有无推广价值。

研究对象

A. 病例选择：① 来源（连续病例，还是抽样样本）；② 诊断标准（列出文献依据）；③ 纳入、排除标准。

B. 对照组的类型。

C. 随机化分组的方法。

D. 样本大小（依据）。

治疗方案与疗效判定标准

A. 治疗方案、实施方案、安全措施与注意事项（是否使用盲法，保证依从性的措施）。

B. 疗效与副作用的观察指标、判定标准、观察时间及方法，说明制订标准的依据。

资料整理与分析

A. 均衡性检验。

B. 判效指标的名称与计算公式。

C. 显著性检验的统计学方法。

D. 可能存在的偏倚及分析方法。

E. 控制偏倚的措施：信息偏倚、干扰、沾染、失访等。

可行性（设备条件与经费）

参考文献

郑家伟

参 考 文 献

1　常乐,王为服. 医学临床科研设计. 海南医学,2001,12(9):74-75,72

2　林果为,蔡端. 临床科研的选题、设计和论文的撰写(1). 外科理论与实践,2002,7(5):S4-S8

3　林果为,蔡端. 临床科研的选题、设计和论文的撰写(2). 外科理论与实践,2002,7(6):S12-S16

4　江志雄,阎利. 医学科研选题技巧. 江苏卫生事业管理,2004,15(3):30-31

5　王家良. 临床流行病学. 北京:人民卫生出版社,2000

6　李强. 循证医学:临床证据的产生、评价与利用. 北京:人民军医出版社,2001

第三章　口腔健康调查指数

人类在罹患口腔疾病的严重程度上有很大差异,即使在疾病流行率很高的社会中也是如此。例如,龋病可以累及一个人的 1 个牙,也能够使一个人的 32 个牙同时受累。龋病损害可以小到难以发现,也可以大到破坏整个牙冠,甚至累及牙根。为了更准确地反映口腔疾病流行情况,需要使用指数来测定口腔疾病的严重程度。

为了更准确地反映口腔疾病各种条件,近几十年来,科学家和研究者就龋病、牙周疾病、牙颌畸形、氟牙症、口腔肿瘤等制定了若干指数,由于研究和诊断的出发点不同,指数侧重的观察点也不同。作为一个全面的口腔医师,有必要熟悉和掌握日常使用的各种指数,提高研究和临床工作水平。

第一节　有关龋病的评价指标

流行病学学者在进行龋病调查时必须面对两个不同的对象:人口群体与口腔中的牙齿。他们大多数的工作是处理人群、牙齿的检查记录以分析口内龋患的差别。观察的项目主要有三个方面:① 根据牙面观察不同种类的龋患;② 观察口腔中不同牙齿患龋的频率;③ 根据牙列患龋的对称性进行观察。

一、牙齿患龋类型

牙齿患龋一般有四种类型,调查时应根据调查对象的年龄和调查目的确定检查的重点。

窝沟龋——发生较早,不仅最早发生,而且最早出现和存在于牙齿表面。窝沟龋的数量经常反映了牙齿釉质结构实际存在的缺陷,这些缺陷是口腔中对龋最敏感的部位。窝沟龋早期无外形缺损时难以发现,因此当观察到窝沟附近有色泽改变呈弥散的墨浸状时,应仔细用探针尖插入窝沟探诊,如尖头探针容易插入,且感觉有变软的被龋破坏的牙体组织,可判断为窝沟龋。一些较深的窝沟难以鉴别是否患龋,在进行实验性调查研究时应注意追踪观察。近年来考虑到尖探针对牙釉质的破坏和有使细菌扩散的可能,不少学者建议使用圆头探针检查。

邻面龋——较窝沟龋发生晚一些,乳牙多发生在四五岁以后,恒牙在 15～35 岁增多,此后较少。与邻面自我清洁力差有关,在接触点易发生。早期病变为龋斑,呈白垩状或黄色,失去牙釉质的光泽,此时较难诊断,这种情况在 WHO 调查标准中不按龋计(参看 WHO 口腔健康调查标准)。当发展到牙釉质出现缺损时用探针可以感觉到。但邻面特别是后牙容易漏诊,应特别注意仔细探查和与其他缺损的鉴别。

颈部龋——发生在牙龈缘,可为牙齿颈部某一部位,也可围绕整个牙龈缘。

急性根面龋——发生在老年人牙龈退缩的根面,进展较快。

二、龋病的患病率与发病率

(一)龋病患病率

患龋率——被检查人数中患龋人数的百分率,表明某个时点人群中患龋病的频率,常以百分比表示。

患龋率 =(龋病患者人数 / 受检人数)× 100%

(二)龋齿发病率

一定时期内人群中新发生龋齿的频率,常以百分比表示。

龋齿发病率 =(新发生龋齿人数 / 受检人数)
× 100%

(三)无龋率

受检人群中没有患龋的人数的百分比。

无龋率 =(受检人群中无龋人数 / 受检人数)
× 100%

三、恒牙龋患的评价

通常使用 DMFT、DMFS、DFT、DFS 等指数。

代号定义:D(decayed)指口腔内存在的因龋坏尚未修复的牙;M(missing)为因龋丧失的牙。有的统计将 M 分为两类,使用 Mi——重度龋坏需要拔除的牙;Me——因龋坏已丧失的牙。FT(filled teeth)表示因龋坏已做充填的牙(不包括因非龋疾患所做的充填)。

(一)DMFT 指数

DMFT 指数是由检查者记录患者龋病的牙齿数目。依次记录健康牙,龋坏牙,因龋而填充的牙齿和失牙数。一组人群的 DMFT 均数就是受检人群中个体平均患龋齿数。

Klein(1938)提出检查龋病常用的指数为 DMF 指数。这种指数的理论依据是基于这样一种事实,即牙齿硬组织病变是不可能痊愈的。凡是发生龋病之后,在口腔中或患牙上总是留下某种程度的记录,在检查时可以看到患者口腔中的龋齿损害,或是因龋而拔除后的失牙区,或是充填治疗后的牙齿。因此 DMF 是一种不可逆的指数,它能测量一个人的龋病经历。

然而 DMFT 指数有一定的局限性,在没有进一步限定条件时,只能以牙齿为单位比较患龋的严重程度,1 个牙齿有四五个牙面,而 DMFT 指数不能对各牙面的患龋情况进行比较,一颗牙的 1 个牙面患龋和 3 个牙面患龋时都只能记录为 1。这种指数所获结果显然是比较粗糙的,不能更精确地反映患龋严重情况,因此依据龋病记录的详细程度,提出了 DMFS 指数。

(二)DMFS 指数

为了更准确地反映患龋程度,可采用 DMFS 指数,"S"为龋病累及的牙面数。因此,DMFS 指数更具敏感性。对龋病预防药物的效果评价时常使用 DMFS 指数,这是因其更能反映龋病的严重程度。

为了使临床试验更为敏感,还可将 DMFS 中的 D 成分进行分级,如将龋齿分为 a,b,c 三级,a 代表釉质龋,b 为釉质和牙本质龋,c 为累及牙髓的龋坏。若对 DMF 三种成分分别检查则更能进一步反映口腔健康的状况,提供更多的信息。

1. 检查方法

检测者在适当的光源下,使用 3 号口镜和尖探针,计算全口内分别为龋、失、补的牙面数:

龋:口腔内存在的因龋坏尚未修复的牙面;

失:因龋丧失或因龋拔除的牙面;

补:包括因龋暂时性修复和永久修复的牙面。

当一个牙面上龋坏和充填物同时存在时,记为"D"。后牙以 5 个面计算,前牙以 4 个面计算。

当进行 DMFS 指数的检查时,无论龋齿的数量和以前接受过何种治疗,必须努力保证检查方式的一致性。检查 DMFS 指数时,使用尖探针和无放大的口镜。在检查每个区前,应分别隔湿干燥。此外,记录者必须坐在检查者附近以便能清楚听到检查结果。检查顺序必须同检查表上的顺序一致。

检查表上的顺序是按照口内四个象限排列的;检查开始于左上中切牙,向远终止于左上第二磨牙。相同的顺序依次为右上、左下和右下区。同样地,对于每个牙也需按照系统的方法进行检查。建议使用如下顺序检查牙面:前牙为舌面、颊面、近中和远中;后牙为殆面、舌面、颊面、近中和远中。然而在第四次全美国健康和营养检查调查(NHANES Ⅳ)中,检查顺序有所改变,检查开始于右上区,依次为左上、左下和右下区。后牙牙面的检查顺序为舌面、殆面、颊面、近中和远中。建议在检查每颗牙齿的牙面时,为了避免记录者混淆,检查者不用分别报告出每个牙面的情况,而是将检查情况累计于脑中,待所有牙面检查完后,将该牙的结果报告给记录者。对于 DMFS 指数,最多检查 128 个牙面,28 颗牙齿。第三磨牙即智齿不做检查。

2. 对指数的改良和修订

在某些调查规程中对 DMFS 指数所做的修改皆源于继发龋、冠修复、桥基牙及其他某些值得研究的原因。在大型调查中为了节约时间,可以仅记录半口的 DMFT 指数,在假设龋病的发病情况是双侧相同的情况下,仅检查相对应的诊断性象限,然后将记分加倍(Burt and Eklund,1999)。

此外,乳牙的龋拔补牙数 defs 的改变包括龋失补牙数 dmfs 和龋补牙数 dfs。dmft 指数用在乳牙自然脱落之前,或仅用于乳磨牙。

美国国立牙病研究所(NIDR)调查和全美国健康和营养检查调查(NHANES)对冠龋的诊断标准是:

D(龋)的评价标准:

晚期龋常表现为龋洞,在诊断上没有困难。然而,早期龋通常较难诊断。可根据发病部位的不同分为下述三种情况分别讨论早期龋的诊断标准。

(1) 发生在殆面、颊面和舌面的点隙沟裂 当探针插入窝沟,稍用力可以被卡住时,如果伴有下列一个或多个指征,即可以诊断为龋:① 洞底质软。② 窝沟邻近区有白垩色改变,其下方有龋坏或脱矿的迹象。③ 窝沟邻近区釉质变软,用探针可以去除。[此标准为 NIDR 全美龋病流行调查(1979～1980)和 NIDR 就业成年人和老年人的全美口腔健康调查(1985～1986)时采用的标准]

换言之,当一个深的点隙沟裂可以卡住探针,并至少伴有上述一项指征,才可以记录为龋。

(2) 发生在颊(唇)面或舌面的光滑面龋 如果该区域有脱矿或者有白斑作为表层下脱矿的证据,并且在该区域发现有如下已经变软的指征,即可以诊断为龋:① 探针可以穿透;② 探针可以去除部分釉质(进行此操作时应小心以避免去除可以再矿化的釉质)。

如果仅视诊为脱矿而缺乏上述变软的指征,记录为无龋。

(3) 邻面龋 当患牙旁边没有邻牙、或邻面暴露可以直接视诊和探诊时,诊断标准同颊(唇)面或舌面。

对于无法直接视诊和探诊的邻面,应使用如下标准:发现不连续的釉质区的牙釉质变软并可以卡住探针,记录为龋。在后牙,视诊边缘嵴下有龋坏时,除非牙面被破坏至探针可以探入,才能记录为邻面龋;在前牙,光透照可以作为发现邻面龋的有效辅助手段。将口镜置于牙齿舌侧,使检查光源透过前牙并反射到口镜上,牙邻面上特征性的阴影或缺乏光线透过表明了该区域存在龋损。理想的龋损应由探诊证实,然而通过光透照可以清楚地看到龋损,这有助于正确的阳性诊断。

M(失)的评价标准:

DMFS 指数中 M(失)指因龋拔除的恒牙。因此,最为重要的是区分因龋拔牙和因其他原因拔牙或失牙。

在上述所有的联合调查中,NIDR 全美龋病流行调查(1979～1980),是唯一区分了因龋失牙和因牙周疾病失牙的一次调查。其余所有调查将两种情况(即龋病和牙周疾病)引起的失牙都归为一类。

F(补)的评价标准:

F 代表因龋充填的牙面,包括暂时性和永久性的充填。仍然重要的是区分因龋修复的牙面和因为其他原因修复的牙面,如外伤、牙数目异常以及错𬌗。

(三)龋病严重分级指数(D1～D3 Scale)

D1～D3 指数最早是由世界卫生组织在 1979 年为了辅助冠龋的诊断而公布的。欧洲调查者习惯上用其作为龋病程度的区别诊断,记录从早期的无洞病损到龋病累及牙髓的程度。因为该指数不但表明了龋病的开始,还区分了龋病的进展程度,被认为具有很高的科研价值(Burt and Eklund,1999)。

相反,在北美和英国以及其他英语国家,习惯上将冠龋发展到牙本质或 D3 阶段的病损,诊断

为龋。

检查方法:

D1～D3 指数要求检查前对检查牙齿隔湿和干燥。其具体标准分级如下:

0——牙面完好(包括完好沟裂中的轻微着色),无已治疗或未治疗龋。

D1——早期龋。没有临床可以探及的釉质缺损。在点隙沟裂处可能有较为明显的着色、变色,探及粗糙但没有卡住探针,不能肯定有釉质缺损。在光滑面可能存在白垩色改变。

D2——釉质龋。在点隙沟裂处或光滑面存在可以肯定的釉质缺损。洞底或洞壁不软,釉质无潜行破坏。探及质粗糙或质脆,但没有证据表明龋洞发展到牙本质。

D3——牙本质龋。探洞底或洞壁较软,釉质存在潜行性破坏。患牙存在临时性充填。邻面探诊时,必须保证探针尖端确实可以进入病损。

D4——龋病累及牙髓。深龋可能累及牙髓(在统计分析中通常包含于 D3)。

使用 D1～D3 指数包括了一个长而细致的检查过程。因此,需要非常严格的检查者训练。如 D1 病损可以发生逆转恢复为完好牙面,区分这种情况是自然现象还是检查者误差很困难。尽管需要做出很多诊断结果,在对检查者进行系统培训时,一定要充分保证检查者一致性(Burt and Eklund,1999;Pitts,1993)。

尽管 D1～D3 指数对调查研究很有价值,在社区研究中很少将其用于大型调查研究,目前对这个问题持支持或反对意见的学者不相上下。

四、乳牙龋患的评价

(一)指数

为了评价乳牙的患龋情况,1944 年 Gruebble 提出 dmft 与 dmfs 指数。为了与恒牙区别,乳牙龋

的代号使用小写字母。目前常用龋失补牙数dmft,龋失补牙面数 dmfs,龋拔补牙数 deft,龋拔补牙面数 defs,龋补牙数 dft,龋补牙面数 dfs 等指数表示。各英文符号的意义是:

d——需要治疗的龋齿;f——已充填的患龋牙;e——因龋患应拔除的乳牙;m——因龋丧失的牙。

由于替牙期存在乳恒牙的交替,为了更精确地表达儿童的患龋状况,世界牙科联盟(FDI)提出 dmf适用于 5 岁以下的儿童,5 岁以上的儿童则使用 def。而 WHO 调查标准提出,乳牙由于有生理性的脱落和因龋拔除的情况存在,在是否因龋失牙上易混淆,故提倡使用 df。其判断失牙的标准是:9 岁以下的儿童,丧失了不该脱落的乳牙,如乳磨牙或乳尖牙,即为因龋丧失。9 岁以上不再区分失牙的原因是因龋还是生理性脱落,可按未萌出牙处理。

有的学者则认为,使用龋拔补牙数或龋拔补牙面数说明儿童患龋情况较好。也有主张使用龋补牙数和龋补牙面数的。各指数计算方法如下:

dmft 指数 = (d牙 + m牙 + f牙)/受检者人数

dmfs 指数 = (d牙面 + m牙面 + f牙面)/受检者人数

deft 指数 = (d牙 + e牙 + f牙)/受检者人数

defs 指数 = (d牙面 + e牙面 + f牙面)/受检者人数

(二)乳牙龋齿分型和龋齿预防标准及其应用

一些学者认为,从预防角度来看,患龋率和龋均很难对龋齿患病状况的原因进行深入分析,并很难根据这种状况针对性地提出预防措施和方法,以及确定预防策略。因此提出新的龋齿分型和龋齿预防标准。

龋齿分型:

沟裂龋:第一、二乳磨牙的咬合面龋,上颌第二乳磨牙的舌侧面和下颌第二乳磨牙的颊侧面龋。

上前牙龋:上乳切牙的所有牙面龋和乳尖牙的近中牙面龋。

后牙邻面龋:乳尖牙的远中邻面龋,第一乳磨牙的近远中邻面龋和第二乳磨牙的近中邻面龋。

后牙颊舌面龋:第一乳磨牙的颊舌面龋,上颌第二乳磨牙的颊侧面龋和下颌第二乳磨牙的舌侧面龋。

以沟裂龋为例:

患龋率:患龋人数的百分率

沟裂龋患龋率 = (患沟裂龋人数 / 受检人数)× 100%

患龋严重程度:患龋型牙面数占患该龋型儿童所有牙面的百分率

沟裂龋严重程度 = (沟裂龋总的牙面数 / 患沟裂龋人数的所有沟裂牙面数)× 100%

龋齿分布:龋型占总牙面数的百分率

沟裂龋分布 = (沟裂龋总的牙面数 / 所有龋牙面数)× 100%

采用 dmft 或 dmfs 指数只能说明一定人群中患龋的均数,在无龋率较高的人群中,龋均很低显然不能说明患龋人群的龋病严重程度。此外,dmft、dmfs 指数没有表达龋型,而通过龋型可分析龋病不同病因,并采取相应预防措施。这一标准突出龋型、严重程度及分布情况,因而能具体描述不同人群的患龋情况。但该标准仍存在一定缺点,即未将下颌乳前牙和下颌乳尖牙的各个牙面、上颌乳尖牙的颊舌面和第二乳磨牙的远中面的患龋情况统计在内。

五、龋失补牙数和牙面数的计算方法

由于各类牙齿牙面数不同,在调查时应按照下表进行计算。

表 3－1 龋失补牙数和牙面数计算方法

	DMFT/dmft	DMFS/dmfs
一个近中面患龋的牙	D(d)＝1	D(d)＝2
一牙面有充填体另一牙面有原发龋	D(d)＝1	D(d)＝1　F(f)＝1
一个牙面既有原发龋又有充填体	D(d)＝1	D(d)＝2
可疑龋	不记分	不记分
一个龋失牙	M(m)＝1	后牙龋失 M(m)＝5　前牙龋失 M(m)＝4

六、根面龋指数

根面龋的患病率常用 Katz 指数（1980）来描述，该指数是用患龋与充填的暴露根面做分子，用患龋与充填的暴露根面与无龋的暴露根面之和做分母：

$$RCI = \frac{患龋的暴露根面＋充填的暴露根面}{患龋暴露根面＋充填的暴露根面＋无龋的暴露根面} \times 100\%$$

由于非活跃性根面龋没有包括在 katz 的根面龋指数（RCI）中，因此在根面龋状况的报告中必须就术语"根面龋"所包括的内容作出说明。

每个牙有 4 个根面，用冠修复的根面不能计为充填面，而应分开记录，不应包括在上述公式中。能接触口腔环境的根面称为暴露根面，这意味该面的牙龈已达釉质牙骨质界，口腔细菌能直接到达该面，修复冠达牙龈的根面不记为暴露根面。

根面龋的发病率：

根面龋的发病率表达为每一百个暴露根面每年新发龋面数。

附：

冠龋和根龋指数

[美国国立牙病研究所（NIDR）调查和美国健康与营养调查研究（HANES）]

目的：评价冠龋和根龋的流行情况

创建者：美国国立牙病研究所和美国国家健康状况统计中心（NCHS）

指数类型：临床指数

口腔疾病分类：龋病

背景信息：

美国国立牙病研究所全部的调查项目都包括了冠龋流行情况的调查（如 1979～1980 年美国国家龋病流行调查，1985～1986 年针对美国就业成年人和老年人进行的全国口腔健康调查，1986～1987 年对全美在校儿童的口腔健康调查）。美国国家健康营养调查也包括了冠龋的流行情况（如第一次全美健康和营养调查，1970～1974 年美籍西班牙公民健康调查，1988～1994 年第三次全美健康和营养调查，1998～2004 年第四次全美健康和营养调查）。这些调查中冠龋的流行情况主要通过龋失补指数（DMF 指数）或少部分修改过的龋失补指数来表示。对于更详细的信息，请参考龋失补牙数（DMFT）和龋失补牙面数（DMFS）。

根龋的流行情况：仅在少量的美国全国性调查中使用了龋补根面指数（DFS）进行调查。这些调查是 1985～1986 年针对美国就业成年人和老年人进行的全国口腔健康调查，1988～1994 年第三次全美健康和营养调查，1998～2004 年第四次全美健康和营养调查。

根龋常见于中老年人牙颈部，多发生于正常牙龈附着自釉质牙骨质界（CEJ）向根方退缩以后。尽管牙周附着已经丧失，约 15％根面龋不伴有牙龈退缩（Burt and Eklund，1999）。

根部病损常见于釉质牙骨质界或其下方，很少向根方发展。然而，随着牙龈持续向根方退缩，开始于龈缘的病损也可能向根方发展。虽然根龋较少向根方扩展,却有可能侧向扩展,与邻面病损共同导致邻间隙的增大。根龋常发生于牙根的邻面和颊面。早期的活跃性根龋通常为较小的淡黄色或浅棕色圆形斑点,质硬。随后斑点的颜色变深,甚至成为黑色。

检查方法:

根龋的调查方法与冠龋完全相同（如DMFS）。每个牙暴露的根面(无论根的数目,包括4个根面:舌面、唇面/颊面、近中和远中)都由口镜和23号探针仔细检查,并按照调查表顺序记录数据。最难检查的部位是后牙邻面,特别是有固定修复的牙。第三磨牙不被纳入调查。因为只有较少的病损发生于龈下,且使用龈下探针易造成出血,不推荐使用龈下探针检查。

在上述的调查中,调查表分为四个象限。在1985～1986年针对美国就业成年人和老年人进行的口腔健康调查和1988～1994年第三次全美健康和营养调查中,检查者开始于左上中切牙,向远终止于左上第二磨牙。相同的检查顺序依次检查右上、左下和右下区。对于每个牙,检查顺序为:舌面、唇面/颊面、近中和远中。然而在1998～2004年第四次全美健康和营养调查中,检查顺序有改变:检查自右上中切牙开始,依次为左上、左下、右下象限,并且每个牙的牙面情况没有单独记录,根龋由"全口情况"来表示。

在上述调查之中,应遵照以下说明保证根龋诊断的一致性:

（1）一些早期的根面病损,仅仅表现为变色,虽然没有龋洞形成,但探诊较软。随着病变的继续发展,龋洞形成,探诊洞的底面和边界较粗糙、质软。通常牙骨质比釉质软,对探诊压力更为敏感。因为根龋区域较周围的牙骨质更软,根据探诊可以区分病损区和健康牙骨质。探诊时,如果探针刺入病损区并容易地移动,通常为根龋。但是,如果探针探入该区,移动时感到阻力并能抵住探针,通常

为完好的牙骨质。

（2）根面发生磨耗或磨损的区域很少发生龋坏,因为该区域很少有菌斑沉积。根龋通常发生在菌斑下,很少发生在牙石下。应该去除妨碍检查的菌斑,但表面完全由牙石覆盖的区域应被记录为无龋。

（3）当单个病损同时累及冠和根时,只要病损自釉质牙骨质界(CEJ)向切方或根方扩展超过1 mm,冠龋和根龋应该被同时记录。当病损向冠或根方扩展均未超过1 mm时,在釉质牙骨质界一侧病损面积超过整个面积50%的一方被记录为有龋。当"＞50%原则"无法应用时,即在釉质牙骨质界冠方和根方病损区看上去面积相等,两者都记录为有龋。充填修复体应用同样原则。

（4）由于下切牙根面窄小的解剖学特点,几乎没有根龋发生在舌侧,只有较小的病损发生在中点。大多数舌侧病损会累及近中或远中邻面。除非邻面病损扩展至舌面中线,否则仅仅记录为邻面龋。

（5）除下切牙外,根龋累及多个面的线、角时,被累及线角最多的面记录为龋,其他受累面只有当龋损自该面的线角扩展超过1 mm时才记录为有龋。

（6）有不良边界的充填体应仔细探查以防继发龋。记录龋和补的原则与牙冠相同,即龋优先于补。全冠记录为冠龋,即使修复体的边缘延伸到根部。因此,有全冠修复但边缘无继发龋的根面记录为完好根面,即"R"。

七、显著性龋均指数

世界卫生组织(WHO)推荐的《口腔健康调查(第四版)》的年龄组划分中12岁儿童代表着未成年儿童,12岁儿童是龋病流行病学调查研究中一个较重要的群体。对于大多数国家该人群的调查

数据相对来说容易获得,该年龄段的儿童刚刚开始中学阶段的学习,很容易在学校开展研究工作。2000年,WHO口腔卫生处的Bratthall博士提出了一种新的指数——显著性龋均指数(significant caries index,SiCI),以关注和评价12岁儿童人群中具有高患龋风险的个体。因此,作为一个可得性强、具有良好代表性的研究群体,不仅在描述性流行病学研究中具有重要意义,在评价诸如预防干预措施的有效性、质量、结果等方面也是有用的。12岁也作为全球监控龋病的年龄,用于比较和监控各国口腔疾病趋势。

(一)背景

近20年来世界范围内儿童患龋情况出现了两个重要的趋势。首先大多数国家,特别是发达国家的12岁儿童恒牙患龋率发生了大幅度的下降。Pakhomov(1999)认为导致这种口腔健康状况改进的最主要原因是氟化物的利用、增进的口腔卫生和合理的饮食模式。1981年WHO和国际牙科联盟根据当时世界各国的流行病学资料制定出全球2000年口腔健康目标,该目标提出:到2000年所有国家12岁儿童平均DMFT指数≤3。1982年在美国召开了第一次以患龋率降低为主题的世界大会,来自9个发达国家的代表分别提供了本国患龋率下降的流行病学资料,大多数代表一致认为牙膏、漱口液和社区饮用水中加氟是最可能导致这种下降的原因,并且Konig指出尽管患龋率出现了惊人的下降,龋病仍然是一个不能根除的重要健康问题,特别是对于低患龋率人群中的具有高患龋风险的人群。Winter(1990)参照WHO提供的世界各国的12岁儿童龋患水平资料发现,1989年和1980年相比,发达国家中恒牙龋均<3的国家百分率由13.8%上升到41.7%,而发展中国家的情况也没有出现明显的改善,恒牙龋均<3的国家百分率由66.3%下降为64.7%。在20世纪70年代早期美

国5~17岁儿童的平均DMFT指数为7.1,80年代晚期该指数为2.5,下降了65%。目前WHO口腔资料数据库中的国家增加到184个,其中128个国家达到了这一目标,约占70%,这128个国家的人口占世界人口的85%。

其次,流行病学调查数据表明儿童群体中恒牙龋患分布的模式出现两极化分布趋势,在发达国家和发展中国家都出现了部分高患龋风险的儿童。Klein等(1985)在一次预防项目中发现无饮水氟化地区的对照组儿童中55%的新龋发生在20%的受试儿童。Picton(1986)对1983年英国儿童牙科健康调查结果的分析也发现60%的DMFT发生于25%的儿童。美国在20世纪70年代早期的无龋儿童百分率为10.4%,到80年代晚期为32.7%。在欧洲的发达国家中50%的龋病分布在大约10%~15%的儿童,75%的龋病分布在25%~30%的儿童。

很显然,平均DMFT指数不能准确地反映这一不均衡分布,容易使人们作出错误的论断,即认为整个人群的龋患情况已得到控制,而事实上相当一些个体仍有较高的龋均。这种错误认识也可能会阻碍未来进一步提高口腔健康的努力,或维持已达到的成就。目前龋病作为一种疾病不可能根除,只能控制到一定程度。但用来预防龋病的昂贵资源则不应该减少或取消,否则是非常危险的。此外,如果分析龋均降低国家的龋病流行病学调查资料会发现,这些国家并没有达到"人人健康"。人群的平均DMFT均数<3并不排除其中含有DMFT指数>3的个体。事实上,在许多人群中,有相当一部分这样的个体存在。例如在德国,流行病学调查数据表明该国全部人群中相当大一部分个体完全无龋或DMFT指数<2(占61%),同时也有相当一部分个体的DMFT指数较高(DMFT指数>3的个体占26%)。

因此,用龋均指数来进行12岁儿童口腔健康状况的评价已不能满足患龋率较低这一社会现实

的要求,采用敏感度更高并反映龋患分布模式的指数来描述患龋状况并评价该人群中预防保健措施的有效性是必要的。

(二)方法

根据 Bratthall 的提议,SiCI 是 12 岁儿童中 1/3 数量具有高患龋分数个体的平均 DMFT 指数。其计算方法如下:① 根据个体的 DMFT 指数大小将 12 岁儿童排序;② 选取人群中具有高 DMFT 指数的 1/3 数目的个体;③ 计算这部分亚人群的平均 DMFT 指数。

WHO 协作中心在网上提供了计算 SiCI 的简便直接的方法。只要将个体序号和相应的 DMFT 指数或平均 DMFT 指数和相应的区段人数输入该网页的 Microsoft Excel 数据库中,即自动计算出该目标人群的平均 DMFT 指数和 SiCI。也可以将该数据库存入计算机中进一步使用。另外,如果没有网络的帮助,直接利用计算机中的 Microsoft Excel 软件同样可以计算出 SiCI。其计算过程较为复杂。数据较少时可根据 Microsoft Excel 数据库的常规运算方法得出平均 DMFT 指数和 SiCI,数据较多时最好通过 WHO 协作中心提供的计算手册中的公式辅助计算机算出 SiCI。

如下表显示,Bratthall D 计算出各国或地区的 SiCI,可以看出,各国龋均指数之间的差异不大,但它们的 SiCI 差别较明显,除瑞典外,其他国家的 SiCI 都高于 3。

表 3-2 各国 12 岁儿童的龋均指数和
相应的 SiCI 的比较

	法国	德国	南非	美国	瑞典	斯里兰卡
12 岁儿童 DMFS 指数	2.07	1.72	1.71	1.97	0.98	1.44
SiCI	4.63	4.11	4.30	5.21	2.82	3.58

(三)应用

1. 全球口腔健康新目标

Bratthall 基于这一新的 SiCI,提出新的全球口腔健康目标为:2015 年 12 岁儿童的 SiCI≤3。在法国、德国、南非、斯里兰卡、瑞士和美国等国家,全国口腔健康调查数据表明具有最佳龋健康的 2/3 个体和 1/3 龋健康最差个体的差别很明显,后者的平均 DMFT 指数是前者的 5～37 倍。这一新目标不仅要求人群的平均 DMFT 指数,而且更着重于人群中龋患的频率分布,很显然,对于这些国家的龋患情况是合适的。

2. 加强高危人群的预防

学者 Burt 认为"人群预防方法"和"目标哲学"策略之间存在差别,正确预见龋病患病情况是困难的。为此,他提出了预防的三级模式。第一级是以人群为基础的预防措施,目的是降低总体的患龋水平。第二级是注意有高患龋水平的地理区域。第三级是注意龋患病程度高的个体。Bratthall 将这个思想应用到 SiCI 的概念上,认为拟达到全球口腔健康新目标的国家应当着重寻找有高患龋水平的省、地区、城市、城市中的区甚至学校,引入加强的预防措施。这种地理亚区域的选择正反映了社会分层的存在,考虑了不同社会群体之间口腔健康状况的差别和不平衡。同时,对于没有明确范围的地区,如果其 SiCI 高于一般水平,可对高危个体采用特定的、行之有效的策略。

(四)优点和不足

SiCI 仍然使用了平均指数,而 DMFT 指数是目前全球广泛使用且易于接受的龋病患病尺度。它是 DMFT 指数的进一步延伸和发展。

SiCI 集中于被忽视和需要注重保健的群体。如果关注口腔健康的公共卫生项目直接作用于人群中的 1/3 需要注重保健的个体,那么可采取更持续和目标化的公共预防措施。"过去的患龋经历"是未来患龋风险的最重要且确切的指征。早期有效的预防措施将降低这部分易感人群在其未来成年生活中的治疗花费。

J. M. ten Cate(2001)认为由于各国儿童患龋率之间差别较大,而且同一个国家内个体之间的社会经济状况和行为因素等差异在增加,所以不仅应当用龋均报告患龋状况,而且要描述患病率的分布情况。SiCI 即提供了一种描述龋患分布的方法。他还提出同时描述无龋个体数、平均 DMFT 指数和高患龋个体中 DMFT 的分布,发现在过去的 25 年中瑞典某地区高患龋个体的健康状况并没有得到明显的改善。

但是,SiCI 仅仅指出人群中一部分高患龋分数个体的存在,并没有提出相应的公共卫生措施。国家、省、市或某特定人群仍需探索适合自己的策略及方案,使这一指数降低。由于 SiCI 提出的时间较短,还没有在其对特定高危人群的预防措施的指导意义上有较深的认识。

(五)在我国的应用前景

我国 1995 年第二次全国流行病学调查表明,我国恒牙龋患状况相对较低,12 岁儿童恒牙龋均为 1.03,无龋百分率为 54.19%。1997 年香港大学牙学院在广东省进行的全省口腔健康调查数据表明,12 岁儿童恒牙龋均为 0.99,无龋百分率为 58.5%。但是,有国外学者早已提出,生活条件和生活方式的改变使西方工业化国家龋病发病率上升,随着发展中国家经济的快速发展,这些国家可能重蹈覆辙。因此 12 岁儿童的患龋现状不容乐观。在人均 DMFT 指数较低且龋患集中于少部分人群的情况下,SiCI 可以比较灵敏地反映我国儿童恒牙的健康水平、发展变化及高危人群的患病状况,为卫生部门的早期决策提供依据,也有助于评估各种健康规划的效果。如果根据不同因素采用 SiCI 分析过去的儿童龋病调查资料,可能会有新的发现。

第二节　有关菌斑指数

除了临床研究要采用菌斑显示来记录菌斑指数之外,菌斑显示在口腔卫生指导时较常用。调动人们口腔清洁积极性最佳的选择是让患者知道口腔致病危害因素的存在。检查牙菌斑的记录方法有许多种,以下是常用的几种方法。

一、O'Leary 的菌斑控制记录

O'Leary 的菌斑控制记录(plaque control record)是首先制定的一种能反馈菌斑部位及程度信息的指数。这是一种广泛采用、证明对菌斑显示评价和了解患者口腔卫生状况有效的记录卡。见图 3-1。

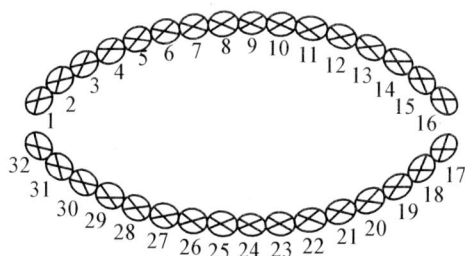

图 3-1　O'Leary 的菌斑控制记录

患者在检查前漱口去除食物残渣。然后使用菌斑染色液将菌斑染色。记录计算方法为,每牙按4个牙面计,分为近中、颊、远中、舌侧四部分。凡未萌出或缺失牙齿,用"＋"表示。有菌斑存在的牙面,用红色笔"－"作记号。为菌斑控制的目的,固定桥仍按照牙齿计数。目前随着电子计算机普遍应用,手工记录将逐渐被电子计算机记录取代。

计算方法为被检查牙的总数×4,即26(牙)×4(面)＝104。

菌斑百分率的计算:菌斑百分率＝(有菌斑牙面数/受检牙面数)×100%。

二、Silness 和 Löe 菌斑指数

菌斑指数(plaque index,PlI)由 Silcess 和 Löe (1964)提出,用于衡量牙周病的治疗和预防效果。1976年 Löe 又在检查方法上作了改进。这个指数在临床试用中,对衡量口腔卫生状况和预防效果有一定价值。菌斑指数与软垢指数有所不同,其特点为只考虑龈缘部位的菌斑厚度,而不估计菌斑覆盖在牙面上的面积。其检查器械为镰形牙科探针。检查前漱口,吹干牙面,对所有牙齿或选择16、12、24、32、36、44牙做4个面检查,即近中、远中、颊(唇)和舌面。之后按标准给予记分。每颗牙的记分为4个牙面记分的平均值,每个人的记分为所有受检查牙记分的平均值。牙菌斑指数的记分标准见表3-3。

每个牙的记分＝4个牙面记分的总和/4

每个人的记分＝受检牙记分的总和/受检牙数

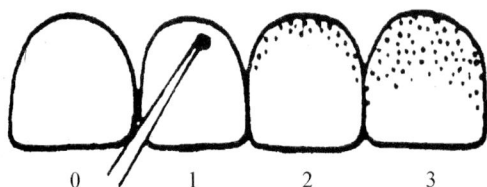

图3-2 牙菌斑指数记分标准

表3-3 菌斑指数的标准(Siliness 和 Löe,1964)

记 分	表 现
0	近牙龈区无菌斑
1	近牙龈区牙面上肉眼视诊无菌斑探针尖划过时可刮出菌斑
2	龈缘或邻近的牙面上有中等量的菌斑
3	龈沟内和(或)龈缘及邻近牙面有大量菌斑

三、改良的 Navy 菌斑指数

采用 Rustugi 等人于1992年提出改良的 Navy 菌斑指数,评价刷牙的有效性。检测全口牙齿的菌斑指数,计算每个患者的几项指数,平均菌斑指数(MPI)表达如下:

平均菌斑指数(MPI)
＝有菌斑区的总数/记分区的总数

● 刷牙前 MPI 指在刷牙前测定的 MPI;

● 刷牙后 MPI 指在刷牙后测定的 MPI;

● 刷牙前 MPI 与刷牙后 MPI 的区别由下式计算而得:Diff/MPI＝1－刷牙后 MPI/刷牙前 MPI。

MPI 通过对有选择的牙区计算而得。

在这些研究中,上述指数通过对下述区域计算而得:WM——全口牙齿,ABC——龈线或龈缘区,DF——邻间隙区。

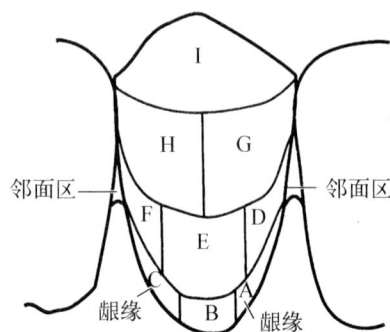

图3-3 Rustugi 等改良的 Navy 菌斑指数

第三节　牙周健康指数

尽管近年来在牙周疾病的发病及病因研究方面已经取得了很大进展,为了继续获得牙周疾病的资料,有必要进行定期的流行病学调查,牙周流行病学研究无论现在还是将来都是十分重要的。牙周疾病的流行病学调查是明确牙周疾病流行的工具。通过调查能观察和掌握牙周健康状况新的发展,区别高危人群,发现牙周疾病方面的特殊问题,有利于找出疾病的控制和预防方法。同时,为了利用已有的知识促进公众口腔健康,还可通过控制下的临床实验发现有关牙周疾病病理各方面的差别,评价治疗需要和需求。

一、牙周疾病的测量

像所有的科学观察一样,流行病学研究的结果应经得起不同人员评价的检验,而不只是调查者本人。因此,需要调查者明确他们所进行的观察并予以标准化。观察和记录的标准化是流行病学的基础,在进行任何研究之前,应明确下列问题:决定作什么样观察? 选择哪种研究的技术? 如何训练人员使用这些技术? 怎样来检验技术?

选择测量牙周疾病的技术最重要的是考虑它的可靠性和标准化,只有这样,调查研究结果才能和其他的调查研究比较。

牙周疾病的调查一般有四种类型,每一种类型需要不同的方法测量牙周疾病,这四种类型是:

(1) 患病率、严重性和发病率的调查;

(2) 为了评价人群的牙周疾病病程史、口腔卫生或治疗措施而进行的长期实验研究;

(3) 样本数量较小人群中进行的随机对照临床实验;

(4) 为评价牙周治疗需要而进行的调查。

二、牙周调查指数

牙周疾病流行病学的研究没有龋病那么容易,特别在客观评价方面存在很多需要解决的问题。龋病的病变只涉及硬组织,而牙周病变涉及硬、软两种组织,包括软组织的颜色改变、容积(肿胀)改变、出血以及硬组织——骨组织的改变,调查不易做出客观的量度。

牙周疾病的流行病学研究可以追溯到 40 年代和 50 年代,早期的先驱者之一是 Masslert,他在战后的意大利使用 PMA 指数进行临床检查,这是早期牙周疾病调查可重复的、定量的指数。此外 Marshall-Day 和 Schourie 在印度使用放射线影像学进行牙周疾病和牙槽骨丧失的调查,这些资料及其他相关的流行病学资料的发表,激发和增加了对牙周疾病研究的兴趣。

与此同时,挪威人引以为自豪的现代牙周病学之父 Waerhaug,在他的论文"牙龈袋"中首次提出牙菌斑细菌是牙龈炎的主要原因,破坏牙齿的附着,导致牙槽骨的丧失。他的一组不带偏见的临床研究已经证实龈下洁治和个人口腔卫生对减少牙龈炎的效果。早期的研究使人们认识到,采用指数记分方法是研究牙周疾病流行状况的有力手段。

有很多指数用于牙周疾病的流行病学研究。应基于研究目的选择指数。上面已指出了调查的四种类型,表 3 - 4 为每种类型推荐使用的指数。

表 3－4　推荐检测牙周状况的指数

评价因素	调查研究类型			
	调　查	长期研究	控制下的试验	治疗需要
菌　斑	OHI(S) PlI 有/无	PlI, QHT	PlI, QHT 菌斑湿重	不需要
牙　石	OHI(S)，有/无	CSI, VM, MLCM	CSI, VM, MLCM	CPI, 有/无
龈　炎	GI, PBI, 有/无出血	GI, PBI, 有/无	GI,	CPI, 有/无
牙周萎缩	PlI, 有/无	MM 记数 探测 X线照片	MMM 记数 探测 X线照片	CPI, 有/无

（一）龈乳头龈缘附着龈指数

龈乳头龈缘附着龈指数（papillary marginal attached gingival index，PMAI）于 1948 年由 Schour 和 Massler 提出，当时用于青少年牙周疾病调查。该指数设计的出发点是认为病变始于牙龈乳头，逐渐扩展到牙龈缘，最后达附着龈，波及的数量和方式反应疾病的严重程度。最初的指数只记录炎症的有无，1967 年对该指数加以修改，根据牙龈的色泽、形态和质地分级记录。

优点：本指数适合于儿童或其他无严重牙周病的人群大面积调查，也用于临床实验。

缺点：定级主观性较强，不易统一。

检查方法：检查前牙的唇面，也可检查全口牙齿，将患者各个牙齿的 PMAI 值相加，则为该患者的 PMAI 值。

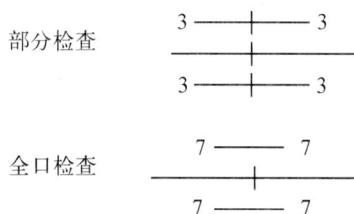

部分检查

全口检查

最初提出此指数时，各部位有炎症时计 1，无炎症计 0，合计为个人的指数，部分检查时最大值为 34，全部检查时最大值为 82。部分检查即：

$$10(P) + 12(M) + 12(A) = 34$$

记分标准：

P（龈乳头）

0——正常、无炎症；

1——轻度充血、轻度增大；

2——中度增大，加压时出血；

3——重度增大，自动出血；

4——乳头坏死；

5——乳头因炎症而萎缩消失。

M（龈缘）

0——正常、无炎症；

1——轻度充血、轻度增大无出血；

2——明显充血、加压时出血；

3——自动出血，开始向附着龈浸润；

4——坏死性龈炎；

5——由于炎症而退缩至釉质牙骨质界下。

A（附着龈）

0——正常、浅粉红色有点彩无炎症；

1——轻度充血、点彩消失颜色可有改变或无轻度增大；

2——明显充血、发红，出现牙周袋；

3——重症牙周炎深牙周袋。

（二）牙周指数

Russell 是美国国立牙科研究院（NIDR）主要的流行病学家，在他之前还没有大规模的流行病学调查，由他设计的牙周指数（periodontal index，

PI，1956)第一次使用数字化来描述不同程度牙周疾病的严重性,应用于早期牙周疾病流行病学研究。使用这一指数可以较迅速地检查大量人群。

牙周指数以牙周疾病状态作为评价重点,除用作流行病学调查,了解牙周疾病的分布,用于衡量牙周健康状况外,在临床试验中也采用此指数测定牙龈炎症有无及其严重程度,指数还可反映牙周袋形成和咀嚼功能的丧失情况。是广泛运用的指数之一。

检查方法：检查全部萌出牙

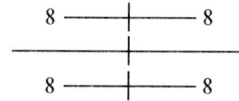

```
8 ——+—— 8
——————+——————
8 ——+—— 8
```

表 3－5　牙周指数记分标准

计　分	现场调查的标准	临床检查 X 线诊断标准
0	阴性,牙龈正常无炎症	X 线检查：正常
1	轻度牙龈炎,牙齿周围部分游离龈有炎症,但不包括全部牙龈	
2	牙龈炎,围绕整个牙齿的游离龈均有炎症,但上皮附着无明显的破坏	
4	不用于现场调查牙周炎	
6	(牙龈炎伴牙周袋形成),上皮附着破坏,形成牙周袋,但牙齿稳固、咀嚼功能正常	牙槽骨呈水平吸收达根长 1/2 内
8	重度牙周破坏伴咀嚼功能丧失,牙周组织破坏严重,牙齿松动、移位、咀嚼功能障碍	牙槽骨吸收超过根长 1/2 或有明显骨内袋,牙周膜增宽,牙根吸收或牙根骨质疏松

评价方法：个人的 PI ＝ 各牙的记分总和／受检牙数　　　群体的 PI ＝ 各人的记分总和／受检人数

表 3－6　牙周指数与病变的关系（Russell，1967）

PI 记分	临 床 症 状	疾 病 分 期
0～0.2	支持组织临床正常	
0.3～0.9	单纯性牙龈炎	可逆性
0.7～1.9	破坏性牙周病早期	
1.6～5.0	破坏性牙周病进展	不可逆性
3.8～8.0	破坏性牙周病晚期	

（三）牙周病指数

1959 年由 Ramfjord 提出牙周病指数(periodontal disease index，PDI),包括检查龈炎、牙周袋深度、菌斑和牙石,用测量的方法判定牙周组织破坏的程度。这一指数以评价个人牙周组织状况为目的,比较客观,可全面地了解牙周状况。在牙周疾病预防方法、措施的临床试验中非常有用。但不足之处是当牙龈没有萎缩,釉质牙骨质未暴露时,难以准确地测量牙周袋深度,因而调查者之间的结果难以统一,易出现差异。加之临床检查较繁琐,大规模流行病学调查中使用此指数困难。

检查方法包括牙龈状况的计分与牙周袋深度

的测定。

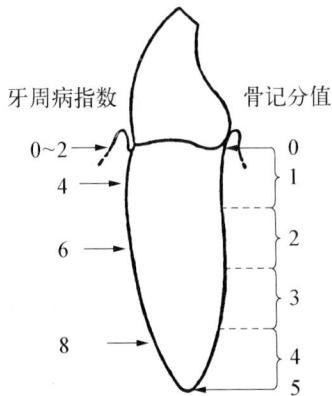

图 3-4 牙周袋深度的测定

检查的牙齿：

16		21	24
44	41		36

牙石过多的患者要先洁牙后再检查，才能准确对釉质牙骨质界的位置进行探查。为了简化操作，规定检查 6 个指定牙：即 16，21，24，36，41，46。用带刻度的牙周探针测量牙齿的唇颊面正中及近中颊侧线角，舌侧正中和舌侧远中线角的牙周袋深度（测量近、远中线角时，探针要接触邻牙）。先测量龈缘到釉质牙骨质界的距离，再测龈缘到袋底的距离，后者减去前者即为牙周破坏的程度。

龈沟底的位置可有两种情况，一是沟底在釉质牙骨质界之上，探针不能探到釉质牙骨质界，此时只记龈沟深度；二是沟底在牙骨质部位，此时龈缘到釉质牙骨质界的距离作为负值，龈缘到袋底距离为正值。

未全部萌出的牙不做检查，如有缺牙不用其他的牙齿代替。

表 3-7　PDI 检查记分标准

记　分	标　　准
0	牙龈正常无炎症
1	轻到中度牙龈炎，未波及牙齿各面
2	轻到中度牙龈炎，波及牙齿各面

续　表

记　分	标　　准
3	重度牙龈炎，明显红肿、出血倾向及溃疡
4	龈沟底位置超过釉质牙骨质界，但≤3 mm
5	龈沟底位置超过釉质牙骨质界 3～6 mm
6	龈沟底位置超过釉质牙骨质界 6 mm 以上

计算方法：

如牙龈炎与牙周袋同时存在，按牙周袋深度记分。各牙记分之和除以牙数即为该患者的 PDI。

个人 PDI ＝ 各牙的 PDI 计分总和／受检牙数

人群 PDI ＝ 各人的 PDI 计分的总和／受检人数

表 3-8　PDI 的牙石标准 Ramfjord(1967)

记　分	标　　准
0	无牙石
1	龈上牙石只略为延伸到龈缘下（不超过 1 mm）
2	中等量的龈上和龈下牙石，或只有龈下牙石
3	大量的龈上和龈下牙石

（四）口腔卫生指数

根据 Russell 的分类，牙齿是基本单位。与目前经常采用的检查一个牙的 4 或 6 个部位的方法相反，早期典型的牙周流行病学调查常用每一个年龄组每人全部牙齿的平均数来表达结果。这种平均计数常用于国家与地区之间牙周疾病平均严重程度的比较，结果发现不同的地区、种族、男女、城市与农村、不同教育水平的人群间牙周疾病的严重程度都有差别。通过使用 Russell 指数在许多国家收集大量资料并进行分析后，促使开始考虑这一问题：即种族、性别、城乡或任何其他可能因素的差别能估量牙周疾病的原因吗？不久就清楚地认识到,对 20 世纪 50 年代后期人们关心的有关口腔公共卫生的所有问题,仅仅考察疾病水平是不能给予有意义的答复的。

50 年代后期真正重要的发展是由 Greene and Vermillion 设计的口腔卫生指数——OHI(oral hygiene index),OHI 的出现第一次可能对牙面的菌斑和牙石数量进行定量的检查,并能促进对牙周疾病的理解。

OHI 是 Greene and Vermillion 为衡量个人或人群口腔卫生措施,或口腔健康教育效果,制定的一种定量评价软垢与牙石的指数。

检查方法:顺时针方向检查,先检查颊侧再检查舌侧,先检查记录软垢指数(DI),再按同样顺序检查记录牙石指数(CI),以检查所得最高分记录,未全部萌出的恒牙和第三磨牙不包括在记分范围内。

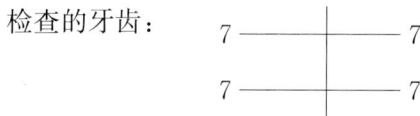

检查的牙齿:

```
7 ———|——— 7
7 ———|——— 7
```

表 3－9　DI 记分标准

记　分	评价标准
0	牙面无软垢或色素
1	软垢或色素覆盖牙面的 1/3 以下
2	软垢覆盖牙面的 1/3～2/3
3	软垢覆盖牙面的 2/3 以上

表 3－10　CI 记分标准

记　分	评价标准
0	无牙石
1	龈上牙石覆盖牙面 1/3
2	龈上牙石覆盖牙面 1/3～2/3 或牙颈部周围有点状龈下牙石附着
3	龈上牙石覆盖牙面 2/3 以上或牙颈部的龈下牙石呈带状

评价方法:

个人 OHI ＝ DI ＋ CI

个人 DI ＝ 各牙颊侧与舌侧 DI 记分总和 / 受检牙数

个人 CI ＝ 各牙颊侧与舌侧 CI 记分总和 / 受检牙数

群体 OHI ＝ 各人 OHI 记分总和 / 受检人数

OHI 的评价分数范围是 0～12。

表 3－11　评价基准(与口腔卫生水平的关系)

口腔卫生水平	OHI 平均记分
良	0.0～2.4
一般	2.5～6.0
差	6.1～12.0

(五)简化口腔卫生指数

简化口腔卫生指数(simplified oral hygiene index,OHI - S)是 Greene and Vermillion 为减轻调查者的负担,缩短检查时间,在 OHI 指数上进行简化而设计的指数。可用于流行病学调查,评价口腔健康教育效果及个人口腔卫生水平。

检查方法:

检查牙齿——只检查 6 个指定牙齿。

该指数检查个人 OHI - S 时,6 个牙中应有 2 个牙存在,全冠修复的牙齿、因龋或外伤使牙冠高度降低的牙齿均不记分,可用邻牙代替。第一磨牙丧失用第二磨牙代替,前牙指定牙丧失时用对侧同名牙代替。

上颌磨牙只检查颊面,下颌磨牙检查舌面,前牙检查唇面。即 16、26 检查颊面,36、46 检查舌面,11、31 检查唇面。

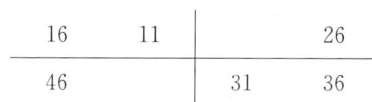

```
16    11  |      26
46        |  31  36
```

评价标准:与 OHI 相同

评价方法:

OHI-S＝DI-S＋CI-S

DI-S＝各牙 DI 记分总和／受检牙数

CI-S＝各牙 CI 记分总和／受检牙数

群体 OHI＝各人的 OHI 记分总和／受检人数

OHI-S 评价总计分为 0～6，为 OHI 的一半。

表 3-12　评价基准（与口腔卫生水平的关系）

口腔卫生水平	OHI-S 平均记分
良	0.0～1.2
一般	1.3～3.0
差	3.1～6.0

（六）牙龈指数

牙龈指数（gingival index，GI）由 Löe 和 Silness 于 1963 年制定，1967 年修改。GI 指数将牙龈炎的量与质明确区别进行评价，主要以牙龈质的变化作为评价标准。不考虑牙周袋深度及牙槽骨丧失。

检查的牙齿：

17		27
47		37

或

16	12	14
34	32	36

上颌：从上颌右侧第二磨牙开始，右侧牙由远中→颊侧→近中，左侧牙由近中→颊侧→远中。然后上颌牙腭侧从左侧第二磨牙开始。

下颌：从下颌右侧第二磨牙开始，左侧牙由远中→颊侧→近中，右侧牙由近中→颊侧→远中。然后下颌牙舌侧从左侧第二磨牙开始。

即顺时针的方法，由远→颊→近→近→颊→远，每个牙检查 4 个面，分别记分，即：颊（唇）侧乳头、颊（唇）远中乳头、颊（唇）侧龈缘、整个舌面龈缘。

记分标准（1967）：

0——牙龈正常；

1——轻度炎症，牙龈色泽轻度改变，轻度水肿，探针探查不出血；

2——中度炎症，牙龈发红、水肿、发亮，探针探查出血；

3——重度炎症，牙龈明显红肿、溃疡、有自发出血倾向。

评价方法：

某牙的 GI＝该牙 4 个面的 GI 记分值总和／4

个人 GI＝各牙 GI 记分值总和／受检牙数

群体 GI＝各人 GI 记分值总和／受检人数

表 3-13　个人 GI 的评价

牙龈状态	GI 平均数
正　常	<0.1
轻度牙龈炎	0.1～1.0
中度牙龈炎	1.1～2.0
重度牙龈炎	2.1～3.0

表 3-14　GI 评价用表

面＼牙位	16	12	24	44	32	36	平均 GI
颊侧							
近中							
舌面							
远中							
平均 GI							

修订两套 GI 标准是因为从 1963 年至 1967 年,标准发生了改变,改变表现在记分 2,1963 年的标准是"压力下出血",是用牙周探针的边轻按牙龈缘。1967 年被代替为"探诊出血",改变本身重要性不大,却导致研究者中出现很多的混淆,他们有的认为用的是这一版,而实际用的是另一版的标准。

使用了牙龈指数和菌斑指数,Waerhaug 和 Löe 才能进行其著名的"人的实验性牙龈炎"的研究,它给予了牙龈炎、年龄、菌斑组成之间的因果关系的精确证据。

(七)群体牙周治疗需要指数

由于描述人群口腔健康的平均计数有其局限,于是使用均数计数的新趋势开始出现,为了在社区水平阐明牙周治疗需要和需求的数量,以确定人群健康比例或牙周治疗需要的不同水平,1977 年 WHO 成立了专家组,在莫斯科举行了专门会议,具体目的是发展在社区范围内对牙周治疗需要及牙周健康进行评价的指数,最终制定了群体牙周治疗需要指数(community periodontal index of treatment needs,CPITN)。不久 CPITN 就得到世界很多国家广泛的承认。大量使用 CPITN 进行调查和发表有关资料,说明了制定和使用这一指数的成功。世界卫生组织《口腔健康调查》第三版(1987)将 CPITN 作为标准调查手段,世界卫生组织《口腔健康调查》第四版(1997)将 CPITN 指数改为群体牙周指数(community periodontal index,CPI)。

群体牙周治疗需要指数说明人群中需要进行牙周治疗的情况,并部分反映牙周的健康状况。

检查方法:

以探诊为主,将口腔分为 6 个区段

17～14	13～23	24～27
47～44	43～33	34～37

检查的牙齿:

指数牙:20 岁以下的指数牙共 6 颗:16,11,26,36,31,46;还需检查 17,27,37 和 47 共 10 颗,以这些牙的检查结果说明受检者的牙周治疗需要。

要求:每个区段内必须有 2 个或 2 个以上的功能牙,并且无拔牙指征,两个功能牙的检查结果以最重情况计分。当一个区段只有一个功能牙时,此牙应包括在相邻的区段内。如上颌左右侧只有 2 个功能牙时,则上颌只按一个区段计分,其余的 2 个区段为除外区段。后牙区段缺失一个指数牙或有拔牙指征时,则检查另一个指数牙。如一个区段内的指数牙全部缺失或有拔牙指征,检查此区段的全部其他牙齿并以最重的情况计分。

探诊:目的是检查牙龈出血、牙石、牙周袋。15 岁以下的儿童因新萌出牙可能有假性牙周袋的存在,只检查牙龈出血与牙石,不检查有无牙周袋。每颗指数牙做 6 点探诊,即颊、舌面的近中、中央和远中,如果一个区段首先探诊发现深牙周袋,该区段则不需做其他检查。

检查器械:除口腔一般检查器械外需要 WHO 推荐的牙周探针。

表 3-15 群体牙周治疗需要指数记分
标准(Ainamo 等 1982)

记分	状态	表现
0	健康	探诊牙龈无出血现象
1	牙龈炎	探诊牙龈出血或渗血
2	牙结石	视诊见牙石,或探诊发现牙颈部有结石
3	早期牙周病	牙周袋深度>3.5 mm,<5.5 mm
4	晚期牙周病	牙周袋深度>5.5 mm

表 3 - 16　牙周治疗需要记分标准

记分	所需治疗等级	治疗内容
0	1	不需治疗
1	1	口腔卫生宣教
2	2	口腔卫生宣教+洁治
3	2	口腔卫生宣教+洁治
4	3	复杂牙周治疗（深部洁刮牙周手术等）

本指数可在 1～3 min 内完成，并可立即得出所需治疗内容，适用于短时间内了解一个群体牙周健康状况，并能估计出为提高该群体牙周健康水平所需的人力，但由于不能区分牙龈袋（假性牙周袋）和牙周袋，所得分值高于实际水平，不宜用于评价牙周病防治效果的研究。

CPI 适用于：为制订某地口腔保健计划，需尽快了解当地居民的牙周治疗需要，以及牙周疾病的现况调查时使用，优点是能较快反映个体或群体的治疗需要；标准易于掌握，重复性好。缺点是不能准确反映个体和群体每颗牙的不同部位牙周健康状况，如附着上皮丧失等。

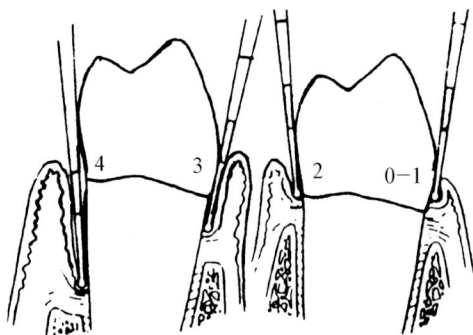

图 3 - 5　CPI 指数计分法

（八）龈沟出血指数

龈沟出血指数（sulcus bleeding index, SBI）由 Muhleman 和 Mazor 于 1958 年提出，理由是龈沟出血是牙龈炎的表现，该指数分度较牙龈指数更细，适用于龈炎的实验流行病学研究。

记分标准：

0——龈缘和龈乳头外观健康，轻探龈沟后不出血；

1——龈缘和龈乳头外观健康，轻探龈沟后出血；

2——牙龈因炎症色泽改变，无肿胀或水肿，探诊后出血；

3——牙龈色泽改变轻度，水肿，探诊后出血；

4——牙龈色泽改变，明显肿胀，探诊后出血；

5——牙龈色泽改变，明显肿胀，有时有溃疡，探诊后出血或有自动出血。

（九）牙龈出血指数

牙龈出血指数（papillary bleeding index, PBI）记分标准：

0——无出血；

1——探诊后几秒内出血；

3——探诊后立即出血；

4——探诊后立即出血并扩散至边缘龈。

（十）牙石指数

牙石指数（V - M 指数）由 Volpe 和 Manhold（1965）设计，用于观察评价牙石情况，主要是估计龈上牙石的数量，适用于抗牙石口腔保健用品如牙膏、漱口液的实验。

检查的牙齿：$\dfrac{\quad\quad|\quad\quad}{3\quad\quad\quad 3}$

检查方法：

检查时使用按毫米分度的标准牙周探针，探针头部使用颜色标记，以方便精确的读数，将牙齿舌面干燥后，检查 6 个下前牙舌面。

探针放在牙舌面的中线，与牙长轴平行，测量牙龈上牙石的最大高度。

探针通过牙的近中切角,测量舌面远中缘牙石的最大高度。

探针通过牙的远中切角,测量舌面近中缘牙石的最大高度。

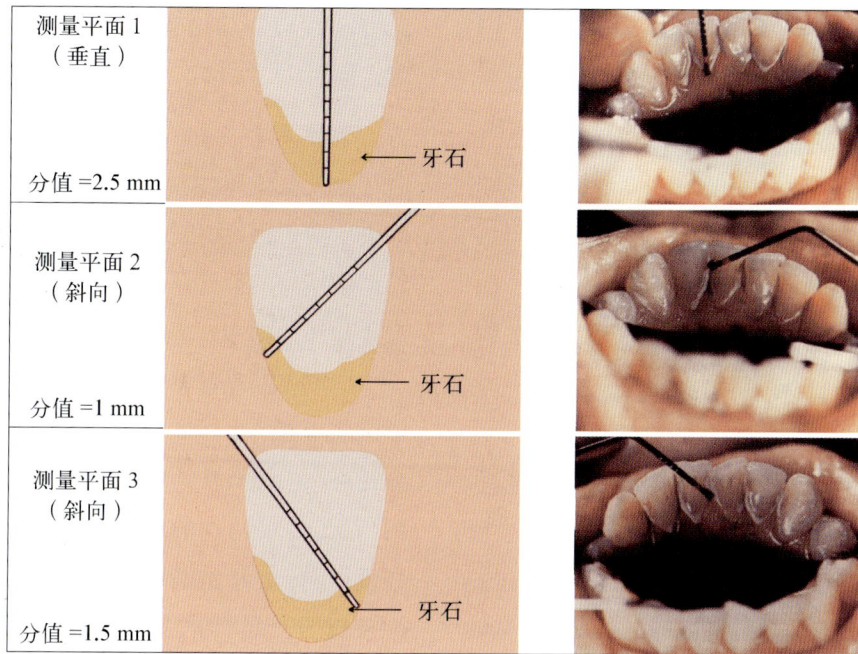

| 0.5 | 4 | 3 | 5 | 3.5 | 0 |

图 3-6 V-M 指数检查方法

记分标准:

每一个牙舌面测量三次,评价与记录的示意图见图 3-6。每次测量的最小记分为 0,其次为 0.5,1,2,3。每次测量如牙石在刻度 3 或超过 3 记为 3,每个牙的最大计分为 9,每个人的最大计分为 54,每次探查最大计分为 3。作者认为此指数检查者间的可靠程度高。

(十一)牙面牙石指数

牙面牙石指数(CSI)用于牙石抑制的短期临床试验评价,用以迅速测量药物是否对预防和抑制龈上或龈下牙石的形成有效。

检查的牙齿: $\overline{\begin{array}{cc|cc} 2 & 1 & 1 & 2 \end{array}}$

选 4 个下颌前牙为指数牙(也可选 6 个)使用口镜和镰形探针观察和探查有无牙石存在。每个

切牙分作 4 个记录单位,唇面为一个单位,舌面纵行分为三个部分:远中舌 1/3、正中舌 1/3、近中舌 1/3。有牙石的总牙面数即牙面牙石指数,有记为 1,无记为 0,这样最大记分可为 16。

与牙面牙石指数伴随的指数是牙面牙石严重度指数(CSSI),其测量是在 CSI 测量牙石的每一个牙面上分 0～3 度。

记分标准:

0——无牙石;

1——可见牙石,但宽度和(或)厚度小于 0.5 mm;

2——牙石的宽度和(或)厚度小于 1.0 mm;

3——牙石宽度和(或)厚度大于 1.0 mm。

(十二)牙齿松动度

检查方法:常用的临床方法,使用器械固

定牙齿，然后前后移动牙齿，移动度分为三级。

记分标准：

0——不能感觉牙齿移动；

1——轻度可察觉的牙齿移动；

2——冠部向任何方向移动度达 1 mm；

3——冠部向任何方向移动度＞1 mm，或牙齿能上下浮动、旋转。

（十三）牙周疾病控制的自我评价和自我保健

口腔流行病学研究通常由口腔专业人员进行，目的在于阐述疾病的范围与严重程度。为了使计数一致，多数情况下检查者选择一致的标准并进行标准一致性检验。然而使标准一致是一件复杂的事情，即使很好的愿望，与实际上的一致相比，也只能达到中度或差的结果。

几十年来使用不同的指数系统来评价患者的口腔卫生状况和治疗需要，这样的检查伴随着一系列的由牙医、助手、卫生士给予的费事、费时的卫生指导。70 年代后期有的学者认识到，牙周健康的促进和维持可由患者自身进行。

Clavind 和 Attstrom 设计了患者自己评价是否有牙周问题的小册子，检查包括在仔细刷牙或用牙签后是否有出血，其他标准如牙齿松动度的增加在自我评价时也考虑到，另外还认识到牙龈色泽的改变较出血更难判断。

近年的定量牙周疾病的指数系统由 Carlos 等建立，并用于由美国国立牙科研究所（NIDR）组织资助进行的成人健康调查。程度与严重度指数（extent and severity index，ESI）企图从临床检查获得最大量的信息，同时达到资料整理的适度。程度与严重度可被解释为给定程度的牙周病理的牙或区的数量，指数用于成人健康调查，评价不同严重程度牙周疾病的流行。

依据 ESI，开始评价牙周疾病时，通过随机选择牙列中四个象限中的 2 个牙进行检查。检查方法采用 Ramfjord 方法。在芬兰进行的一个流行病学研究发现：所有临床检查中，有一个或 6 个区段有一个或多个 6 mm 以上深牙周袋的患者，其中 54％的人深牙周袋在一个象限内，而且经常是后牙区段。换句话，如果一个或多个深牙周袋仅在一个给定受检者的后牙区段，受检者则有同样机会包括或排除在样本中。

ESI 的作者宣称此方法用于牙周疾病流行病学调查有操作简单的优点，尽管 ESI 描述性多于分析性，是一个总结性的资料而不是真正意义上的指数，如果调查的目的是决定疾病的平均严重程度，指数是非常有用的。ESI 可以大体了解牙周疾病的严重性的流行，主要用于美国的 NIDR 的调查。

为了获得更多的有关病因，特别是牙周疾病控制的知识，流行病学研究在 20 世纪 70 年代主要涉及广泛控制下的临床实验。其结论是牙齿与牙根面的感染总是软组织炎症的主要原因，去除感染，就会使牙周炎破坏阶段停止和炎症消退。即牙周疾病的病因因素已经解决，起码从学术的观点立场看来如此，下一个问题是如何将有价值的知识用于人类。

总结：使用牙周指数的目的是对疾病的严重性或治疗需要提供更客观的估计。以便口腔卫生人员研究、分析使用指数进行测量所得到的资料，找出统计学的显著差异或检验不同的假说。虽然在设计指数时主观没有这样的目的，一些指数特别是测量菌斑和龈炎的指数，实际已被作为在治疗和随访中促进患者自我保健动机使用，使用一系列这样的指数能使患者更清楚地了解他们去除菌斑的有效性，而且促进他们作出进一步的努力。

第四节　氟　牙　症

氟牙症又称氟斑牙或斑釉症,是牙发育矿化时期机体摄入过量氟所引起的一种特殊的釉质发育不全,发育中的牙胚对于过量的氟摄取较为敏感,是地方性慢性氟中毒的一种突出表现。

一、氟牙症分类的诊断标准

为研究氟牙症的程度与氟摄入量的密切关系,许多学者提出了氟牙症的分类及诊断标准,现分别叙述如下。

(一) Smith 分类法

该法将氟牙症分为三级,即白垩、变色、缺损(表3-17)。适用于大面积筛选或粗略的流行病学调查。

表3-17　Smith 氟牙症分类标准

分　类	标　　准
白垩型(轻度)	牙面失去正常光泽,出现不透明斑块
变色型(中度)	牙面出现黄色、黄褐色或棕褐色
缺损型(重度)	除上述改变外,牙面还出现浅窝或坑凹状缺损,或因磨损使牙失去正常外形

(二) Dean 分类法

Dean 分类依据牙釉质表面光泽度、颜色改变程度、缺损程度将氟牙症分为六类(表3-18),并对受侵犯牙面的面积进行估计。Dean 分类法是 WHO 推荐使用的氟牙症分类方法。

表3-18　Dean 氟牙症分类

分类(记分)	标　　准
正常(0)	釉质表面光滑,有光泽,通常呈浅乳白色
可疑(0.5)	釉质半透明度有轻度改变,可从少数白斑到偶见白色斑点。临床不能诊断的很轻型,而又不完全正常的情况
很轻(1)	小的似纸一样的白色不透明区,不规则地分布在牙齿上,但不超过牙面的25%
轻度(2)	牙釉质上的白色不透明区更广泛,但不超过牙面50%
中度(3)	釉质表面有明显磨损,棕染,常很难看
重度(4)	釉质表面严重受累,发育不全明显,棕染广泛,以至可能影响牙齿的整个外形

对 Dean 氟牙症的分类简单作以下说明:

正常:釉质呈浅乳白色,半透明。表面平滑有光泽。在发育期因营养障碍或患病引起的釉质发育不全不能诊断为氟斑牙。

可疑:可疑类型是牙釉质从正常到很轻型的过渡型,既不属于正常又不能划分为很轻型。釉质上的白色程度浅,有时呈云雾状。

很轻:釉质表面大部分受累而变色,常有细小的坑凹状缺损,多见于唇颊面。如发生在后牙,牙面常出现磨损,颜色改变更明显,呈黄褐色或棕色,影响美观。但此型的划分并不是根据颜色的改变。

重度:釉质表面全部受损,坑凹状缺损明显,牙冠失去正常外形且脆性增加,可因咀嚼或外力而导致牙折断,染色深,对美观和功能都有严重影响。

一个人的氟牙症是根据牙列中感染最重的2个牙记分,如果2个牙感染程度不同,则以感染较轻的一个牙记分。

（三）TF 分类法

由 Thylstrup 和 Fejeskov 于 1978 年提出十级分类法，简称 TF 指数。分类较 DEAN 分类细，即可反映组织病理的变化，作为严重氟中毒地区进一步分级的诊断依据，又有较高的灵敏度。

表 3-19　TF 分类法标准

分类 （记分）	标　　准
0	清洁牙面干燥后，牙釉质为正常半透明有光泽的乳白色
1	牙面各部位可发现不透明的细小白色线条横跨牙面，线条与釉质横纹一致，有的病例可见牙尖和切缘轻微的"雪帽状"
2	不透明的白色线条更明显，而且常融合成小的云雾状分散与完整的牙面，常可见牙尖和切缘轻微的"雪帽状"
3	白色线条融合产生不透明的云雾状分散在牙面的许多部位，在这些云雾状之间也能看到白色细小线条
4	整个牙面明显不透明或出现白垩状，对有磨损的牙面可能影响较小
5	整个牙面不透明有圆形小窝（病损区失去最外层的牙釉质），其直径<2 mm
6	在不透明的釉质上可见一些小窝融合成带状，其垂直高度<2 mm，牙尖边缘釉质的缺损也包括在这一类中，导致损害的面积<2 mm
7	失去外层釉质，形成不规则区域，其范围小于牙面的一半
8	失去外层釉质超过釉质表面的一半，剩余的完整釉质是不透明的
9	失去大部分的外层釉质，导致牙齿/牙面解剖形态的改变，通常能见到

（四）氟中毒牙面指数(TSIF)分类法

由 Horowitz 等于 1984 年提出，分为七类其主要特点是以牙面为记分单位。

表 3-20　氟中毒指数（TSIF）的诊断标准

计分	标　　准
0	牙釉质无氟中毒症
1	牙釉质有明确氟中毒症状，即有白垩色区，总面积小于可见釉质表面的 1/3，这一类型包括仅局限前牙切缘和后牙牙尖顶端（雪帽状）的氟中毒
2	白垩色区总面积至少有 1/3，但不超过 2/3
3	白垩色区总面积至少有 2/3
4	在上述任何一种氟中毒水平基础上，牙釉质出现染色（有明确的变色区），其范围从轻到明显的暗棕色
5	存在散在的小窝和全部牙釉质的染色
6	釉质表面小窝融合，可能有大面积的釉质缺损，牙齿形态可能有改变，牙面通常出现暗棕色

（五）日本厚生省的分类

日本厚生省分类（1953）将氟牙症分为四级。M1 相当于很轻和轻度，M2 相当于中度，M3 相当于重度。

表 3-21　日本厚生省的分类标准

计　分	标　　准
M0	怀疑存在氟牙症
M1	牙面呈白色，有乳白色或白色的线状带，或不透明的白色斑点
M2	牙面全部呈白色混浊，固有光泽消失，呈白垩状变化
M3	伴有实质缺损改变，牙面有小圆形的散在的实质缺损，或缺损融合扩大

（有牙面着色时在记录后加 B，如 M2 有着色则记 M2B）

二、氟牙症指数和氟牙症流行程度

氟牙症流行程度与饮水氟浓度和机体氟摄取量关系密切，一般可用氟牙症率和社区氟牙症指数（community index of dental fluorosis, FCI）表示。

（一）氟牙症率

根据 Dean 分类法计分后计算。

氟牙症率 ＝（很轻及很轻以上的人数／受检人数）×100％

（二）氟牙症指数

氟牙症指数又称社区氟牙症指数，它表示一个地区的人群中氟牙症流行情况和严重程度。氟牙症指数的计算方法是根据 Dean 分类法对某地区的受检者病损程度一一记分，然后在分别计数的基础上，计算该地区人群的氟牙症指数。其计算公式如下：

氟牙症指数 ＝（0.5×可疑人数＋1×很轻人数⋯⋯＋4×重度人数）／受检人数

为判断社区氟牙症流行程度，Dean 根据氟牙症指数将它分为六度（表 3-22）。

表 3-22 社区氟牙症流行程度

流行程度	氟牙症指数范围
阴 性	0～0.4
边缘线	0.4～0.6
轻 度	0.6～1.0
中 度	1.0～2.0
显 著	2.0～3.0
重 度	3.0～4.0

社区氟牙症指数在 0.0～0.4 范围内，属于正常。氟牙症率小于 10％，可能为散在的发生，并以可疑和很轻为主，不需要采取公共卫生措施。指数在 0.4～0.6 之间为许可范围，但已在流行的边缘，很轻度氟牙症在 10％～35％ 之间。当指数超过 0.6 时，即为氟牙症流行，则需采取公共卫生措施，以降低氟牙症的发生率。

三、氟牙症的鉴别诊断

在临床调查中，应将氟牙症与牙釉质发育不全，四环素牙以及釉质混浊加以区别，其诊断要点请参看表 3-23。

表 3-23 氟牙症的鉴别诊断

病变	受累牙齿	损害表现	色泽	后果
氟牙症	多发生在恒牙，乳牙少见，以上切牙唇面，双尖牙、尖牙和第二、三磨牙的合面为主	呈斑点或条纹状，严重者可见不规则釉质损害和磨损，外形改变呈坑凹状缺损	呈白垩色、棕黄色、棕褐色散在分布	严重者常因缺损、龋齿磨损导致牙齿寿命缩短
	左右常对称	条纹沿釉质生长线散布斑纹边界不清，强光下切线方向观察更清楚		
四环素牙	恒牙及乳牙均可发生，可累及全口牙，损害范围波及所有牙面，较均匀一致	主要为牙齿色泽改变，通常牙外形不受影响，严重者可见中切牙，侧切牙和第一恒磨牙同一水平线上的带状缺损	釉质表面有光泽，半透明度存在，牙冠为黄色灰色、深灰	一般不影响牙齿寿命

病变	受累牙齿	损害表现	色泽	后果
釉质发育不全	可见实质性损害,出现带状或窝状凹陷,伴色沉着,严重病例常呈蜂窝窝状缺损,甚至无牙釉质覆盖	牙列的分布有明显的发育年代特征,各牙带状缺损常发生在牙齿的同一水平,牙的其他部位牙釉质正常	可正常,也可为黄	牙齿易磨损易患龋病且发展较快,导致牙齿寿命缩短
釉质混浊	见于一个或少数几个牙齿,常见下切牙唇面及乳牙,很少对称,混浊集中在牙齿某区也可累及全牙	牙齿色泽改变,为白色或黄色斑点,边界清楚强光下垂直观察更明显	奶油黄色或深橘色	

第五节　评价牙𬌗畸形的有关指数

评价牙𬌗畸形的方法有多种,如临床上经常采用的 Angle 分类方法等。由于其专业性较强,适合口腔流行病学调查的指数不多。本文仅介绍在实际流行病学调查中使用比较简单的牙科美学指数与功能性𬌗接触指数。

一、牙科美学指数

1986 年,N. C. Cons,J. Jenny 和 F. J. Kohaut 建立了牙科美学指数(dental aesthetic index,DAI),用来评价正畸治疗的必要性。DAI 是一种以社会公认的美学标准为基础的正畸指数(Jenny and Cons,1996),由自然的和美学的两部分组成。DAI 不同于正畸治疗需要指数(index of orthodontic treatment needs,IOTN),它通过回归方程或公式计算出单一数值的记分,把牙科美学的社会概念和与牙𬌗畸形相关的客观颌面特征用数学的方法紧密联系起来。

DAI 的美学部分是建立在公众对牙科美学的观点和分级的基础上的。研究使用 200 张咬合关系的图像(均包括正位和左、右侧位),每张图像上都包含了 49 个在正畸指数发展过程中被认为较为重要的解剖标志点(Jenny and Cons,1996)。通过回归分析得出,公众对牙科美学的分级是与每张图像中的解剖标志相关的,这为 DAI 选择十项咬合特征作为标准及分别衡量它们的相关系数(权重)打下了基础。

测量标准:

十项咬合特征包括:① 牙齿缺失(切牙、尖牙和双尖牙等);② 前牙拥挤;③ 前牙间隙;④ 上颌中切牙间隙;⑤ 最大上颌前牙不齐;⑥ 下颌最大的前牙不齐;⑦ 上颌前牙覆盖;⑧ 下颌前牙反覆盖;⑨ 前牙开𬌗;⑩ 磨牙近远中关系。

具体如下(括号中数字表示的是经计算得出的相关系数和取整后的数值):

(1) 上下颌缺失牙数(5.76,6)　检查上下颌牙弓切牙、尖牙颌双尖牙的缺失情况,记录缺失牙数。下列情况不作为缺失记录:缺牙间隙已关闭,该牙位恒牙未萌出而乳牙仍滞留;缺失的牙齿已经固定修复。

(2) 切牙区拥挤的评价(1.15,1)　两侧尖牙之间的间隙不足以容纳 4 颗切牙正常排列,切牙扭转或错位。按如下标准记录：0——无拥挤；1——一个区段拥挤；2——两个区段拥挤。

（3）切牙区间隙评价（1.31，1）　上下牙弓左右尖牙之间的间隙超过容纳4颗切牙的位置，出现间隙。按如下标准记录：0——无间隙；1——一个区段有间隙；2——两个区段有间隙。

（4）中切牙间隙（3.13，3）　2颗上颌中切牙之间在正常接触点位置出现的间隙，以毫米计。

（5）上颌最大前牙不齐（1.34，1）　可以是前牙扭转或偏离牙弓，要检查上颌4颗切牙以确定最大不齐。以最接近的毫米整数计。

（6）下颌最大前牙不齐（0.75，1）　同上颌前牙的测量方法。

（7）上颌前牙覆盖（1.62，2）　在正中颌位测量切牙的水平关系，以最接近的毫米整数计。如果所有的上颌切牙缺失或反𬌗，则不记录此项。

（8）下颌前牙覆盖（3.68，4）　测量方法同上颌前牙覆盖。

（9）前牙开𬌗（3.69，4）　指任何相对应前牙之间无垂直向重叠。

（10）磨牙近远中关系评价（2.69，3）　根据上下颌第一磨牙的关系进行测量。按如下标准记录：0——正常，1——与正中关系相比，下颌第一磨牙向近中或远中偏1/2牙尖，2——与正中关系相比，下颌第一磨牙向近中或远中偏1个尖牙。

通过研究石膏模型或直接的口腔检查即可以得到DAI，X线检查并不是必需的。计算DAI时，先测量并记录十项咬合𬌗征值，然后将测量值分别乘以其相关系数后相加，再加上常数项13，即可得到DAI值。

DAI对于鉴别牙𬌗畸形严重程度的分类和大致的治疗需要具有决定性的作用。DAI≤25代表正常或轻微错牙𬌗畸形，不必治疗或需要简单的治疗；26到30代表有确切的错𬌗，需要选择性的治疗；30到35表示急需治疗的严重错𬌗；36及以上表示更严重的残障性的错𬌗，必须进行强制性的治疗。

由于计算DAI时使用的相关系数已经取了整数，而不是实际计算出来的带有小数的系数，有些人认为这可能造成DAI值精确性不足。但大多数人认为，为了临床和研究中应用方便，使用取整的相关系数是合适的。

尽管DAI的提出是为了用于恒牙列，但它也同样适用于混合牙列。用于混合牙列的评价时，应将其评价方法做如下的修正：乳牙近期脱落留下的间隙，如果其替换恒牙即将萌出则不记录为"缺失"；不对缺失的切牙、尖牙和双尖牙数目进行计数。

另外，个人的DAI记分是在一个连续的范围内分布的，这个范围就代表了社会最能接受至最不能接受的牙齿外形。社会最能接受的牙齿外观的记分可以用来估计个人DAI记分在整个记分范围内所占的百分位数。DAI的值越大，其牙齿的美观程度越低。通过将DAI记分置于一个能够排序的连续性范围内（从13到80甚至更高），我们可以根据其严重程度对病患的治疗需要是否紧急进行区分。

DAI被认为是一种判断是否需要正畸治疗的快速而有效的指数和筛选优先进行正畸治疗患者的手段。它具有很高的有效性和可靠性。它的有效性已经得到了国际和国内若干政府机构的认同（如美国IHS）。DAI被WHO采纳用来作为一种代表多元文化的指数，并作为WHO捷径调查计划的模型。

二、功能性𬌗接触指数

功能性𬌗接触指数（FOCI）由美国国家健康状况统计中心（NCHS）在美国第四次全国健

康与营养状况调查开发出来，以评估恒牙列的功能性咬合情况。不过，关于FOCI的设想早在20世纪80年代就由A. F. Kayser提出来了，并且他的同事D. J. Witter也用其进行调查研究。

基于简单易懂的本质，据报告其可靠性几乎达100%，因而，在整个欧洲、巴西和泰国的流行病学调查中，已广泛应用同FOCI相似的概念。

在1998～2004年期间的美国第四次国家健康和营养检查调查（NHANES，IV）中，口腔健康检查包括牙数评估后直接进行的功能性殆接触评估。功能性殆接触情况通过FOCI进行评价，包括后牙区（磨牙和前磨牙）的评估和接触前牙的计数。抽样范围为35岁以上人群，这是由于在美国这个年龄人群可能开始发生牙齿脱落。

（一）检查方法

在美国第四次国家健康和营养调查中，要求被抽样检查者首先按正常方式闭合后牙。然后，检查者用口镜向后牵拉颊部，从侧面观察下颌牙弓，记录接触位置的分布情况。接触点就是咬合终止的位置。在一个象限中后牙区可能会有8个接触区。每个双尖牙有一个接触区，而每个磨牙有2个接触区，这是由于后者是前者宽度的2倍左右。

后牙区检查记分的顺序是从右到左，从远端到尖牙，并且从远中开始殆接触计数。后牙区殆按照下面的标准接触记分或者编码，而不必记录哪个牙发生接触。举个例来说，如果一个天然牙与另一个天然牙间有接触，不管是哪一个牙齿，该

接触记为"1"。

（二）评分标准

0——无后牙接触；

1——功能性接触位于两个天然牙之间；

2——功能性殆接触位于一个天然牙与一个固定修复体之间或者两个固定修复体之间；

3——功能性殆接触位于一个天然牙或者固定修复体与一个活动修复体之间；

4——功能性殆接触位于两个活动修复体之间；

9——无法评价。

注意：后牙功能殆接触定义为在接触的位置形成垂直方向的咬合终止。即使接触面积很小，也可依据下颌情况进行记录。在很少的情况下，可能存在接触但没有殆终止的情况（如切殆）的情形，此时记为"0"。非常明显的是，如果该区没有下颌牙，也不会有接触。

在一些情况下，难以区分事实上是否存在咬合接触。假如存在怀疑，应该假设存在咬合接触。在下牙弓内存在小的间隙而不能确定是否是一完整区域的位置，如果该间隙宽于半个牙齿，记录该间隙为一完整区域。否则，对其忽略不作记录。

对于前牙区，不管牙是天然牙还是固定修复体，检查者应评价下颌全部6个前牙，记录与上颌牙接触的牙数目。不需要使用特殊设备或者工具。然后，记录为一个位于0到6之间的分值。如果由于存在深覆殆而难以判断是否存在接触，就假定其存在事实上的接触。在下颌牙缺失或者前牙开殆的情况下，没有殆接触存在。不记录活动义齿间的接触。

第六节　口腔健康评价指数

一、老年人口腔健康评价指数

由于缺乏真实、可靠、全面的针对老年人群的口腔健康评估手段，为了评价老年人群对口腔疾病能够自我认知的影响，K. A. Atchison 和 T. A. Dolan 于 1990 年提出了老年人口腔健康评价指数（geriatric oral health assessment index，GOHAI，Atchison and Dolan，1990）。该指数是老年人对口腔健康问题进行自我评价的工具，共由 12 个问题组成，每个问题均设计有六种不同程度的选项（例如，总是、频繁、经常、有时、很少、从不）。

GOHAI 既能应用于个体又能应用于人群。它能提供重要的信息，反映出使人担忧的口腔症状及其伴随的心理社会问题和功能问题，还可提示应在何时进行一次全面的口腔检查或牙科复诊（Atchison and Dolan，1990）。同时，在对口腔健康问题进行的流行病学调查和研究中，这也不失为一种经济有效的好方法。

（一）检查方法

GOHAI 可通过面谈或电话来实施，测试者须为受过健康保健培训的专业人员（如口腔医师，老年病科医师）。在每道题目中，受试者通过六个不同程度的选项来评价其口腔健康问题发生的频率。

在第 1、2、4、6、8、9、10、11、12 题中，这六个不同程度的选项分别是"总是"（记 1 分）、"频繁"（记 2 分）、"经常"（记 3 分）、"有时"（记 4 分）、"很少"（记 5 分）和"从不"（记 6 分）；而在剩下的题目中（如第 3、5、7 题），这六个选项的顺序则相反。因此，分数低就意味着存在口腔健康问题。

问卷完成后，将各题所对应的分值相加即得出 GOHAI 指数分。高分表示口腔健康状况良好，低分则相反。

（二）老年人口腔健康评价指数评价问题

（1）你会总是因为牙齿（或假牙）出问题而限制进食的种类和数量吗？

（2）你在咬或嚼东西（比如苹果、难嚼的肉）的时候是否总是会遇到麻烦？

（3）你吞咽的时候一般都比较顺利吗？

（4）你的牙齿（或假牙）会影响你正常讲话吗？

（5）你吃东西的时候一般不会感到不适吧？

（6）你觉得牙齿或假牙的问题会限制你和别人的交往吗？

（7）你对自己的牙齿和牙龈（或假牙）的外观一般还比较满意吧？

（8）你是否经常通过服药的方式来缓解口腔的疼痛或不适呢？

（9）你是否老是担心你的牙齿和牙龈（或假牙）会出问题呢？

（10）你自己是否会经常意识到牙齿和牙龈（或假牙）的问题或对此感到担忧呢？

（11）由于牙齿（或假牙）出问题，你是否老是觉得在人面前吃东西难为情呢？

（12）你的牙齿（或牙龈）会对冷、热或甜的东西敏感吗？

包括正面、负面或者没有影响的情况。

二、口腔健康与生活质量关系

为了评价口腔健康状况对生活质量的能够自我认知的影响,1996 年 N. Kressin,A. Spiro Ⅲ,R. Bosse,R. Garcia,and L. Kazis 提出了口腔健康与生活质量关系(oral health-related quality of life,OHQOL)指数,用以评价可察觉的口腔健康状况对日常功能的影响。由于 OHQOL 只包括三个项目或问题,所以是应用十分快速和简单的方法。在高级健康保险试验(HIE)中使用的 OHQOL 题目是三道与牙齿有关的问题。每道题目使用从"全部"到"从不"六个程度的选项计分。

没有文献评论显示能够证明 OHQOL 在调查和研究领域的应用。然而,提出者们指出,经实验论证 OHQOL 拥有很好的设计合理性和高度的内在一致性。检查的方法是受试者根据范围从"全部"到"从不"的六个选项回答下列问题。

(1)你的牙齿或牙龈问题影响你的日常活动吗?比如影响你的工作或者休闲。

(2)你的牙齿或牙龈问题影响你的社会活动吗?比如影响你的家庭、朋友、同事。

(3)你会因为牙齿或牙龈的外观而避免与人交往吗?

三、牙列影响调查表

1993 年,R. P. Strauss 和 R. J. Hunt 提出牙列影响调查表(dental impact profile,DIP),来衡量自我认识到的牙列(包括天然牙和义齿)的重要性和对日常生命活动如进食、健康和社会活动的影响程度。

DIP 是一个简单、容易使用、快捷的工具,它由 25 个项目组成,以评价天然牙和(或)义齿对自我认识的生命质量中的生物、心理、社会等有何影响。

(一)检查方法

DIP 由经过训练的调查者使用。如下面每个项目包括一个问句格式,DIP 结果为分布频率或百分率,而不是均数。

(二)调查问题

说明:作为本研究的一部分,你被要求回想以下您的牙齿对您生活的影响。只有您所感觉到的和您所经历过的,而不是您所想的才能写入您的答案。对于这些问题没有正确或者错误的答案。

您认为您的牙齿或者假牙对您的_____有好的(正面的)影响,还是坏的(负面的)影响,还是没有影响?

① 感觉舒适_____

② 对周围其他人信任_____

③ 进食_____

④ 尝味道_____

⑤ 长寿_____

⑥ 咀嚼_____

⑦ 出现在他人面前时的外貌(他人对自己的评价)_____

⑧ 情绪_____

⑨ 接吻_____

⑩ 全身健康_____

⑪ 出席社会活动_____

⑫ 工作中取得成功_____

⑬ 食欲_____

⑭ 微笑和大笑_____

⑮ 性欲_____

⑯ 面貌(自己对自己的评价)_____

⑰ 社会生活_____

⑱ 吃食的享受_____

⑲ 语言_____

⑳ 呼吸_____

㉑ 选择吃的食物_____

㉒ 对生活的享受_____

㉓ 情感关系_____

㉔ 幸福感_____

㉕ 体重_____

胡德渝

参 考 文 献

1 李良寿,汪一鸣. 口腔流行病学. 银川：宁夏人民出版社,1992

2 陈殿廉. 实用牙周病学. 乌鲁木齐：新疆人民出版社,1990

3 杨是,石四箴主编. 口腔预防医学及儿童口腔医学. 北京：人民卫生出版社,1995

4 全国牙病防治指导组. 第三次全国口腔健康流行病学抽样调查. 北京：人民卫生出版社,2005

5 Bratthall D. Introducing the Significant Caries Index together with a proposal for a new global oral health goal for 12-year-olds. Int Dent J, 2000,50(6)：378 - 384

6 Thylstrup A, Fejerskov O. Clinical appearance of dental fluorosis in permanent teeth in relation to histologic changes. Community Dent Oral Epidemiol, 1978, 6(6)：315 - 328

7 Hunt RJ. Percent agreement, Pearson's correlation, and kappa as measures of inter-examiner reliability. J Dent Res, 1986, 65：128 - 130

8 Loe H, Silness J. Periodontal disease in pregnancy. Prevalence and severity. Acta Odontol Scand, 1963, 21：533 - 551

9 Russell AL. A system of scorning for prevalence surveys of periodontal disease. J Dent Res, 1956, 35：350 - 359

10 Brian A. Burt and Stephen A. Eklund. Dentistry, Dental Practice, and the Community. 5th ed. Philadelphia：Saunders, 1999

11 Disney JA, Graves RC, Stamm JW, et al. The University of North Carolina caries risk assessment study：future developments in caries risk prediction. Community Dental Oral Epidemiol, 1992, 20：65 - 74

12 Kaste LM, Marianos D, Chang R, et al. The assessment of nursing caries and its relationship to high caries in the permanent dentition. J Public Health Dent, 1992, 52(2)：64 - 68

13 World Health Organization. Oral health survey, basic methods. 2nd ed. Geneva：WHO, 1977

14 World Health Organization. Oral health surveys basic methods. 3rd ed. Geneva：WHO, 1987

15 Hunt RJ. Percent agreement, Pearson's correlation and kappa as measures of inter-examiner reliability. J Dent Res, 1986, 65：128 - 130

16 全国牙病防治指导组.第二次全国口腔健康流行病学抽样调查.北京：人民卫生出版社,1999

17 Klein H, Palmer CE, Knutson JW. Studies on dental caries：1. Dental status and dental needs of elementary school children. Public Health Rep, 1938, 53：751 - 765

18 Gruebble AO. A measure of dental caries prevalence and treatment service for deciduous teeth. J Dent Res, 1944, 23：163 - 168

19 Bratthall D. Introducing the Significant Caries Index together with a proposal for a new global oral health goal for 12-year-olds. Int Dent J, 2000 Dec, 50(6)：378 - 384

20 Banting DW, Ellen RP, Fillery ED. Prevalence of root surface caries among institutionalized older persons. Community Den Oral Epidemiol, 1980, 8：84 - 88

21 Katz RV. Assessing root caries in populations：The evolution of the root caries index. J Public Health Dent, 1980, 40：7 - 16

22 Katz RV. The RCI revisited after 15 years：used, reinvented, modified, debated, and natural logged. J Public Health Dent, 1996, 56：28 - 34

23 Massler M, Schour I, Chopra B. Occurrence of gingivitis in suburban Chicago schoolchildren. J Periodontol, 1950, 21：146 - 164

24 Greene JC, Vermillion JR. The oral hygiene index：A method for classifying oral hygiene status. J Am Dent Assoc, 1960, 61：172 - 179

25 Greene JC, Vermillion JR. The simplified oral hygiene index. J Am Dent Assoc, 1964, 68：7 - 13

26 SilnessJ, Loe H. Periodontal disease in pregnancy Ⅱ. Correlation between oral hygiene and periodontal condition. Acta Odontol Scand, 1964, 22：112 - 135

27 Volpe AR, Kupczak LJ, King WJ. In vivo calculus assessment. Part Ⅲ. Scoring techniques, rate of calculus formation, partial mouth exams vs. full mouth exams, and intra-examiner reproducibility. Periodontics, 1967, 5：184 - 193

28 Coton J, Polson AM. The interdental bleeding index：A simplified procedure for monitoring gingival health. Compend Contin educ Dent, 1985, 6：88 - 92

29 Dean HT. The investigation of physiogical effects by the epidemiological method. In：Moulton FR, ed. Fluorine and dental health. Washington DC：American Association for the Advancement of Science, 1942, 23 - 71

30 Jones JA. Using oral quality of life measures in geriatric dentistry. Community Dent Health, 1998 Mar, 15(1)：13 - 18

31 Strauss RP. Culture, dental professionals and oral health values in multicultural societies: measuring cultural factors in geriatric oral health research and education. Gerodontology, 1996 Dec, 13(2): 82 - 89

32 Slade GD, Strauss RP, Atchison KA, et al. Conference summary: assessing oral health outcomes — measuring health status and quality of life. Community Dent Health, 1998 Mar, 15(1): 3 - 7

第四章　流行病学的病因概念

任何口腔疾病的发生都有其相应的致病因素——病因（cause of disease）。口腔疾病种类不同，其病因的种类也不同，如龋病为多病因且尚不完全明确的口腔常见病。因此，病因研究也是口腔流行病学研究的重要内容之一。

第一节　病　因　的　概　念

病因的概念（concept of cause）是流行病学的基本组成部分，流行病学中病因的概念（concept of cause for epidemiology）是符合概率论的因果观的，流行病学的病因常称为危险因素（risk factor），也就是说病因是使疾病发生的概率危险升高的因素。病因是自然界客观存在的，其中有的是直接病因（direct cause），有的是间接病因（indirect cause）；有的是主要病因（primary cause），有的是辅助病因（auxiliary cause）；它们形成了复杂交错的联系——病因网络。病因一般分为必要病因（necessary cause）和充分病因（sufficient cause）。必要病因就是指引起某种疾病发生不可或缺的因子。但是，有了必要病因，不见得一定会出现该病因所引起的疾病。例如，精制碳水化合物被认为是龋病的必要病因，而不是充分病因。因为精制碳水化合物食品的类型、进食的频率以及进食的方式对龋病产生的影响是不同的。另外，也并不是每个人吃糖都会发生龋病，若要确定龋病易感者，可能还需要考虑菌斑类型和菌斑量，致龋微生物的基因分型，釉质矿化程度，口腔唾液环境以及氟化物摄入情况等等。一般而言，确定一种疾病的全部相关病因是不可能的，但是对具有相似已知病因的人群可以确定共同危险因素。充分病因是由几种因素共同组成而非单一因素。所谓充分病因，就是导致疾病发生的最低限度的条件，或是辅助必要病因致病的不可缺少的因素。例如，坏死性龈口炎（走马疳）只有在充分病因即营养状况不良、机体抵抗力低下、医疗保健条件差等因素共同作用下，辅助必要病因（致病菌）才可能发展到颌面部损毁的严重阶段。

第二节　病　因　的　定　义

流行病学的病因定义（definition of cause）指那些可以使疾病发病率增加的因素，当它们之中一个或多个不存在时疾病频率就下降。从实验研究的角度看,病因是指在实验条件下可以引发疾病病理过程的特定因素(可以是化学的、物理的、生物的、精神心理的以及遗传的等等)。当然,必须确定病因发生于疾病之前以及是否受到其他因素干扰。因果关系就是有时间前后的相关关系,也就是病因(暴露条件)与疾病的相关关系。

Henle-Koch(1882)提出的传染病的病因学说对推动病因学研究做出了杰出贡献。其学说可以归纳为以下四点:

(1) 疾病患者体内能检出该病病原体,其他疾病患者或健康者体内不能检出该病病原体。

(2) 该病原体可从患者体内获得纯培养。

(3) 疾病患者体内分离的该病原体其传代培养物能引起实验动物患相同疾病。

(4) 能从患该病动物中分离到相同病原体。

口腔预防实验研究也是一种因果性研究。研究因果的实验是指在控制条件下,研究者有意改变(处理)一个或多个因素,并前瞻地确定其效应的研究。相对而言观察性研究有较多干扰因素(控制较少),甚至有的干扰因素不甚清楚,因此可重复性低,对因果关系的确证性比实验性研究要差。临床试验中的干预措施可以作为预防特定效应(结果)的可能原因。如果干预措施使预防特定效应发生的概率升高,该干预措施就是预防特定效应的原因。同病因类似,也就是干预措施与预防特定效应呈现相关关系。例如,卞金有等(2003)进行的北京城区学龄前儿童饮用氟化牛奶预防龋齿的研究就是因果性研究(干预措施与预防特定效应)。两年的研究结果显示,饮用氟化牛奶的学龄前儿童龋齿下降了27%。

第三节 病 因 的 模 型

进入21世纪后,由于疾病谱的变化和医学模式的转变,研究病因的学说也发生了相应变化,即由传染病时期的单病因学说或特殊病因学说发展到目前的多病因学说。现在普遍认为疾病的发生与否除了与致病因素有关外,还与人体本身和环境中的诸多因素有关。随着医学研究的不断进展,提出了一些疾病发生的病因模型(model of cause),也逐步形成或建立了现代流行病学的病因观。

一、生态学模型

生态学模型将机体与环境作为一个整体来考虑。流行病学称为病因-宿主-环境模型,又称流行病学三角(epidemiologic triangle),以及轮状模型(wheel model)。

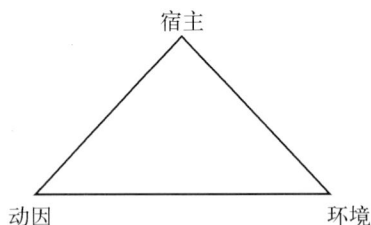

图4-1 流行病学三角

从因素间平衡和整体性角度看,流行病学三角具有古老的辩证观点和朴素的合理性,即疾病是三大因素相互作用的结果。其特点是三者之间保持平衡,就不会有疾病发生;如果三者中任一因素发生变化,破坏了这种平衡,就会有疾病发生。口腔医学中的龋病三环因素学说就近似流行病学三角。

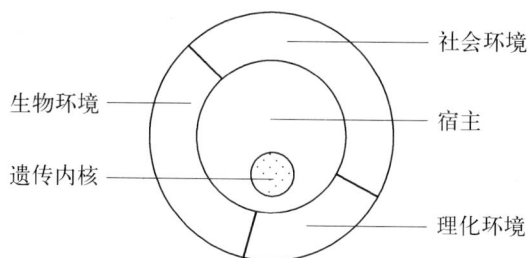

图 4-2 轮状模型

轮状模型强调宿主与环境的密切关系,将环境又分为生物、社会和理化环境,宿主还包括遗传内核。轮状模型各部分的相对大小可根据不同疾病而变化。以遗传为主的疾病,遗传核就变大;与环境和宿主有关的疾病,则相应部分就变大。

二、病因网络模型

病因网络(web of causation)模型是按照生态学模型或疾病因素模型提供的框架寻找多方面的病因。按时间的先后顺序这些病因相互存在联系,串联起来构成一条病因链,多个病因链交错连接起来就形成一张病因网。例如,口腔癌的病因网可以是由三条病因链交错形成,三条病因链的起始端分别为生活因素(如吸烟)、环境因素(如光辐射)和生物因素(如病毒)。三条链内的多个因素相互交叉、相互作用最终导致细胞癌变。病因网络模型的优点是表达清晰具体,系统性强,能很好地阐述复杂的因果关系。

三、因果联系方式

因果联系方式有单因单果、单因多果、多因单果和多因多果四种类型。

(一)单因单果型

一种因素仅可以引起一种疾病或结果,而且该

疾病或结果只由该因素引起。这是传统的病因观,也是因果关系特异度的概念。这种情况几乎是不存在的,即使针对有必要病因的传染性疾病,其病因也不是单一的。因为除外病原体,还有宿主易感性等因素的影响。对于口腔疾病来说,病因暴露可能导致发病,也可能不导致发病或处于隐性潜伏状态如变形链球菌在婴幼儿口腔中定植生存而尚未发生龋病的状态。总之,单因单果是不存在的,以这种错误的概念进行病因研究就有可能做出片面的或错误的结论。

(二)单因多果型

一种因素可以引起多种疾病或结果。如牙菌斑既可以导致龋齿发生,又可以引起牙周疾病。单因多果仅是从病因作用的多效性方面阐释了病因的作用方式。

(三)多因单果型

多因素引起一种疾病或结果,有以下几种表现方式:多种因素都可以单独引起一种疾病或结果。如不良嗜好(吸烟)、口腔卫生差等因素都可以引起牙周疾病。但是,单独一种因素存在与多种因素同时存在,它们的致病作用却明显不同,往往多种因素同时存在可以促进和强化致病作用。多因单果型从疾病发生的复杂性方面阐释了病因的致病作用。由此可以说明,多因单果和单因多果都各自反映了事物的某一方面。

(四)多因多果型

多因素引起多种疾病或结果,如高脂饮食、烟酒嗜好、肥胖和缺乏体育锻炼等可以引起高血压、卒中、心肌梗死、大肠癌等疾病。多因多果有时是多种因素因果相连又引起另外一种或

多种疾病的发生,如同样的高脂饮食、烟酒嗜好、肥胖缺乏体育锻炼等可以引起高血压,而长期的高血压又可以引发冠心病和卒中。多种疾病的多个病因可以是完全共同的,也可以是部分共同的。

四种因果联系方式仅是简要地说明问题。实际上,在疾病发生的过程中多个病因之间的作用方式及相互关系常是比较复杂的。多因多果实际上是多因单果和单因多果的结合,客观地反映了事物的本质。

第四节　病因研究的步骤

病因研究的步骤(research approach for cause of disease)是一个不断探索的过程。对于不明病因的一种疾病,从不知病因到病因明确要经过一系列研究的过程。一般来说,要探明某个未知的病因,首先要经过初步研究形成病因假设,然后根据假设明确进一步的研究方向,经过深入研究对假设的正确性加以验证,最后证实假设。1987 年,世界卫生组织在我国召开了一个专家委员会,讨论了病因研究的有关问题并制定了病因研究和鉴定的一般程序。

一、建立假设

通常采用描述性流行病学方法(如横断面研究、历史性回顾研究、疾病监测资料和生态学研究等)描述疾病的三间分布。依据疾病的三间分布特点,并比较病区与非病区的不同,从中发现与疾病有关的现象或因素,再采用下面的逻辑推理方法建立病因假设。

(一) 求异法

如果两个地区或两个样本人群的疾病发生频率有明显的差异,而两个地区或两个样本人群的环境条件又有明显的差异,从这些环境的差异中寻找疾病发生频率差异的原因。也就是

在相似的事件之间寻找不同点,这就是求异法(method of difference)。如城市儿童和农村儿童的患龋率有明显的差异是因为城市和农村的生活水平、卫生习惯、口腔保健等环境条件有明显的差异所致。

(二) 求同法

如果所研究的疾病在不同的环境中都有某一因素存在,而其他疾病则没有这一因素,经过归纳,可以形成该因素的暴露是所研究疾病的病因假设。也就是对不同环境的事物应尽量找出它们的共同点,这就是求同法(method of agreement)。如乙肝病毒除可以母婴传播外,静脉吸毒和输入血液制品也容易发生,由此可以推测血液传播可能是其危险因素。

(三) 共变法

如果某种因素的出现和消长动态与某种疾病的出现和消长动态一致,可以形成该因素与该疾病有联系的假说,这就是共变法(method of concomitant variation)。如二战前后的北欧国家糖的消耗量与龋病患病水平的消长动态就比较一致,即战前和战后糖的消耗量与龋病患病水平比较高,但战争期间糖的消耗量与龋病患病水平都下

降。因此,糖的消耗量与龋病患病水平有相关性。

(四) 类推法

如果所研究的疾病的分布特点与已清楚的其他疾病的分布特点相似,经过演绎推理,提出两种疾病病因可能相同的假设,此为类推法(method of analogy)。

(五) 排除法

在流行病学调查中,还可以运用排除法(method of exclusion)进行逻辑推理以有助于形成假设。该方法也常用于疾病的临床诊断和暴发流行因素的调查分析。

运用上述方法的逻辑推理过程中,研究者必须具备有关生物学、医学以及其他相关学科的知识和经验,不被表面现象迷惑,以便有利于抓住关键问题并形成病因假设。

二、验 证 假 设

病因假设建立后,应用分析流行病学方法(如病例-对照研究、队列研究或实验流行病学)验证假设因素和疾病的相关性,从相关研究中进一步探索其因果关系以验证假设。病例-对照研究是比较病例人群与对照人群危险因素的暴露比例是否具有差异及其程度;队列研究是比较危险因素的暴露组与非暴露组的发病率是否具有差异及其程度。例如:叶玮等(1997)应用病例-对照研究的方法,调查幼儿猖獗性龋的危险因素。结果表明患猖獗性龋幼儿在用奶瓶喂奶时加糖和平时吃零食的比例均显著高于对照组,推断甜食可能是引起幼儿猖獗性龋的原因。

三、证 实 假 设

通过病例-对照研究和队列研究等对病因假设进行初步验证后,一般需要通过流行病学实验研究来加以证实。实验方法可以人为控制某些因素,它不仅可以控制已知是重要的混杂因素,而且也能控制尚未认知的混杂因素。

流行病学实验研究可以确定分析流行病学方法确认的有关因素,如有此因素存在某疾病就发生,如此因素不存在则某疾病可完全不发生,或者与有此因素组相比发病率明显低。这种方法又可称为"干预实验"。在统计学上完全可比的情况下,比较暴露组(干预组)与非暴露组(非干预组)发病与不发病的差异,从而证实假设的真实性。流行病学实验研究可以分为动物实验与人群干预实验。

(一) 动物实验

动物实验就是通过给动物增加某种因素来比较实验组与对照组之间发病的差异及其程度以证实病因。如通过给大白鼠投喂致龋饲料观察龋齿发病状况。

(二) 人群干预实验

人群干预实验是通过加入或除去人群中某种因素来比较干预组与对照组之间发病的差异及其程度以证实病因。例如,卞金有等(2001)通过临床病例对照研究在北京郊区学龄前儿童中开展含氟牙膏刷牙预防龋齿的人群干预实验。两年的研究结果显示,干预组与对照组相比龋齿下降了21%,验证了含氟牙膏预防儿童龋病的临床效果。

第五节　因果推断

口腔流行病学研究中的病因和病因推断就是分析流行病学的指导架构和评价标准,对因果关系的形成和准确认识研究结果具有重要意义。在发现某种因素的暴露与所研究的疾病有统计学联系后,还要排除这种联系是否由于偏倚(误差)所引起。如果排除了上述可能性后联系依然存在,就需要进一步按照相关准则进行逻辑推理,分析其是否属于因果性质的联系。

一、因果推断的标准

在 Henle-Koch(1882)病因学说的基础上,1964 年美国"吸烟与健康报告"委员会提出因果推断(diagnostic testing)的新标准,它作为因果推断标准(criteria of diagnostic testing)的第二个里程碑,可以集中概括为五个方面。

(一) 关联的时间顺序

首先为关联的时间顺序(temporal sequence)。从时间来讲,因在前,果在后,这是因果联系的必要条件。如果怀疑病因 X 引起疾病 Y(X→Y),则 X 必须发生于 Y 之前,这就是前因后果的时间顺序。在确定前因后果的时间顺序上,实验研究和队列研究是最佳方法,病例-对照研究和生态学研究次之。

虽然因先于果是确定因果联系的必要条件,但仅此一项还不能作为因果联系的确切证据,因为自然界毫无因果联系的事物不少,在先的不一定是因。如俗语所说:"鸡叫天明,鸡不叫天也明。"

(二) 关联的强度

关联强度(strength of association)是两件事物发生频率的相对比。流行病学研究常用相对危险度(RR)或比值比(OR)来表示。

一般说来,关联的强度越大,该关联为因果的可能性就越大。一个强关联如果是混杂因素所致,该混杂因素与疾病的关联将更强,因此这种混杂就容易识别出来,而相对弱的关联则可能是未识别的偏倚所致。关联强度的测定根据资料的性质或来源可分为:比值比(病例对照研究)、相对危险度(队列研究)等反映分类资料的关联指标。

(三) 剂量-反应关系

当病因可以数量等级处理时,随着病因级别的变化,可以影响疾病发病率的变化。这种相关变化的曲线称为剂量反应曲线。研究病因时如果有这种剂量反应曲线,则是因果联系的有力支持。

针对资料的性质不同,剂量-反应关系(dose-response relationship)有等级相关系数和积差相关系数等反映相关(关联)的指标。例如进食甜食的量和频率增加,口腔 pH 值<5.5 的频率增多,龋病的相对危险度也就增加。

(四) 分布一致性

疾病的时间、地区和人群的分布应与病因的分布一致,此即为分布一致性(consistency of

distribution)。如果分布不一致或分布颠倒,则不能证明有因果关系。实际上是利用群组资料反映的生态学相关,即暴露与疾病在不同群组之间表现为共同变动关系。例如吸烟与牙周疾病的相关系数。

(五)生物学合理性

暴露与疾病之间的因果联系可以用现代的生物医学知识加以解释,这种联系就具有生物学合理性(biological plausibility)。研究确定的病因如果有生物学的合理解释,则可增加因果联系的确切证据。病因与疾病的关联逻辑要符合主观和客观的评价。人类医学知识发展水平越高,解释因果联系的生物学合理性的证据就越多。

(六)联系的特异度

某种疾病必须有某种因素的暴露才会出现或某种因素只能引起某种疾病,这就是联系的特异度(specificity of association)。反之,如果某病与多种因素有关或某因素与多种疾病有关,则特异度就低。

满足上述条件越多,因果联系的可能性越大,若能完全满足则因果关系的可能性极大。即使不能满足,也不能轻易否定因果联系的存在,需要进一步研究论证。

二、病因的推断

流行病学病因研究过程可分为三个部分:一是根据病因模型设想可能的病因;二是流行病学描述性研究提出病因假设,分析性研究验证假设;三是根据病因综合判定标准作出判断。

如果有理想的病因推断方法,我们就可以通过

采集的信息确定群体和个体的疾病(或危险因素)和健康(非危险因素)状态。事实上,由于获取的病因信息通常是不完整和不准确的,理想的病因推断(diagnostic testing of cause)方法也就不可能存在。故病因推断多是依据概率作出判断而不是准确认定。因此,病因推断的目的就是通过病因研究过程肯定或否定病因假设。

在理论上,阳性推断结果表明某种疾病或危险状况的存在;阴性结果显示某种疾病或危险状况的不存在。但是,推断结果往往不完全准确。如果推断的结果是阳性或者阴性,就可能是表 4-1 所示的四种情况。

表 4-1　病因推断的四种情况

	有　病	无　病	
检验阳性	真阳性(A)	假阳性(B)	A+B
检验阴性	假阴性(C)	真阴性(D)	C+D
	A+C	B+D	

被称为金标准的最佳推断方法(即灵敏度和特异度指标)可以确定疾病存在与否(疾病真实状况)。表中(A)表明某种疾病或危险状况的存在是真阳性;(B)显示某种疾病或危险状况是不存在的,推断是阴性或真阴性。换句话说,因为(A)推断结果与疾病状况一致,这里不存在分类错误。而(B)代表没有疾病却推断为阳性结果(假阳性)。(C)由于推断结果错误而提示不存在的某种疾病或危险状况(假阴性)。(D)表明某种疾病或危险状况的不存在是真阴性。任何推断的结果均可以采用这种方式加以评价。这种评价的第一步是选择金标准,即确定疾病存在与否的真实状况。

在表 4-2 的举例中,我们比较一个从高危群体中推断的结果和随后确定的疾病真实状况的结果。

举例 1:

表4-2 高危群体中推断病因的结果

	有病	无病	
检验阳性	49(A)	19(B)	68(A+B)
检验阴性	12(C)	234(D)	246(C+D)
	A+C	B+D	314

病因推断的灵敏度(sensitivity)和特异度(specificity)指标可以描述推断的准确性或者说是金标准。灵敏度定义为检验结果阳性的比率或检验阳性的真阳性可能性。灵敏度的计算公式为：

$$灵敏度 = \frac{真阳性}{真阳性 + 假阳性}$$
$$= \frac{A}{A+B}$$

根据表4-2的数据,验证假设的灵敏度和95%可信区间(CI)应为：

$$灵敏度 = \frac{49}{49+12}$$
$$= 0.80 (95\% \ CI = 0.68 \sim 0.89)$$

灵敏度越高,说明检验阳性的真阳性率越高。举例中灵敏度为0.80,即说明0.80或80%的患者是阳性结果。

特异度定义为检验结果阴性的比率或检验阴性的真阴性可能性。特异度的计算公式为：

$$特异度 = \frac{真阴性}{真阴性 + 假阳性}$$
$$= \frac{D}{D+B}$$

根据表4-2中的数据,检验的特异度应为：

$$特异度 = \frac{234}{234+19}$$
$$= 0.92 (95\% \ CI = 0.88 \sim 0.95)$$

特异度越高,说明检验阴性的真阴性率越高。灵敏度与特异度可以一起构成检验效能用于病因推断。

当用阳性预测值和阴性预测值(positive and negative predictive values)推断群体和个体的疾病(或危险因素)和健康(非危险因素)状态时,灵敏度和特异度提示检验结果的精确程度。特别是在社区疾病筛查中,阳性预测值和阴性预测值是非常有用的指标。如果推断是阳性结果,阳性预测值(PV+)可用于判断疾病(或危险因素)和健康(非危险因素)状态的可能性。

上面表4-2举例的阳性预测值(PV+)计算如下：

$$阳性预测值(PV+) = \frac{真阳性}{真阳性 + 假阳性}$$
$$= \frac{A}{A+B}$$

阳性预测值(PV+)表明在推断结果阳性群体中真阳性的百分率。将表4-2举例的阳性预测值(PV+)的计算代入公式为：

$$阳性预测值(PV+) = \frac{49}{49+19}$$
$$= 0.72 (95\% \ CI = 0.60 \sim 0.82)$$

推断结果为本例314人中有61人(0.19)为可能患病群体即真阳性和假阳性之和,均为疾病(或危险因素)状态。经阳性预测值(PV+)计算,真实患病群体即真阳性由可能患病群体占整群的0.19上升到真实患病群体占可能患病群体的0.72。

阴性预测值(PV-)显示推断结果阴性时真阴性的可能性。阴性预测值(PV-)的计算公式为：

$$阴性预测值(PV-) = \frac{真阴性}{真阴性 + 假阴性}$$
$$= \frac{D}{D+C}$$

以上表举例的阴性预测值(PV+)的计算值为：

$$\text{阴性预测值(PV}-) = \frac{234}{12+234}$$

$$= 0.95\ (95\%\ \text{CI}$$

$$= 0.91 \sim 0.97)$$

阴性预测值计算前,本例 314 人中有 253 人(80.6%)为可能无病群体即真阴性和假阴性之和,均为健康(非危险因素)状态。经过计算,真实无病群体即真阴性从可能无病群体占整群的 80.6% 上升到真实无病群体占可能无病群体的 95%。

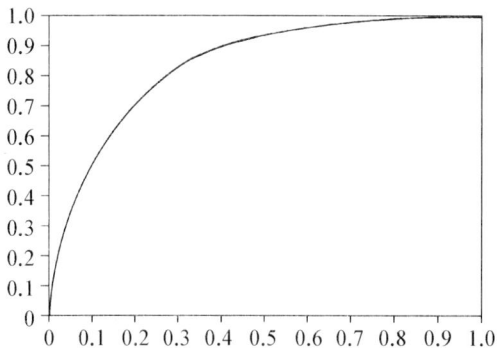

图 4-3 灵敏度和特异度的关系

由于病因推断方法仍存在客观不足,必须认识到病因推断的作用是根据疾病发展状况的改变而变化。无论个体疾病可能性还是群体患病率的病因推断的预检验,都对预测值有很大影响。上面图 4-3 的曲线显示的是同样的灵敏度和特异度随患病率的上升阳性预测值(PV+)也一同增高。因此,患病率越高的群体阳性预测值就越高。

阳性预测值(PV+)对患病率的重要意义也可以通过下面的计算公式得到:

$$\text{阳性预测值(PV}+)$$

$$= \frac{\text{灵敏度} \times \text{患病率}}{\text{灵敏度} \times \text{患病率} + (1-\text{患病率}) \times (1-\text{特异度})}$$

如果检验的灵敏度和特异度以及检验阳性群体是已知的,用下面的公式就可以计算真实患病率:

$$\text{患病率} = \frac{\text{检验阳性} + (\text{特异度}-1)}{\text{灵敏度} + (\text{特异度}-1)}$$

用上面表 4-2 举例的数据计算为:

$$\text{患病率} = \frac{0.2166 + (0.9249-1)}{0.8033 + (0.9249-1)} = 0.19$$

病因推断的检验结果具有双重性是常见的。但是,检验结果常常随疾病发展变化而变化,不仅仅是简单表现为阳性或阴性预测结果。因此,必须准确选择疾病(或危险因素)和健康(非危险因素)状态的临界点。临界点不同,检验的灵敏度和特异度就不同,阳性或阴性预测结果也不同。许多真阳性和假阳性的结果源自不同推断检验初始值,称为接受者操作特征(receiver operating characteristic, ROC)曲线。由于 ROC 曲线有利于恰当选择临界点,对病因推断的检验十分有益。

近年来,口腔医学领域开展了多项疾病预测研究,尤其是龋病研究。关于龋病预测研究,目前认为患龋既往史是预测患龋与否的最好指标,而细菌类、酶类或其他生物学方法作为龋病预测指标尚没有充分的可信度。

举例 2:北京儿童乳恒牙患龋状况 8 年纵向研究

在 1992 年对北京地区 362 名 3~4 岁儿童的乳牙患龋状况调查的基础上,于 2000 年以相同的检查人员和检查标准再次进行恒牙患龋状况的调查,分析乳恒牙患龋状况及其相关性。统计结果显示儿童乳恒牙的患龋率和龋均都有显著的相关性($P < 0.01$),乳牙患龋儿童的恒牙龋危险性是乳牙无龋儿童的近 3 倍(RR=2.6,95% CI=1.4~4.7,$P < 0.001$)。以乳磨牙患龋状况预测恒牙患龋危险的灵敏度可达 93.9%(RR=3.3,95% CI=1.8~6.1,$P < 0.001$),特异度为 85.4%。以 6 颗乳上前牙患龋预测恒牙患龋危险的灵敏度次之为 60.1%(RR=1.7,95% CI=1.0~1.7,$P < 0.07$),特异度为 97.7%。研究结果表明儿童乳牙龋和恒牙龋有显著的相关性。乳磨牙龋对恒牙龋预测值最高。结论是儿童乳牙患龋状况可以作为恒牙患龋危险因素的预测指标,并采取相应措施预防恒牙龋的发生。

表 4-3　1992～2000 年儿童乳恒牙列患龋状况

	乳牙列（1992）				恒牙列（2000）			
	人数	患龋率（%）	龋均±SD	龋面均±SD		人数	患龋率（%）	龋均±SD	龋面均±SD
总计	504	83.3	6.1±4.7	12.5±12.4	总计	362	40.6	0.9±1.3	1.1±1.8
年龄									
3岁	252	78.2**	5.5±4.5**	10.5±10.8**	11岁	154	40.4	0.8±1.2	1.0±1.6
4岁	252	88.5	6.7±4.8	14.5±13.5	12岁	208	41.0	0.9±1.4	1.2±2.0
性别									
男	256	83.2	6.2±4.8	12.9±13.1	男	196	39.8	0.8±1.2	1.0±1.7
女	248	83.5	6.8±4.6	12.0±11.5	女	166	41.6	1.0±1.5	1.3±2.0
经济状况									
低	247	85.8*	6.6±4.5	13.4±12.0	低	201	35.3*	0.7±1.2*	0.9±1.7*
高	257	80.9	5.7±4.8	11.5±12.6	高	161	47.2	1.0±1.4	1.4±2.1

注：* $P<0.05$　　** $P<0.01$

王伟健

参 考 文 献

1　王建华主编. 流行病学(第 6 版). 北京：人民卫生出版社，2004

2　李立明主编. 流行病学(第 5 版). 北京：人民卫生出版社，2003

3　黄悦勤主编. 临床流行病学. 北京：人民卫生出版社，2002

4　Pine CM. Community oral health. Oxford：Reed Educational & Professional Publishing Ltd，1997

5　王伟健，李仪红，卞金. 北京儿童乳恒牙患龋状况八年纵向研究. 中华口腔医学杂志，2003，38：279-281

6　Bian JY, et al. Effect of fluoridated milk on caries in primary teeth：21-month results. Community Dent Oral Epidemiol，2003，31：241-245

7　叶玮，冯希平，刘艳玲. 上海市幼儿猛性龋危险因素的流行病学研究. 上海口腔医学，2001，10(2)：166-169

8　Bian JY, et al. Caries prevention of toothbrushing with fluoridated toothpaste-Efficacy of 1100ppm Sodium fluoridated toothpaste in kindergartens. Journal of Clinical Dentistry，2001，47(4)：231

第五章　现　况　研　究

描述性研究(descriptive study)是指利用已有的或专门的调查资料,按不同地区、不同时间和不同人群特征分组,将人群的疾病或健康状况的分布情况(三间分布)真实地展现出来。在揭示因果关系的探索过程中,描述性研究是最基础的工作,是研究工作的第一步,为进一步深入研究提供线索,启迪研究的假设。而现况研究是描述性研究中最重要且最常用的一种调查方法,无论是在临床还是在社区的研究中,均已广泛应用。

第一节　概　　述

一、概　　念

现况研究,又称现况调查,横断面研究(cross-sectional study),是指应用普查或抽样调查等方法来调查某一目标人群中有关变量(因素)、疾病或健康状况在某一特定时点上(较短时间内)的情况,以描述目前疾病或健康状况的分布,某因素与疾病的关联。从时间上说,现况研究是在特定时间内进行的,即在某一时点或短暂时间内完成的,这个时间点犹如一个断面,故又称之为横断面研究。现况研究的作用在于了解疾病的患病情况和分布特点,以便制定预防措施,为研究病因提供线索。由于这种研究所得到的是在特定时点与范围内该群体的患病率,故也称为患病率研究(prevalence study)。

现况研究是通过完成某特定时间该人群健康经历的一个"快照",提供某疾病频率和特征的信息。强调在一定时间内,这个时间尽可能短一些,如果调查的时间拖延过长,则有可能所研究的疾病或因素发生变化,对调查结果的分析和解释较为困难。但需要指出的是,现况研究并不等于只对现象作静态分析,也是可以对多个断面的现况调查做动态分析研究。例如,到目前为止,我国先后三次进行全国口腔流行病学抽样调查,尽管就某一次调查而言只能了解调查当时的口腔状况,但如果对三次调查的资料作动态分析的话,那么我们也是可以了解到:在全国某些口腔流行病学指标在这三次调查期间所发生的一些动态变化和趋势,发现了某些变化规律,就有可能对将来的变化趋势作出预测,对我们要进行哪些口腔预防研究与防治工作就有一定的指导意义。

二、特　　性

设计良好的现况研究,可以解释许多疾病的现象,能提供有价值的病因假设。

（一）现况研究开始一般不设对照

与分析性研究中的分组是不同的,后者是按一定要求分组的,而且很严格,然后按组收集资料。而现况研究开始是根据研究目的确定研究对象,然后调查每一研究对象在某时点上疾病与暴露的状态,资料分析时是按是否有暴露,是否患病而进行分组比较的。

（二）现况研究具有特定的时间

现况研究注重某一特定时间某人群中暴露与疾病的关系,是在一个时间点上收集研究资料,在时序上是属于横断面研究。

（三）现况研究在确定因果联系时受到限制

由于现况研究所调查的疾病、健康状况等与某些特征或因素是同时存在的,即在调查时因与果并存,无法判断谁先谁后,故常需要进行相关性分析。现况研究可为建立因果联系提供线索,但不能作为因果进行推论。

（四）现况研究中的相关因素选择有一定的限制

一般所涉及的暴露因素最好是持续不变(或很长时间内不变)的,比如血型、性别等,这些变量目前的信息与以往的是固定不变的。若分析变量是可以改变的,比如体温、脉搏等,那么其目前信息的利用价值不是很大。另外,现况调查还适用于暴露因素后期累积作用的观察。

（五）现况研究定期重复进行可以获得发病率资料

通过一定间隔时间的两次现况研究,将后一次调查获得的病例资料除去前一次的"老"的病例资料,得到的为这一时间内新发的病例资料,由此可计算发病率。但要求两次现况研究之间的时间间隔不能太长,在该时间范围内发病率的变化不大,且疾病的病程相对稳定。它可避免需要长期随访监测研究对象来获得发病率资料的弱点。

（六）现况研究是常用的流行病学调查方法

现况研究既可以弥补常规报告资料的不足,又能在较短的时间内得到调查结果,省时省力。

三、现况研究的应用目的

（一）描述疾病或健康状况的分布

通过现况调查可以描述某口腔疾病或口腔健康状况于特定时间内在某地区人群中分布情况(三间分布)及影响分布的因素。

（二）发现病因线索

描述某些因素或特征与口腔疾病或口腔健康状况之间的关系,寻找病因及流行因素的线索,以逐步建立病因假设,供分析流行病学的研究。

（三）评价疾病的防治效果

例如,在应用氟化物防龋的前后,进行两次现况调查,比较该人群的患龋率,从而评价氟化物对人群的防龋作用。通过这种类似前瞻性研究的研究结果，来评价某些疾病防治措施的效果。

（四）疾病监测

可在某一特定人群中长期进行疾病监测，从而对所监测的疾病的分布规律和长期变化趋势有较为深刻的认识和了解。

（五）适合于疾病的二级预防

利用普查或筛选等手段，达到早期发现、早期诊断和早期治疗。

（六）其他

通过现况调查，还可以用于衡量一个国家和地区的卫生水平和健康状况；确定人群中各项生理指标和正常参考范围；用于社区卫生规划的制定与评估；了解人群的健康水平，为卫生保健工作的计划和决策提供科学依据；评估治疗与人力资源的需要等。

第二节　现况调查的方法

现况调查取得成功的关键是所得资料的可靠性，因此在其实施过程中必须要有科学的调查方法。现况调查通常通过面访、信访、电话访问、自填式问卷调查、必要的体格检查和实验室检查等，近年来，随着网络的普及，还出现网上调查等新的调查手段。目前，现况调查常用的方法如下。

一、普　　查

（一）概念

普查（census）是为了了解某疾病的患病率或健康状况，在特定时间内对特定范围内人群中的每一个成员进行的全面调查或检查。特定时间一般较短，甚至指某时点，一般为1～2天或1～2周，大规模的普查最长不应超过2～3个月。特定范围可以是某地区、某单位、某居民区的全部居民或全部具有某特征的人群。

普查可以同时调查几种疾病。普查比较适用于患病率较高的疾病，而且要求有比较容易的且准确的监测手段和方法，并对调查出的病例要有有效的治疗方法和足够的人力、物力的支持，才能进行普查。

（二）优缺点

1. 优点

（1）普查的对象是特定范围内的所有成员，对象的选择上简单易行。

（2）所获得的资料全面，可以得到全部调查对象的相关资料，准确性高。

（3）能掌握疾病的分布情况，明确流行特征和相关的流行因素，提供病因线索，对流行病学的研究有一定的启示作用。

（4）普查的同时，可普及医学科学知识的教育。

（5）可发现人群中的全部病例，有利于管理和治疗。

2. 缺点

（1）工作量大，花费大，组织工作复杂。

（2）调查内容有限，工作不易深入细致。

（3）常出现重复、漏查调查对象。

（4）由于工作量大，可能导致调查的精确度下降，调查质量不易控制。

（三）普查的注意事项

（1）严密的组织工作　要有严密的组织和高质量的普查人员队伍。

（2）明确的普查范围　根据调查目的，规定调查地区和调查对象。

（3）严格的时间要求　所有参加调查的工作人员应在同一时间展开调查，并在同一期间内完成，不宜拖延时间。对有时间波动的疾病尤其要限定调查期限，否则会影响调查结果的真实性。

（4）统一的调查项目和指标　普查中所使用的检测方法和诊断标准必须统一，以确保资料之间的可比性。

（5）具有真实和代表作用的普查　普查时要尽量减少漏查率，一般不得高于30%，应答率一般要求高于85%，否则该调查的真实性和代表性就很难保证。

（四）普查适用的条件

（1）普查要有足够的人力、物力和相应的仪器设备。

（2）调查目的十分明确，调查项目非常简单。

（3）需要有一个高度统一与集中的领导团队，能做出统一的部署、统一的计划、统一的行动。

（4）所调查的疾病患病率较高。

（5）疾病检出的方法和操作技术要求不太复杂，诊断试验的敏感性和特异性较高。

（6）需要群众的支持。

二、抽样调查

（一）概念

抽样调查（sampling survey）是指从研究对象的总体中，按照一定的方法随机抽取一部分对象作为代表，进行调查分析，以此推论全体被研究对象状况的一种调查，即以局部推论总体的调查方法。其目的是根据调查所得的样本资料估计和推断被调查现象的总体特征，根据抽取样本所调查出的结果可以估计出该人群某疾病的患病率或某些特征的情况。

以样本所获得的观察值与总体真实值之间的符合程度受系统误差（systematic error）和抽样误差（sampling error）的影响。抽样调查是无法避免抽样误差的，但可以通过周密设计和扩大样本量加以适当控制，并可以用统计学方法估计抽样误差的大小。系统误差是人为造成的，可以在调查设计、实施、资料分析时加以控制和防止。

（二）基本原理

抽样要遵循随机化原则，且样本必须足够大，如此才能获得具有代表性的样本，才能通过样本信息推断总体。抽样调查中被研究的全部单位的总和被称为总体或母体，可分为两种：有限总体和无限总体。

抽样调查的一般步骤是：① 界定总体；② 选择适当的抽样方法；③ 确定抽样单位，编制抽样框；④ 确定样本的大小；⑤ 收集、整理和分析样本资料。

（三）优缺点

1. 优点

（1）是按随机化原则进行抽取调查单位，并以足够数量的调查单位组成样本来代表和说明总体。

（2）此法节省人力、物力、时间，工作量小，容易进行。

（3）以样本推断总体的误差可以事先估计并加以控制。

（4）调查的精确度高。抽样调查在口腔流行病学调查中占有重要地位，是最常用的调查方法，可用于描述口腔疾病的分布、衡量口腔卫生水平、研究影响因素、考核口腔疾病防治效果等研究中。

2．缺点

（1）毕竟不是全面的调查方法，只能提供说明整个总体情况的统计资料。

（2）它的设计、实施与资料分析比较复杂，存在抽样误差和偏倚，不能适用在变异过大的资料研究。

（3）同样只能适用于调查发病率较高的疾病。

（四）方法

依照抽样调查的理论和特点，流行病学调查中常用的抽样方法有五种。

1．单纯随机抽样

单纯随机抽样（simple random sampling）是一种最基本的抽样方法，也是其他抽样方法的基础。它是按照随机化的原理，直接从含有 n 个单位的总体中，抽取 n 个单位作为样本进行调查。即先将被研究的对象编号，再用随机技术（抽签、摸球、随机数表、电子计算机抽样等）选出进入样本的号码，已经入选的号码一般不能再次列入，直到达到预定的样本量为止。例如，按出生月份的单双数分组，再随机决定抽调一组。此方法的优点是实施简单，易理解；缺点是此方法只能用于数目不大的情况，如几万人的调查，就很难用单纯随机抽样法了；当抽样范围较大时，抽样比例较小而样本含量较小时，所得样本的代表性差。

2．系统抽样

系统抽样（systematic sampling）又称机械抽样、间隔抽样或等距抽样，是按一定顺序，机械地每隔一定数量单位抽取一个单位的方法。例如：某地有6000户人家，欲抽取 1/10 家庭进行口腔健康调查，则每 10 户抽 1 户，或逢"6"抽，抽到的户即作为调查单位。此方法的优点是简便易行；当样本的观察单位在总体中分布均匀时，样本代表性较好；抽样误差与单纯随机抽样相似或略小一些。缺点是假如总体各单元的排列顺序有周期性，则抽取的样本可能有偏倚。

3．分层抽样

分层抽样（stratified sampling）是先按照某些人口学特征或某些标志（如性别、年龄、民族、住址、职业、文化水平等）将研究人群分为若干组（统计学上称为分层），然后再在各层中进行随机抽样，这样就保证了各层至少在重要的有关因素方面取得均衡。分层抽样又分为两类：一类叫按比例分层随机抽样，即各层内抽样比例相同；另一类叫最优分配分层随机抽样（或称为不等比例分层随机抽样），即各层抽样比例不同，内部变异小的层抽样比例小，内部变异大的层抽样比例大，此时获得的样本均数或样本率的方差最小。这种抽样方法要求层内变异越小越好，层间变异越大越好，因而可以提高每层的精确度，而且便于层间进行比较。

这种抽样方法使得样本的代表性加强，而且各层之间还可作比较分析。

4．整群抽样

整群抽样（cluster sampling）就是从总体中随机抽取若干群对象，对群内所有个体（或单位）进行调查研究，由此推断总体的情况。此方法抽到的是由个体组成的群体。例如：欲知道 20 所小学10000名学生的患龋率。由于学生太多，且分散在20 所学校，假如此时抽样比例确定为 20%，则可随机抽取 4 所学校,并对抽到的学校学生全部进行调查即可。需要指出的是所抽取的群体内的个体数可以相等,也可以不等。

5. 分级抽样

分级抽样(multistage sampling)又称多阶段抽样,常用于大规模的调查。从总体中先抽取范围较大的单元,称为一级抽样单元(省/市),再从抽中的一级单元中抽取范围较小的二级单元(如区/街),这就是两级抽样。还可以再抽取范围更小的单元,即为多级抽样。分级抽样常与上述各种基本抽样方法结合选用。我国第二次口腔健康流行病学抽样调查就采用这种方法,称为分层、不等比、多阶段和整群抽样法。

(五)确定样本量

样本量过大可造成人力、物力的浪费,工作量大,工作易出差错,质量难以保证。样本量过小则抽样缺乏代表性,误差大,又不易得出有显著性差别的结果。那么,多少样本量较合适?

1. 确定样本大小的几个因素

(1)预计所调查疾病的患病率,若现患率或阳性率较高,则样本量可以小些;反之,样本量要大。

(2)考虑总体与个体之间的差异程度,如果研究单位之间的变异较大,则样本量要大些;如果单位之间均衡性较好,则样本可以小些。

(3)考虑调查要求达到的结果精确度和可信度高(既允许误差小)时,则样本量大;反之,样本量不必过大。

(4)考虑调查的项目和任务的要求情况。

2. 样本量计算公式

在此我们仅介绍单纯随机抽样样本量的估计方法。

(1)调查计数资料时样本量计算公式

$$n = \frac{t_a^2 PQ}{d^2}$$

式中 n——样本量大小;α——显著性水平,通常取 0.05 或 0.01;t——是指统计学上的 t 值,当 $\alpha = 0.05$ 时 $t \approx 2$;d——容许误差,即样本率与总体均数率之差,是实验设计者在设计实验时根据实际情况规定的,P——预期的某疾病的现患率,$Q = 1 - P$。

例:要在某地区再次调查口腔门诊病例的 HBsAg 阳性率,过去调查的结果为 2%,本次调查容许误差不超过 0.1P,约定 $\alpha = 0.05$,则 $t \approx 2$,估计要调查人数?

解:$P = 0.02$ $Q = 1 - P = 0.98$ $d = 0.002$ $\alpha = 0.05$ $t_a = 2$

$n = t_a^2 PQ/d^2 = 4 \times 0.02 \times 0.98/0.000004 = 19600$(人)

估计要调查 19600 人。

(2)调查计量资料时样本量的计算公式

$$n = \frac{t_a^2 S^2}{d^2}$$

式中 n——样本量大小;α——显著性水平,通常取 0.05 或 0.01;t——是指统计学上的 t 值,当 $\alpha = 0.05$ 时 $t \approx 2$;S——标准差;d——容许误差,即样本均数与总体均数之差的容许范围。

例:欲调查某门诊肝硬化患者的血红蛋白含量。从正常人群的资料查知一般人群的血红蛋白标准差约为 3.0 g/ml,此次调查容许误差为 0.2 g/ml。约定 $\alpha = 0.05$,则 $t \approx 2$。问需要调查多少人?

解:$n = t_a^2 S^2/d^2 = 4 \times 3.0^2/0.2^2 = 900$(人)

需要在门诊中调查 900 人。

单纯随机抽样样本量的估计是比较简单的,其他抽样方法的样本量和抽样误差的计算公式,请参考相关统计学书籍。

三、现况调查的实施步骤

在现况调查中遇到的问题是复杂多样的,一些意想不到的问题随时都会出现,所以现况调查的实施一定要遵循科学的研究程序,对调查中的每个环节都要进行周密的设计和推敲,同时还得遵循科学研究共同的规范和程序,调查结果才能经得起检验,才能相互比较,才能成为具有一定科学性的资料为人所参考。现况研究具体的实施步骤分四个阶段。

(一) 准备阶段

确定研究目的以及研究设计。在研究设计中,主要是研究课题的具体化,确定调查对象,确定调查方法,设计问卷和调研方案以及制定总体规划。

1. 确定研究目的

确定研究目的是现况调查的第一步,也是关键的一步,是整个现况调查的出发点,对调查的每个步骤都有决定性的影响。

开展调查前首先必须明确你的研究目的是什么? 是为了研究描述疾病的三间分布,还是探索研究某疾病的危险因素;是为了建立有关指标、数据,还是要进行某疾病的"三早"预防;是为了评价对某疾病防治措施的疗效,还是为了其他的研究目的。

在确定研究目的时还需要做的准备工作有:查阅一些相关的文献资料、实地考察、向有关专家咨询、总结已有的经验等等。

要遵循科学的研究,只有充分地掌握了要研究的背景资料,了解所研究问题现有的知识水平,国内外的进展情况,才能阐明所要进行的研究具有的科学性、创造性以及可行性等,才能对研究所可能产生的社会效益和经济效益进行估价。

2. 确定研究对象

选择研究对象要考虑研究目的,根据研究目的来确定研究对象。例如,研究目的是为了"三早",应选择高危人群;要研究目的是为了描述某疾病的三间分布资料,那应选择能具有代表总体的人群;

选择研究对象还要结合实际,比如经费的问题、交通问题、影响被调查对象的应答率的问题等。

3. 确定研究类型和方法

选择研究类型也同样要以研究目的为依据。例如研究目的是为了"三早",应选择其高危人群进行普查;采用抽样调查,用于了解某疾病的患病率为研究目的。选择普查还是抽样调查的研究类型时,还应考虑用于研究所需的人力、物力和财力等。

研究目的是现况调查关键的一步,是整个现况调查的出发点,选择研究方法也得从研究目的出发,结合所收集资料的特殊性,并考虑调查对象的一些特点和适应性进行选择。例如,调查的对象集中且文化水平较高,可选用自填式问卷调查,反之,对那些文化水平低的调查对象,想要选用自填式问卷调查那就比较困难;现在计算机普及率较高,但要想选择网上调查的方法,你必须先要确定你的研究对象都会使用计算机上网。

4. 确定研究变量和制定调查表

(1) 确定研究变量　现况调查的研究目的确定后,一般可以通过一些研究变量来具体地反映研究目的,使得现况研究的实施得以具体化。研究变量可分为疾病指标(死亡、伤残、发病、现患等),人口学指标(姓名、性别、出生年月、民族、文化程度、职业等)以及相关因素变量,主要是指可能与所研究疾病相关的一些因素(吸烟、饮酒等不良嗜好、饮食习惯、家族史等)。

(2) 调查表的制定　调查表包含着一些能具体反应研究目的的研究变量,是流行病学研究的主要工具。在流行病学研究中,资料收集的主要方法就是询问调查。调查表是资料收集成败的关键,也是进行现场调查工作的内容与提纲。因此在调查实施前,应根据研究目的,设计一份完美的调查表,必要时在少数人中先试用并修改。调查表设计的好坏直接关系到调查研究的质量与水平,一定要精心设计。

1) 调查表的设计方式：按调查表设计问题的同时是否给出答案，可分为开放式设计和封闭式设计。

开放式设计，即在提出的问题下方，不为应答者提供具体答案，而是由应答者自由回答。如"你从事何种职业？"下面空着要你填写你所从事的具体职业。而不是让你选择律师①，医师②，教师③，IT行业④，工人⑤和其他选择中的一项，所有问题均要你自由回答。开放式设计的优点：是它能使应答者充分按照自己的方式和自己的想法回答问题，不受限制，所得到的资料内容比封闭式问题所得到的要丰富。缺点：没有给出答案，就要求应答者花费较多的时间与精力；所得到的资料也难于处理和进行定量分析；对应答者的要求较高。

封闭式设计，即在提出的问题下方给出若干个可能的答案，供应答者根据自己的实际情况从中选择一个进行回答。封闭式设计的优点：应答者填写问卷时十分方便，所需的时间和精力较少，容易回答；所得到的资料十分集中，便于统计处理和进行定量分析。缺点：为应答者提供答案，一定程度上限制了应答者的自由，所得资料的丰富性受到一定的限制，不利于研究；应答者在回答中的偏误难以发现，由于要求应答者做出打钩或划圈，应答者由于笔误打错、由于心理压力打错、不明题意乱打的或故意打错的，均难以被调查者发现，从而影响调查结果的准确性和真实性。

按是否要求被调查者自己填答调查表，可分为代填式和自填式设计。

代填式问卷是由调查者按照统一设计的问卷向被调查者当面提出问题，然后再由调查者根据被调查者的口头回答来填写。代填问卷多用于面访或电话访问，故又称访问问卷。

自填式问卷是由被调查者按照统一设计的、有一定结构的调查表自己填答问卷，然后再返回调查者手中，调查者一般不与被调查者直接见面。为一种间接的调查。自填问卷可通过调查员、邮递、网络传送等方式交到被调查者手中。

2) 调查表的内容：一般来说，一份问卷通常包括封面信、指导语、问题（封闭式设计时含答案）、编码和其他资料。① 封面信：即一封致被调查者的短信。其作用在于向被调查者介绍和说明调查者的身份、调查目的等。内容主要包括：调查的主办单位或个人的身份；调查的内容和范围；调查的目的；调查对象的选取方法和调查结果的保密措施。此外，有的还要把填答问卷的方法、要求、回收问卷的方式和时间等具体事项写进其中，封面信的文笔简明、谦虚，切忌啰嗦。最后，在信的结尾处还要向被调查者表示感谢。② 指导语：即用来指导调查者如何正确填写，指导访问员如何正确完成问卷调查工作的一组陈述，类似一份说明书。指导语为应答者在填答问题时可能出现障碍的时候给予某种指导，其主要标准就是要简明易懂。③ 问题：封闭式问卷在给出问题的同时还应给出答案，开放式问卷仅给出问题。问题和答案是问卷的主体，被调查者的各种情况正是通过问题和答案来收集的。④ 编码和其他资料：编码就是为每一个问题及其答案设计一个数字，作为其代码，便于计算机处理，通常在每项数据后留出编码用方框，以便于编码输入。有些问卷在封面上设计有访问员姓名、审核员姓名、问卷发放及回收的日期等有关信息资料。

3) 问卷设计的具体方法：① 问题设计的基本要求：所提问题一定要具体、明确，但要简短，不能抽象、笼统、繁琐，给应答者有应答障碍感；避免复合性问题。复合性问题是指包含两个或两个以上的问题，应答者也会有应答障碍感，例如，"你抽烟喝酒吗？"看似简单的一个问题，六个字，其实有四种答案可回答；尽量设计通俗易懂的问题供应答者应答，避免应用专业术语或冷僻的词语；问题的用词要准确，避免用含糊不清、模棱两可的用词；避免问题带有倾向性和诱导性；对敏感性等问题，要考虑应答者如实应答的可能性，避免对研究结果带来后患；问题必须围绕所研究的课题及假设，做到有用的问题一个不漏,无关的问题一个不多。② 问题的数目和结构:问题的数目主要依据课题要研究的内容、样本的性质、分析的方法,以及拥有的人力、物力、财力等多方因素,没有一定的数目,也没有统一的标准。问题太多、太长,容易引起应答者厌烦情绪的产生,从而影响应答的质量和回收率,影响研究的结果。问题的结构,也就是问题的排列,主要便于应答者顺利应答,便于调查后资料的整理和分析。但也应注意:按问题的性质和类别排列,同类、同性质的问题安排在一起,不能混杂排列;遵循时间顺序的原则排列;遵循逻辑顺序的原则排列;应答者感兴趣的问题排在前面,感到有所顾虑的排在后面;简单的、熟悉的问题排在前面,相反,难的、不熟悉的排在后面;在既有封闭式又有开放式的问题同时出现在问卷中时,封闭式的在前,开放式的在后。③ 问题的形式:a. 填空式,用于较为简单的问题,如今年你＿＿＿＿＿＿岁。b. 是否式,应答者根据自己的实际情况选择其一。(如你是医师吗? 是 □ 否 □)c. 多项式,这是问卷调查中采用最多的一种形式,即给出的答案至少在两个以上,应答者应答时选择其中之一或二应答。(如你的婚姻状况? A. 未婚　B. 已婚　C. 离婚　D. 其他)d. 矩阵形式,当提出若干个具有相同答案形式的问题时,可以将其设计成矩阵形式。如:调查你的口腔卫生情况如何?(在每一行适当方框内打"√")

	多颗牙	仅1颗	无
龋齿	□	□	□
残冠、残根	□	□	□
牙疼痛	□	□	□
牙松动	□	□	□
牙龈出血	□	□	□
牙结石	□	□	□
牙色素沉着	□	□	□

e. 表格式,表格式与矩阵形式相似,只是画成表格的形式。f. 半封闭半开放问卷形式,也是设计问卷调查最常用的一种形式。为了克服封闭式设计的缺陷,吸取开放式设计的优点,针对一些比较复杂的、应答可能会产生这样那样的问题时,为了研究的结果更具有科学性、全面性等,设计者常会选择这种具有一定弹性的设计。如你认为饮食习惯与蛀牙有一定的联系吗?(请在□内打"√")

有关 □　　　无关 □　　　不清楚 □

假如你认为有一定的联系,请举例＿＿＿＿＿＿。④ 答案的设计,答案是封闭式设计时的重要组成部分。让应答者能够应答,容易应答,答案的设计也应注意:答案只能按一个标准分类;程度式答案应按一定的顺序排列,前后须对称;设计答案时尽可能周全,同时要注意答案之间不能有相互包含或相互重叠;当答案太多时,列出几个主要的、明确的答案,在后面设计为"其他"便可。

上面谈了许多有关如何设计调查表。要想设计一份完善的、科学的调查表,常需做多方的努力,包括做几次有设计者参加的预调查,多次修改多次使用,最后直到满意、理想为止。有关口腔健康状况的调查表常选用WHO设计的标准口腔健康评价表,详见卞金有主编的预防口腔医学。

(二)调查阶段

进入调查地,正式实施调查,发放问卷,填写调查表,座谈,访问,通过各种方法收集资料并进行检查,还要收集其他的一些资料,包括收集文献资料和有关统计资料。这里重点想谈一下资料的收集。

1. 掌握有关的背景资料

现况调查要收集基本的标识变量,如出生年月、性别、文化程度、婚姻状况、家庭人员情况、家庭经济收入情况等。

2. 疾病测量

在人群中进行现况调查时,应尽量采用简单、易行的技术和灵敏度高的方法。对于疾病必须建立严格的诊断标准。可以从调查表、询问采集既往史、体格检查和一些特殊的辅助检查(包括实验室检查和 X 线片等)进行综合诊断。在诊断时还应注意检验结果中可能存在的假阳性,尤其是对患病率较低的疾病进行现况调查时。

3. 暴露测量

暴露又称变量,为所研究的因素、研究对象所具有的特征、所发生的事件。暴露的测量如同疾病的测量,也必须要有明确的定义和测量尺度,尽量采用定量或半定量尺度和客观的指标,可以用调查表、记录、体检、实验室检查和其他手段来测量。了解到某些因素暴露多长时间、什么时候暴露意义很大。暴露不仅指与研究对象有关的外界因素,还包括机体内部的因素,如遗传因素、内分泌因素和精神因素等。

4. 对调查员的要求

对调查员最基本的要求是要有实事求是的科学工作态度和高度的责任心。调查人员要有一定的文化水平,在进行现况调查前应对调查员进行严格的培训和考核后,再决定是否录用。至于调查员是否一定要有口腔医学知识,而且口腔医学水平越高越好,那未必,有相关知识的调查员,常容易掺入一些自己的假设和观点,诱导性地提问,导致调查信息的偏倚,应引起注意。

5. 收集资料的方法

现况研究的资料可以从三个方面获取。

(1) 常规资料 是指那些医疗卫生工作中的原始记录,不断积累并长期保存,可供随时查阅,提供医学研究的信息,评价监测和防治工作的某些资料。例如医院病案,门诊登记资料等等。

(2) 专题调查 是专门为某一研究目的而进行的调查,通过调查表,询问研究对象和通过检测方法,从而获取研究对象的一些资料。

(3) 临床检查及其他特殊检查资料 收集各种临床检查数据和为特殊研究目的进行的检查。

(三) 分析阶段

包括资料核查与整理,统计描述、相关分析以及结果的解释。

1. 资料的整理

(1) 对原始资料进行检查和核对,并进行逻辑纠错,以提高原始资料的正确性和完整性。同时应填补缺漏,删去重复,纠正错误等,以免影响资料的质量。

(2) 按照卫生统计学有关的技术规定和口腔流行病学专业的需要,进行整理制订统计表和分析表,划分组别等,以便进一步分析计算。

(3) 将现况调查的资料应用计算机处理,建立相应的数据库。在输入时尽可能用专业人员双规录入数据,并要求核对。

(4) 计算各种率,常有患病率、现患率、检出率,阳性率等,定量资料计算平均数等。

2. 资料的分析

(1) 常用的分析指标 患病率是横断面研究最基本的分析指标。注意在分析现况调查的资料时,为了便于不同地区的比较时,常采用率的标准化方法(计算标化率)。口腔流行病学调查中,常用的龋病指数有 DMFT、DMFS(乳牙用 dmft、dmfs)等,牙周健康状况用 CPI,氟牙症用 Dean 指数。常用的统计指标有平均数,标准差,95% 可信区间,率,构成比,计算方法可参阅本书相关的章节。

除了患病率,现况研究还常用现患率、感染率、阳性率、病原携带率和检出率等,这些率的计算方法与患病率相似。在计算出上述各种率后,还要计算率的标准差,以估计率的抽样误差。

对于调查中获得的定量资料,如身高、体重、年龄等,可计算平均数等。

(2)分析方法

1)描述分布:将疾病的现况调查资料按不同人口学特征和时间、地区、某种生活习惯等加以整理,并计算出疾病的患病率等,以观察该疾病在不同人群、时间、地区上的分布特征,即为疾病的三间分布。许多口腔疾病也有如此表现。另外,各种疾病的分布经常受致病因素、环境条件、人群特征等自然和社会因素的影响,因而疾病分布是一个经常变化的动态过程。① 疾病的时间分布:疾病在时间上的分布变化,反映了致病因素的动态变化。研究疾病时间分布的特征有助于预测疾病的发生,同时还能为病因研究提供一定的线索。在描述时间分布时,常用的术语有季节性、周期性、短期波动和长期变动等。a. 季节性变化(seasonal variation),指疾病的发生呈现出在每年的一定月份发病频率升高的现象,表明该疾病的发生有季节性变化特性。很多传染病的发病有一定的季节性,但也应注意某些非传染性疾病也有类似的现象,要加以区别。研究疾病的季节性变化,了解疾病的流行病学特征,探索相关的影响因素,为预防和控制有关疾病提供依据。b. 周期性变化(cyclic change),指疾病的发生频率有一定规律,相隔若干时间,发生一次较大流行的情况。既往常呈周期性流行的疾病有白喉(间隔2～4年)和麻疹(间隔1～2年),研究发现了这一规律,目前已经有了有效的预防接种措施,控制了其周期性的流行。c. 短期波动(rapid fluctuation),指在一个有限范围内的特定群体中,短时期内某病的病例数异乎寻常突然增多,经过一段时间后发病趋势平静如常,也称疾病的时点流行。一旦发现此现象后,人们就可以及时加以监控。d. 长期变动(secular trend),指某一长时间内(几年或几十年的时间)疾病的临床特征、发病率、死亡率等的变动情况,也包括病原体的型别、毒力及其他致病因素的变动趋势等。如果能够正确地阐明这种长期变动,掌握发病动向,预测未来的疾病频率情况,将为疾病的防治工作提供很大的帮助。② 疾病的空间分布:这里所说的空间,是指人们居住或工作等的活动地方。空间的划分既可以按行政区域,也可以按自然地理位置、环境等特征来划分。描述疾病的空间分布,主要是为了研究不同空间或地区间的差异,从而为病因研究提供线索。疾病在国家之间、一个国家的不同地区之间、平原与山区之间、城乡之间等等的分布并不一致。不同的疾病有不同的分布特征。研究疾病的空间分布特征有助于发现病因线索。例如,由于城市是工业的集中地,空气污染比较严重,空气中有害物质的浓度比农村高,人们发现某些城市氟牙症的发病率较高,可能与大气污染有关。③ 疾病的人群分布:人群可以根据不同的特征来分组,如年龄、性别、职业、种族等。研究疾病频率在人群中的分布特点,有助于确定高危人群,也能探索疾病发生的一些相关因素。a. 年龄,年龄是人群分布中最重要的因素。几乎各种疾病的发病率或死亡率均与年龄有关。儿童期易患呼吸道传染病,流行性出血热常见于青壮年,老年人高发肿瘤、心血管疾病。b. 性别,描述疾病在不同性别人群中的分布,即比较男女间不同的发病率,患病率或死亡率。儿童及青少年牙外伤的发生率男性明显高于女性。c. 职业,许多疾病的发生与职业有联系。有人在劳动环境中接触了有害的致病因子,从而导致了某种疾病的发生。观察疾病与职业危险因素的因果关系和致病条件,并加以分析,有助于对暴露于某些职业的危险因素进行干预,保障人们的健康。d. 民族与种族,各民族和种族的遗传因素、生理和风俗习惯的不一,以及各民族的定居点所处的自然地理和社会环境的不同,各民族或种族之间疾病的种类及发病率也会存在一定的差异。e. 行为与习惯等,不良的生活行为与习惯,与人类的健康和疾病有着密切的关系。如吸烟者易患牙周炎;吸烟者的癌症死亡率明显高于不吸烟者。吸烟成为公害的观念已被人们所接受。其他的不良生活行为方式,如缺乏体育锻炼、饮食不平衡等等,与人群健康的关系也为人们所关注。④疾病的时间、空间、人群分布的综合描述:以上分别叙述了研究疾病的三间分布变化,但在实际的研究工作中,常常需要我们综合描述和分析上述这三个方面,从而获得病因和流行因素等资料信息。

2)相关分析:是描述一个变量随另一个变量的变化而发生线性变化的关系。相关分析适用于双变量正态分布资料或等级资料。

3)单因素对比分析:对于二分类变量的资料(如是否患牙周病、是否吸烟)的资料,可以分析对比患病与未患病组之间某因素阳性率的差异,分析两者是否存在关联关系。

4)多因素分析:在单因素分析的基础上,可进一步用多因素分析(多元线性回归、logistic 回归等)方法进行分析。

3. 结果的解释

资料经统计处理后,应根据目的对结果进行评价,进行解释讨论。一般应先表明样本的代表性、应答率等情况,接着要估计分析调查中有无偏倚及其来源、大小、方向和调整方法,最后归纳疾病分布情况及提供病因线索。

若现况调查的目的是为了查明疾病的分布,则可根据三间分布特征的结果,结合有关因素进行解释;若为了提供疾病的线索,可把研究对象分为病例组与非病例组,应用对比分析法,比较两组的某些特征、某些因素在两组间的差异进行解释。

(四)总结阶段

撰写调查报告,提出结论和建议;总结与评估,包括总结经验与教训;研究成果的发表及应用。

四、现况研究的优缺点、偏倚及其控制

(一)现况研究的优缺点

1. 优点

(1)抽样调查时,样本一般来自一个目标群体,以样本估计总体的可信度较高,研究的结果有较强的推广意义,是流行病学研究的基础工作之一。

(2)收集资料完成之后,可按是否患病或是否暴露来进行分组比较。由于它们来自于同一群体,就自然形成了同期对照,结果具有可比性。

(3)一次现况调查可同时观察到多个因素,其在疾病病因探索过程中是一项不可缺少的基础工作。

2. 缺点

(1)调查时疾病与暴露因素一般同时存在,难以确定谁先谁后、谁是因谁是果的关系。

(2)调查得到的是某一时点是否患病的情况,一般不用于调查研究病程比较短的疾病,也不能获得某调查疾病发病率的资料。现况调查是在一个短时间内完成,假如疾病病程过短,在调查时有许多人可能已经痊愈或死亡。另外,研究对象中一些人正处在所研究疾病的潜伏期或者临床前期,可能在调查后才发病,这时现况研究就不能很好地反映该疾病的全貌,有时还会低估该研究群体的患病水平,使研究结果发生偏倚。

(二)现况研究的偏倚与控制措施

1. 偏倚

是指现况研究过程中从设计到实施、到数据处理和分析,各个环节中的系统误差,以及结果解释、

推论中的片面性,从而使得研究结果与真实值之间出现趋向性的差异,错误地描述暴露与疾病之间的联系。这个差值不能像随机误差那样可以用统计学方法进行处理,通过加大研究样本并不能使之减少。

现况研究中可能发生的几种偏倚:

(1) 选择偏倚(selection bias) 是指研究者在选择研究对象时,由于设计失误、选择条件受限制等,使得入选的研究对象与总体之间的某些特征具有较大的差别,结果导致样本不能代表总体,样本的研究结果与总体真实值之间有差别的系统误差。常见的有:

1) 无应答偏倚:实际就是漏查。调查对象不合作或因种种原因不能或不愿意参加等,由此产生的偏倚称为无应答偏倚。如应答率低于80%,就难以用调查结果来估计整体研究人群的现况。

2) 选择性偏倚:在调查过程中,被抽中的调查对象没有找到,或随便找了其他人来代替,从而破坏了调查对象的同质性。

3) 存活性偏倚:在现况调查中,调查对象均为幸存者,无法调查死亡者,由此不能概括某疾病的实际现况,带有一定的局限性和片面性。

(2) 信息偏倚(information bias) 又称观察性偏倚,是指收集和整理有关暴露或疾病时,由于在资料收集、记录、编码、分析过程中的错误,使得研究结果与实际情况产生的系统误差。其来源主要有:调查员的偏向、调查工具(如调查表)的缺陷、调查对象的偏向(如回忆偏倚、应答偏倚等)、分类错误(如把有病的误以为无病或相反)、不同组别间收集资料的方法不一致(如不同的调查员、检查者间的诊断标准不同、使用的器械、技术的不一致等)、原始资料不完整等。

1) 调查员、检查者偏倚:调查员有意识地进行调查某些人群或具有某些特征者,而比较马虎地调查另一些人群或不具备某些特征者所产生的结果

偏倚。一个调查队伍中往往有数名检查者,他们之间由于标准掌握不一致,或即使是同一检查者,他前后两次对一名患者所做的口腔检查结果不一致,均会产生结果偏倚。

2) 调查对象引起的偏倚:询问调查对象有关个人疾病史、个人生活习惯、经济状况等,由于种种原因回答不准确,从而引起的偏倚。

3) 测量偏倚:是指测量工具、检查方法不准确,化验技术操作不规范等造成的偏倚。如检查龋病和牙周病时,按WHO要求使用CPI探针与使用临床用的5号尖头探针,结果就会不同。

2. 控制措施

(1) 随机化 在抽取调查对象时,必须严格遵守随机化原则。

(2) 提高应答率 采取各种措施,提高被调查对象的应答率,一般要求应答率达到90%以上。因此,调查者在拟定调查内容和制定调查表时,对调查内容必须考虑周全;在调查前、调查中认真做好宣传、解释和组织工作,从关心被调查者的生活、健康等角度出发,周全考虑;在调查时一定要热心、耐心、体贴。

(3) 控制测量偏倚 选用不易产生偏差的仪器、设备。仪器使用前一定要事先进行校正,试验、检查方法应有详细的规定,并要求严格遵循。必须有严密的、统一的纳入标准、排除标准和诊断标准。

(4) 防治调查员偏倚的产生 在调查前必须对调查员进行系统、严格、科学的培训,提高调查员的水平和工作责任心,对于诊断标准要有统一认识;组织调查员开展互相监督和复查工作;调查前要做标准一致性试验,即可靠度的检验,包括检查者本身可靠度检验和检查者之间可靠度检验。

池政兵

参 考 文 献

1 王建华.流行病学.北京:人民卫生出版社,2004

2 卞金有.预防口腔医学.北京:人民卫生出版社,2004

3 何清波,苏炳华,钱亢.医学统计学及其软件包.上海:上海科学技术文献出版社,2002

第六章 病例-对照研究

早在19世纪中叶就有关于病例-对照研究的报道,经过一个多世纪的不断发展与探索,这种病因学研究方法日趋成熟。1959年Mantel和Haenszel提出了如何对分层资料进行相对危险度的估计及卡方检验,使病例-对照研究的分析方法更加完备。另外,随着计算机技术在流行病学中的应用、发展和成熟,Logistic回归、Cox回归等研究方法在流行病学中应用日益广泛,推动了病因研究和疾病防治工作的进程。

第一节 概 述

一、定 义

病例-对照研究(case-control study)亦称回顾性研究(retrospective study),是分析性流行病学的一种。它是选择有特定疾病(或具有某种效应)的人群作为病例组,与未患该疾病(或不具有该效应)的人群作为对照组,通过各种方式收集既往暴露史,测量并比较两组人群过去暴露于某个或某些可能危险因素(或保护因素)比例的差异,判断或检验这些因素是否与该疾病(或健康效应)有关联及其关联程度大小的一种研究方法,如图6-1所示,图中阴影部分表示暴露于研究因素的个体。这里"暴露"的说法是来自于流行病学,而在临床流行病学研究中相当于"接受"、"具有"等含义,如"接受某种诊疗措施"、"具有某项特定性状"等。

例如,应用病例-对照研究方法分析吸烟与口腔鳞癌之间的关系,选择一组口腔黏膜鳞癌患者作为病例组,选择一组健康人或患其他疾病的人作为对照,分别调查两组过去吸烟情况。如果口腔鳞癌患者吸烟的比例显著高于对照组,则可提示吸烟与口腔鳞癌的发生有关。

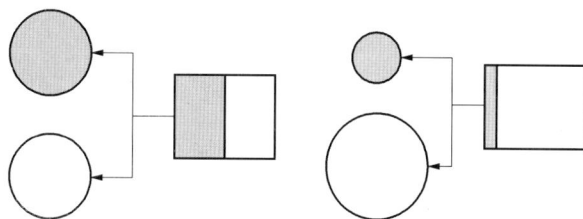

图6-1 病例-对照研究设计的示意图

二、特 点

在病例-对照研究中,如果病例组的暴露史比例或暴露程度显著高于对照组,且经统计学检验差异有意义,则可建立所研究的疾病(或健康效应)与因素之间存在关联的假说。由于病例-对照研究具有以下优点,因此在病因学研究尤其是慢性病病因研究中被广泛应用。

（一）病例-对照研究的优点

（1）病例-对照研究是回顾性研究，个体的结果状态是既定的，研究者仅通过各种途径获取个体的过往暴露史，而不对病例采取干预措施，不影响病例的治疗，因此很少涉及伦理学问题。

（2）需要样本量较小，特别适用于罕见病及潜伏期特别长的疾病的病因学研究。有时也是研究罕见疾病病因唯一可行的方法。对罕见病、潜伏期特别长的疾病而言，如果用前瞻性研究方法，则需要较大的样本量，或需等待很长时间去观察致病效应是否发生，这在实际工作中有时难以做到。而采用病例-对照研究方法，则可避免上述缺点。

（3）所需的研究时间较短，节省人力、物力、花费低，收效快，容易得出结论。

（4）在一次研究中，可同时调查多个因素与疾病的联系，既可检验有明确假说的危险因素，又可广泛探索尚不清楚的众多因素。

（二）病例-对照研究的缺点

作为一种回顾性研究，该方法还存在一定的不足：

（1）病例-对照研究的论证性较差，只能为病因研究提供重要线索，它所得出的结论不能作为病因学研究的最终结论。如果要确定某因素是否为疾病的病因，还需进一步做前瞻性的队列研究或临床试验。

（2）病例-对照研究常要求病例是某一时期的全部病例，对照是一般人口的无偏性样本。但这一要求常常只在理论上可行，而实际工作中难以达到，因此难以避免存在选择偏倚。在获取既往暴露信息时很难做到盲法，主观偏倚不可避免。

（3）此方法为回顾性调查，获取既往的暴露信息是通过回忆得到的，病例和对照对以往回忆的广度和深度不同，获得结果的可靠性也不一样。这就导致回忆偏倚的产生。甚至有些资料很难通过调查询问获得。

（4）如果所选病例是住院病例，则病例不能代表全部病例总体。以其他疾病患者作对照也有一定的片面性，容易产生偏倚。

（5）可能存在研究人员事先未能估计到的混杂因素对致病效应产生一定的影响。因未能对这些因素进行调查分析，同样会影响结果的准确性。

（6）不能计算发病率或死亡率，无法直接分析相对危险度（RR），只能近似计算比值比（OR），也就不能直接估计某研究因素是否与疾病存在因果关系。

（三）特点

综上所述，病例-对照研究具有以下四个特点：

（1）属于观察性研究方法　它是研究人群中已经发生的疾病与既往暴露之间的联系，不给予任何措施进行干预。

（2）设立对照组　将研究对象按当前患病与否分为病例组与对照组，具备合适的、由未患所研究疾病的人群组成的对照组，用来与病例组进行比较，以获得可信的推理。

（3）研究方向由"果"到"因"　在研究过程中，研究对象是否患某病的状态已明确，追溯既往是否暴露于可疑危险因素。因此，被研究因素的暴露情况由研究对象通过对过去的回顾来提供。探讨疾病与暴露因素关联的顺序是由果到因，暴露必定是发生在疾病之前，所进行的研究是在疾病发生之后。

（4）难以证实暴露与疾病的因果关系　对暴露与疾病是否有关及关联的程度只能进行推测，且限于统计学上的关联，并不能做出两者因果关系的最终可信结论。

三、用 途

(一)病因探索

病例-对照研究主要用于病因学研究,广泛探索疾病的可疑危险因素。并且可分析多个因素,做一病多因的研究,而不止单一因素。研究的结果可为进一步前瞻性研究提供依据。病例-对照研究适合罕见病、慢性病,目前国内外医学期刊报道最多的就是将病例-对照研究用于肿瘤的病因学研究中。

(二)药物作用的研究

包括研究药物、疫苗应用于临床后的疗效,也可以对一些药物使用一定时期后进行毒副作用的研究。甚至对于同类药物可以追溯到不同的生产地,评价不同生产厂家产品的疗效与副作用。例如

Belongia 等在 1990 年通过病例-对照研究发现了嗜酸性细胞增多-肌痛综合征(eosinophilia-myalgia syndrome,EMS)与 L-色氨酸制剂(L-tryptophan)有关,尤其是与某一家公司生产的仿制品关系更为密切。根据研究结果及时将药物召回并撤柜。之后,EMS 的病例数明显减少。

(三)检验病因假说

经过描述性研究或探索性的病例-对照研究,初步形成了病因假说,可以选用设计缜密合理的病例-对照研究加以检验。例如经过探索初步发现龋齿与餐间零食进食有关,则可设计病例-对照研究着重对进食的种类、频率、性质等方面加以考察。

作为一种流行病学方法病例-对照研究的应用范围日趋广泛,除以上提及的之外,还可应用于其他方面,如筛检评价、暴发流行调查、疾病预后因素的研究、防治规划评价及遗传流行病研究等。

第二节 研究的步骤

一、提出课题,形成假设

研究者在一定的科学基础上根据临床观察、病例总结及阅读医学文献对某病的病因提出假设。一种疾病可以有多种危险因素,但要结合资料获得的可能性及时间、经费等实际情况,尽可能缩小假说的范围,使研究的危险因素明确、具体。

二、拟定研究计划和设计

应重点设计比较的方法、病例与对照的来源、选择对象的标准及配比的原则、合适的样本量,以

及混杂因素的处理。同时要设计出合理的调查表;调查人员的培训及拟定质量控制方案。在研究之前可先进行预调查。

三、实施调查研究计划

在调查过程中要求调查员对病例组和对照组的处理无明显差异,调查员并不知晓调查对象属于哪个组别,注意盲法的运用。

四、建立数据库

核对并整理获得的资料信息,检查资料的完整

性,统一编码,便于将结果输入计算机,进行统计分析。

五、写出研究报告

根据研究目的、设计、分析结果,写出最终报告。

Lichtenstein 等总结出评价病例-对照研究论文的多项原则,这里归纳如下:① 是否对所研究的问题进行了详细的阐述。② 是否说明病例、对照组的来源和确定方法;是否说明病例、对照组的排除条件;有无介绍所用病例是新发病例,还是现患病例。③ 有无抽样技术的描述;如果利用了配对,是否有关匹配情况的详尽说明。④ 是否对资料得出的结论进行了详细的分析阐述。⑤ 是否对无应答情况进行了客观的分析。⑥ 有无说明确定病例所用的诊断方法和标准;病例与对照的诊断程序是否相同。⑦ 是否有关资料收集方法的信息;是采用调查员收集还是通过查病历获得;如果有调查员,是否应用了盲法。⑧ 有无对偏倚、混杂因素的可能存在进行分析说明,处理混杂作用的方法。⑨ 有无对分析方法进行描述;是否给出可信限;有无关于暴露的信息(如时间、强度等)。⑩ 得到的结论是什么,真实性如何。

上述 10 条标准是病例-对照研究报告中不可缺少的信息,是对研究结果的有效性作出判断所需最低限度的信息。这些标准贯穿于整个研究过程,因此研究人员在研究的设计、资料的分析及报告的书写时,都应考虑到。关于以上各标准的内容,将在以下各节中作介绍。

第三节　研究设计

一、类　型

(一)按研究目的分型

1. 探索性病例-对照研究

预先没有形成明确的病因,广泛探索可能的危险因素,以便进一步形成假设。这类研究对病例和对照选择的限制要求较少。

2. 验证性病例-对照研究

用于检验已被提出的一个或数个明确病因假设。它在设计上对病例和对照的限制要求较多。

(二)按是否采用配比对照组分型

1. 非配比病例-对照研究

选择的对照组无严格的配比要求。

2. 配比病例-对照研究

根据研究目的对对照的选择进行一定的限制。这样虽然增加了研究实施的难度,但是研究效率得到了提高。

(三)按对照选择的方式分型

分为传统型和非传统型。近年来,流行病学方法研究进展很快,出现了许多新的研究设计类型,非传统病例-对照研究在选择对照的方式上做了改变,或在特殊的背景下选择对照组。例如巢式病例-对照研究(nested case-control study)、病例队列研究(case-cohort study)、单纯病例研究(case-only study)、病例交叉研究(case crossover study)、随访患病率研究(follow — up prevalence study)、两阶段病例-对照研究(two phases case-control study)等等,这些设计方法的效率高、花费少、适用范围较广,在某些特殊的研究中具有其他方法不可比拟的优越性,是传统的流行病学方法所无法代替的。其中病例交叉研究在职业伤害流行病学中显现出其独特的优势,而巢式病例-对照研究则广泛应用于职业性肿瘤的研究。这里我们主要对这两种方法做一介绍。

1. 病例-交叉设计

由 Maclure 于 1991 年提出这一研究方法,其基本思路是以患者作为对照来源,如比较每个患者在发病当天(看作病例)及发病前 1 d(作为对照)的经历,即把病例在暴露危险时间段与病例在疾病发生前的另一时间段的暴露分布进行比较,以判断暴露危险因素与某病(或事件)有无关联,这样就为每个患者提供了一个完好的配对。询问患者在发病前多个不同时间的经历,这就相当于为每个病例提供了多个对照,从而克服了对照选择的偏倚。

这种研究设计把最接近疾病(或事件)发生的一个短时间段作为暴露危险时间阶段(risk period),把疾病发生前的一个或多个时间段作为与病例配比的对照时间阶段(control period),分析比较病例在危险时间阶段和对照时间阶段的暴露频率差异(图 6-2)。这种研究方法属于自身前后对照,适用于研究突发事件、急性病伤事件有关的瞬时危险因素,考察短暂暴露对于少见急性病的瞬间影响。由于病例-交叉设计选用的是病例其他时

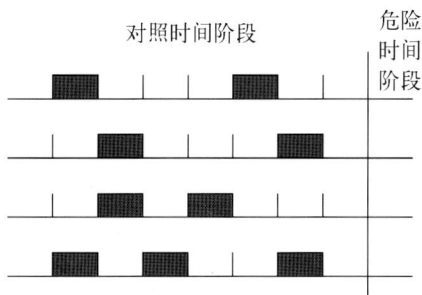

图 6-2　病例-交叉研究示意图

间阶段作为对照,无需调查其他对象,因此所需的样本量仅为传统设计方式的 50% 或更少,同时也避免了因选择对照而产生的偏倚。

病例-交叉研究中的"暴露"必须有变化,且断续发生。暴露效应必须在暴露后的短时间内产生(诱导期短),并且效应可被测量;另外,这类暴露必须无延期效应(carryover effect)或遗留效应,避免将过去的暴露作为此疾病发生的原因,否则需考虑两次暴露之间的洗脱期(washout period)。

2. 巢式病例-对照研究

又称为嵌入式病例-对照研究、双向病例-对照研究(ambidirectional case-control study)、队列内病例-对照设计(case-control study within cohort)。近年来该研究方法在职业流行病学特别是职业肿瘤流行病学方面得到了广泛的应用。我国曾于 20 世纪 80 年代开展了全国职业性肿瘤流行病学调查。其中焦炉工人肺癌流调、铸造工人肺癌流调等多个调查中均使用了巢式病例-对照研究方法,并取得了良好效果。

巢式病例-对照研究是将病例-对照研究与队列研究的设计思路重新组合后形成的一种新的思路。其原理:首先根据一定的条件确定某一个人群作为研究的队列,收集队列中每个成员的有关资料信息和(或)生物标本(最常用的是血清,也可以是白细胞或其他组织)等作为可疑因素的既往史,并妥善保存以备将来检查所用。对该队列随访一段预先规定好的时间,将发生在该队列内的某病(即所要研究的疾病)的新发病例全部挑选出来,组成病例组;在该队列内部选取一定数量尚未发生相同疾病的人作为对照组,然后分别抽出病例组与对照组的相关资料及生物标本进行整理检测,最后进行统计分析和推论。巢式病例-对照研究的设计原理可以用图 6-3 来表示。

```
┌─────────┐   ┌─────────┐   ┌───────┐        ┌─────────┐       ┌─────────┐   ┌───────┐   ┌───────┐
│确定某一  │   │收集队列内各│   │随访一 │    ┌──│发生所研究疾│──┐   │抽取已收集的两│   │统计分 │   │得出结 │
│人群作为  │→ │个体的相关信│→ │段预定 │→──┤  │病的全部病例│  ├──→│组的信息和标本│→ │析和计 │→ │论并作 │
│研究队列  │   │息和生物标本│   │的时间 │    │  │组成病例组 │  │   │作必要的检验 │   │算率   │   │讨论   │
└─────────┘   └─────────┘   └───────┘    │  └─────────┘  │   └─────────┘   └───────┘   └───────┘
                                          │  ┌─────────┐  │
                                          └──│用危险集抽样│──┘
                                             │抽取的对照作│
                                             │为对照组   │
                                             └─────────┘
```

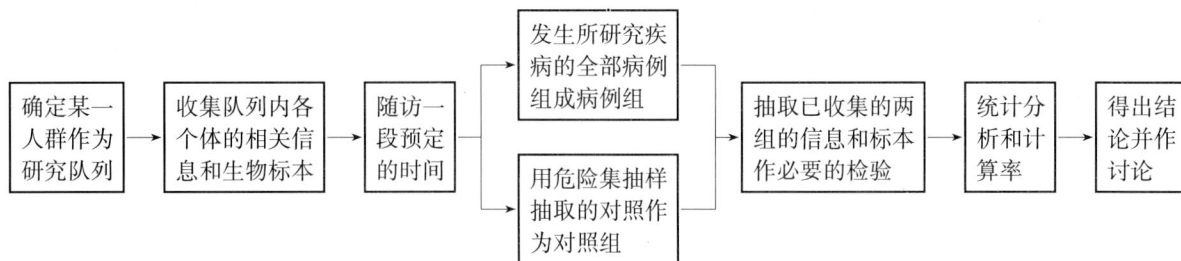

图 6 - 3　巢式病例-对照研究的设计原理示意图

根据对照的选择是否按年龄、性别、社会阶层等因素进行匹配可将巢式病例-对照研究分为：① 匹配巢式病例-对照研究（matched nested case-control study）：这种类型的对照是用匹配的方法进行选择的。② 不匹配巢式病例-对照研究（unmatched nested case-control study）：选择这种类型的对照时不要求任何条件的匹配，只要求在病例发病时该对象尚未患所研究的疾病即可。上述两种方法在设计、资料的统计分析等方面不完全相同，但是匹配巢式病例-对照研究的效率明显高于不匹配型，且结果也易解释。

巢式病例-对照研究是将两种不同的流行病学分析方法相组合后的一种新方法，因此它可同时具备两者的优点，与传统方法相比有一些独特之处。① 巢式病例-对照研究中的病例与对照来自于同一队列，可比性好，降低了效应估计时的选择偏倚；② 巢式病例-对照研究中的暴露资料是在疾病诊断前收集的，如果研究结果显示暴露与疾病存在关联，那么该关联与因果推断的时间顺序相符合，而且回忆偏倚小甚至可以避免，因果联系的推断更有力；③ 巢式病例-对照研究的统计效率和检验效率高于传统的病例-对照研究，而且可以计算疾病发生频率。而与传统的队列研究相比，又节约了大量的人力、物力和财力；可用于罕见病的研究。

因此，巢式病例-对照研究特别适用于以下情况：① 在前瞻性队列研究的随访开始后又出现了一种新的病因假设，而这种因素未被测量或者测量的费用太昂贵，应用巢式病例-对照研究可以对

必要个体进行选择性检测，而无须对队列内每个成员都进行检测。② 在研究某些生物学前体（biologic precursors）与某些疾病的联系时，巢式病例-对照研究特别有用，因为这些生物学前体的检测费用贵、精度高。

巢式病例-对照研究必须在研究开始时确定一个合适的人群作为研究队列，它是实施一次巢式病例-对照研究的起点。选择的队列可以是固定的（即进出队列的时间相同），也可以是动态的（进出队列的时间不同）。

根据所研究疾病的特征和实际情况，确定一个合适的观察期限作为对研究队列进行随访的时间。随访时间要恰当，过短就不能收集到足够的病例，过长则浪费人力、物力和时间。病例组与对照组确定后，从已收集好的整个研究队列的资料中抽出两组成员的相关资料，并从标本库中抽出其对应的生物标本进行实验室相关指标的检测。

二、方　法

病例与对照的选择是研究设计中的一个重要问题，其基本原则是所调查的病例足以代表总体中该病的病例，对照足以代表产生病例的总体。

选择研究对象，首先要确定目标人群（source population）。病例-对照研究的目标人群必须同时具有暴露于研究因素的可能和发生研究疾病的可能。病例和对照的选择都应是在目标人群中进行的。有时具有某病的病例及非病例（对照）不一定都符合研究条件，在选择病例组和对照组时都应予

以排除。如在研究龋齿与餐间甜点进食关系时,佩戴全口义齿者不属于目标人群,因为这些个体就不具有天然牙患龋的可能。所以,在进行病例-对照研究时,首先要确立目标人群,之后才能着手进行病例和对照的选择。

(一)病例的选择

1. 来源

主要有两种,一是医院的病例(hospital-based study),来源于某一或若干所医院的门诊或住院部在一定时期内确诊的全部病例或随机样本。其优点是较易进行,省经费;缺点是容易产生选择偏倚,仅反映所选医院的患者特点,而不是全人群的特点。

另一来源是某一特定时间和地区内,通过普查、疾病统计或医院汇总得到的病例,然后选择其所有的病例或其中的一个随机样本。这样在自然人群中选择病例(population-based study)的优点是选择偏倚比医院的病例要小,结论推及该人群的可信程度较高。缺点是较难进行,要求有完善的疾病登记,否则只能调查经过选择的一部分病例。

2. 类型

病例一般可分为三种类型,即发病病例(incident cases)、患病病例(prevalent cases)和死亡病例(dead cases)。在病例-对照研究中,首选的应是发病病例,因为发病病例有患病病例和死亡病例所不具备的优点:① 发病时间更接近于病因暴露时间,病例能更清晰准确详尽地回忆自己的有关经历和暴露史,并且容易得到就近的病历资料、职业暴露或其他记录;② 发病病例能自己回答问题,比死亡病例依靠亲友、家属回答要准确得多;③ 发病病例刚被确诊就接受调查,尚未受到各种决定生存、预后因素的影响,而患病病例是以往确诊的大批发病病例中的残存者,如果某种因素对预后有影

响,病例对暴露史的回忆就会带有主观选择性。或者患者原有的环境条件和生活习惯发生了改变,这样发病之前的真实情况受到影响,因而不易判断疾病的危险因素,甚至可能导致错误的结论。例如,有龋病的患者可能进食甜食有明显的酸感不适,因此自发改变了原有喜吃甜食的习惯,这样获得的饮食习惯的信息就不能反映真实情况。④ 如果发病病例收集完全的话,可以得到某种疾病的发病率。

应用患病病例也有一明显的优点,因为他们的资料现成易得,可得到的例数多,对发病率低的疾病,使用发病病例则在短期内不易收集到足够的病例数。

死亡病例由于是他人代为回忆,通过其家属、邻居、同事等人了解病例过去的暴露史,这在很大程度上取决于代回答者对病例的关心、了解程度。因此较难获得准确可靠的资料,现在已很少被人使用。

研究的疾病(或其他结局)应有明确的定义和诊断方法。病例的选择首先要力求符合公认的诊断标准,保证病例的诊断准确无误,必要时经血液培养、医院证明核实等。选用的检测指标应使错误分组的可能性降低到最低程度(特异性),又不至于将病例遗漏(敏感性)。如牙根面龋的诊断标准可采用 WHO 和美国国立牙病研究所(NIDR)推荐的标准:① 病损位于根面,颜色从淡黄到棕黄色,探软或发涩,有浅的或深的缺损。② 病损位于釉质牙骨质界时,面积 1/2 以上位于根方记为根龋,否则按冠龋记。

选取的病例应尽可能是病因学上同源的一组个体。有时甚至要求疾病的病理分型也相同。仅仅依据临床表现划分疾病类型是不完整的。如口腔黏膜发生溃疡,可以是截然不同的病因引起的临床表现。对诊断有疑问的患者不应纳入病例组中。

此外,在选择病例时所选的病例对目标人群应有较好的代表性,并包括轻重各型病例。在病例选择中还应注意亚临床病例的作用是有意义的,对于

慢性疾病的病因研究更是如此。亚临床病例多数属于疾病的早期阶段，是机体对于病因作用的早期反应。从这些病例的机体中或者环境中寻找病因，要比从可能已经脱离发病环境的晚期病例中寻找容易得多。而确定早期的亚临床病例，就要依靠先进的诊断方法。

（二）对照的选择

对照的选择更为复杂，是病例-对照研究成功的关键。对照的首要条件是不患所研究的疾病，而且肯定不处于潜伏期和隐性感染阶段；对照的另一个条件是其在已知的危险因子（如年龄、职业等）方面与病例组有可比性。选用对照的目的是为了估计研究库（即目标人群）中特定人群的暴露分布。

1. 选择对照的原则

（1）研究库原则　即要求对照和病例来自相同的研究库。

（2）对照的独立原则　选择对照必须独立于暴露，这样对照才能估计相应人群的暴露分布。在选择医院对照时，应将与研究因素有关的疾病从对照中排除。如果不排除这类疾病，可能就会出现对研究因素的危险性做出过高或过低的估计。此外，对照组所患疾病应在解剖学、病理生理学上与所研究疾病无关联。如研究口腔癌性溃疡时，结核性溃疡、阿弗他溃疡就不应作为对照。

（3）可比性原则　收集或测量病例组和对照组暴露信息的方法要尽可能相同。因为同一疾病用不同的诊断方法进行诊断时，可能有不同的敏感性和特异性；如果确定病例和对照所用的诊断方法不同，就有可能对照中混入轻型病例。如，确定龋病依靠病史、探诊、X线检查，确定对照仅凭无典型的疼痛史，则可能在对照组中混入无疼痛的浅龋者。

（4）控制混杂原则　指采取配比的方法选择对照组或限制的方法选择整个研究对象。为了保证对照与病例的可比性，许多病例-对照研究加上了相应的配比条件。当然，在注重可比性的时候，也不能过分追求组间完全一致。如果要求病例和对照除研究因素以外，其他因素都完全相同的话，就有可能导致过度匹配（over matching）。

2. 对照的类型

按是否与病例在某些因素上进行匹配分为两类：一类是不进行匹配，一旦确定对照来源后，就用抽样的方法从该人群中随机抽取足够的人数，不设其他限制与规定，称为成组对照。另一类是进行匹配的对照，要求对照组在某些因素或特征上与病例组保持相同，排除匹配因素对研究的干扰，这种类型称为配比对照。

选择的对照并不是代表所有未患该种疾病的人群，而是代表着产生病例的整个人群。对照组原则上应与病例组有同一来源。与选择病例相对应，对照的来源也有两个，一是从医院的其他患者中选对照，即在选择病例的医院内选择其他病种的患者作对照，这种方法比较方便，患者有充裕的空闲时间并且能够合作，因此这种对照的应答率和信息的质量均较高。选择医院对照时，还可以使病例和对照组间有关决定入院的因素相似。医院对照的一个严重缺陷就是对照可能因为某个与病因学特征有关的条件而有选择性地入院，并且这种选择性倾向和病例是不同的。这会使结果产生偏差。且医院对照还可能因病种不同导致对照和病例回忆时思维内容也不一定相同。例如龋病患者可能注重于回忆其摄取甜食情况，而牙周病患者可能更注重回忆维护口腔卫生的习惯。

对照的另一来源是某个人群。当病例是一地区的全部或大部分病例时可以从该地区未患该病的人中选对照。病例是来源于某个人群基础，选取一般人群对照可以保证与病例组的高度可比，研究结论推及总体的可靠性大。缺点是选择和调查时都较费事,所选中的个体常常不予合作或不易找到,应答情况比其他类型的对照差,无应答率高。表6-1列出了以人群和医院作对照来源的特点。

表6-1　以人群和医院作对照来源的特点

人　群	医　院
易定义来源	样本易得
病例和对照来源的一致性好	合作性好
对照的暴露情况可能反映未患研究疾病的人群	可通过病史记录和生物标本收集暴露信息

除以上两种来源之外,还可以根据研究目的对对照做一些限制,并选用恰当的分析方法,获得比选用传统对照更高的研究效率,而且所需的样本含量较小。例如以父母亲作为对照的设计,可以很好地用来研究遗传和环境的交互作用。以共同生活的同胞兄弟姐妹为对照,可以控制未成年时期的暴露情况,使早年环境暴露、遗传易感性的混杂因素得到平衡。对老年性疾病可以采用健康配偶或以健康子女作为对照,使对照与病例成年后的社会背景、生活习惯状况相似。以邻居为对照可以在一定程度上减少入院选择的偏倚,避免因地区经济等大环境因素混杂作用的影响。而以同事为对照的设计使病例组与对照组所处的职业环境具有一定的可比性。

对于某项具体的病例-对照研究,需根据研究的实际情况,如病例的来源、性质、选择病例的方法等来选择对照。一些流行病学专家建议:在病例-对照研究中应常规选取两个或多个对照组,因为单一对照组难以识别和判断研究中可能出现的多种偏倚。而从不同人群中为同一组病例选择多种对照,病例分别与多个对照比较,如分析结果一致,可初步否定某些偏倚的存在,进而提高研究结果的可信性。反之,分析结果有明显差异,则可有助于判断研究中存在偏倚,并促使研究者从多方面寻找偏倚的来源。

(三)配比和分层

配比(matching)是指用特殊的限制方法,根据病例组中每个病例的特征,为每一例病例匹配一个或多个对照,强制性使病例和对照在某些混杂因素上保持一致,以达到消除混杂因素影响的目的。配比的条件或变量应该是与疾病无直接关系的因素。如果配比变量中包括了疾病的危险因素或病因,就不能正确分析该因素与疾病的关系。

配比的目的在于控制可疑的混杂因素(confounding factor)。通过配比,使一些因素(变量)在被比较的两组中分布相似,缩小两组除所研究的因素外其他方面的差异,使病例组与对照组有较好的可比性。其实,配比方法本身无法直接控制混杂因素,但是通过提高分层分析的效率,达到控制混杂因素的目的。配比因素是既与研究的疾病有联系,又与研究的暴露因素有关联,而又不是中间变量的因素,即混杂因素。

配比因素可以是按属性分类的变量,如性别、民族、血型、职业、既往史、收入水平、文化教育水平、入院日期等;也可以是连续性的变量,如年龄、血压、某种生理、生化指标等。但后者不可能也不必要找到控制值与病例完全一致的对照组,通常规定一个可接受的波动范围。只要对照组的测定值不超出既定范围就可与病例配对。如,年龄的容许波动范围可规定±3岁(婴幼儿除外),血压的波动范围±10 mmHg。此外,可以根据研究目的和所研究疾病的特点,选择特殊的配比变量,例如孕期吸烟、服用药物和胎儿的唇腭裂有联系,若研究遗传因素与先天性唇腭裂的关系时可以考虑将孕期吸烟、服用药物作为特殊配比变量。

配比对照根据匹配的方式可分为群体匹配和个体匹配两大类。

(1)群体匹配　又称为成组匹配(category matching)或频数匹配(frequency matching)。要

求所选的匹配因素在病例组和对照组中分布是一致的。例如,病例组中男女性别比例各半,45岁以上者占1/3,则要求对照组也如此。

(2)个体匹配(individual matching) 从对象人群中选择一个或数个对照与每个病例相配,使对照在要求的特征上与病例相同。

配比条件或变量不宜太多,否则将给对照的选择带来困难,出现所谓配比过度的问题。配比的主要优缺点见表6-2。

表6-2 配比的主要优缺点

优　　点	缺　　点
减少样本量,可增加分析比较的准确性	时间、费用增加
分层(取样)过程易于理解	可能因无法找到合适的对子而将病例剔除

病例与对照的配比比例一般可为1:1,又称为配对(pair matching);1:2;1:3,最多不宜超过1:4。对照/病例比例越大,统计效率越高,但是比例数并不与效率的提高成正比,如表6-3所示。小样本研究以及因病例的某些构成(如年龄、性别构成)特殊时,选用配对最适合。

表6-3 对照/病例比例与效率的关系

对照/病例	理论上可获得的信息量(%)	净增信息量(%)
1	50	50
2	67	17
3	75	8
4	80	5
5	83	3

通过配比可以使各对内部保持均衡,尽可能排除或减少混杂因素的影响,从而提高分析的效能。配比时只需控制混杂的因素,而不必把无关紧要的因素都予以考虑。在配对设计中各对的调查结果即以下四种情况(见表6-4):病例与对照均暴露(＋、＋)、均未暴露(－、－)、又生暴露(病例和对照

暴露不一致的＋、－及－、＋)。当然,在1:2及以上的配比情况中,各对的结果将更复杂。

表6-4 配对资料可能出现的结果

可能结果	暴露与否	
	病　例	对　照
1	＋	＋
2	－	－
3	＋	－
4	－	＋

分层和配比一样,都是用来消除混杂因素影响而经常被采用的一种方法。分层分析(stratified analysis)是指先按欲控制的混杂因素(通常是性别、年龄或其他有关条件)的不同组合将总体分层,使得每一层内混杂因素处于同一水平,这样就可排除它的干扰。然后从各层中按预定的对比比例随机抽样。在实际研究中,配比常是实验设计阶段就需考虑的问题,而当某个因素不能确定是否混杂因素时,分层可在资料分析时进行初步判断。

假定按照混杂因素分成K层,就可形成K层成组病例-对照研究的资料,通常称为K层2×2表资料,统计分析时除关心各层次的比数比之外,还关心公共比数比值,设第i层的2×2表(表6-5)为:

表6-5 分层资料第i层的2×2表

	混杂因素未分层		混杂因素分K层	
	暴露	非暴露	暴露	非暴露
病例组	a	b	ai	bi
对照组	c	d	ci	di

例如,研究35岁以上人群中吸烟因素与牙周病的关系时,可将年龄分为4个组(35～39岁,40～44岁,45～49岁,≥50),按性别又分成两组,这样就将总体按不同的年龄、性别分成4×2个层,然后从这些层中按一定比例随机抽取病例和对

照的样本,使两组中年龄、性别因素达到均衡、一致。

(四)研究因素和信息的来源

研究因素(interest factors)又称为暴露因素(exposure factors)。暴露是指研究对象曾经接触过某些因素或具备某种特征,如接触过某种化学物质或物理因素,进食过某种食品、饮料或药物等,具备某些职业特征,或者处于疾病的某种状态等。暴露因素不一定都是危险因素,也可以是保护因素。危险因素可以是遗传的、心理的或营养缺乏、营养过剩等;保护因素可以是人为的干预措施,也可以是自然的干预措施。

暴露可以分为外暴露和内暴露。通过空气、水、土壤或食品等环境样品的监测所测得的物质浓度,只能在某种程度上间接反映人们的外暴露水平。直接检测人的血液、乳汁、唾液、龈沟液、活检材料等生物学标志的浓度,可以了解机体的生物学暴露,即内暴露水平。一般来说,直接检测内暴露水平比检测外暴露水平有更多的优点。在病例-对照研究中,病例与对照的外暴露情况可能是相同的,但由于各种原因,个人的实际暴露情况有很大的差异,这时就只能用内暴露水平来区分病例与对照暴露水平的高低。

1. 暴露因素的测量

应该尽可能客观、定量。为便于统计分析,定性的暴露资料在收集时应尽可能量化。如果暴露因素是连续性变量,例如年龄,通常可以将它分成若干组,组间距为 5 年(如 10～14,15～19,20～24)。吸烟嗜好可量化为平均每天吸烟 3 支以上;习惯性饮酒是指平均每周饮酒量 100 g 以上;饮茶指每天冲泡一次以上;且持续半年以上。这样就排除了一年中偶尔吸几根烟、饮几次酒的情况。

暴露因素的考察方面及指标必须在调查前有明确的规定。如调查服用药物史,要具体到药物的剂型、服用方式、量、频率、时间等。又如,在研究食用蔗糖替代品对龋齿的影响时,需考虑食用的量、食品的性状、进食的频率等。此外,将暴露因素分级是很有意义的,它可能提供因素与疾病之间的剂量反应关系。例如,在研究饮用水氟浓度与龋病、氟斑牙的关系时,需将饮用水氟浓度进行分级。

2. 暴露因素的收集、信息资料的来源

这里主要包括面访、信访等利用调查表收集信息的有关问题。面访对于收集暴露情况不失为一种十分有益的方法。这是因为:① 询问的问题可以覆盖与研究因素相关的各方面;② 费用较低;③ 可以收集发生于出现疾病数年前的暴露情况。

其他方式还有随机拨打电话(随机数字拨号random-digit dialing)、拜访居民、查阅记录(医疗记录、登记报告、职业史记录、发病或死亡登记等)。而更多的信息资料是由调查员通过调查表访问对象本人或其家属而获得的。预先设计好调查表,并且病例组和对照组使用相同的调查表。调查项目既要包含与发病可能有联系的各种因素,同时又要将与研究项目无关的因素排除在外。

不管哪种方式,应注意:① 病例和其对照的调查时间愈接近愈好。若两者的间隔时间过长,结果可能会受到无法控制因素的影响。② 对照和病例的调查尽量由同一名调查员完成。③ 病例和对照接受调查的环境、方式、时间、场合、调查内容以及提问方式应尽量做到完全一致,以免产生各种偏倚。④ 最好在确定诊断以前调查暴露史,如做不到,调查员最好用盲法调查,调查时不知谁是病例,谁是对照。

通过各种方式获得的研究资料可分为:经常性资料和一时性资料。经常性资料包括日常卫生工作记录及其有关报告,门诊、住院的病历、病例检查及医学建议记录等。一时性资料指专门通过专题调查或实验获取的资料,如疾病的病因学研究、干预措施的效果评价以及通过通信调查、电话调查

等获取有关信息。

研究资料需具备真实性、完整性、可比性、可靠性。为了提高资料的可靠性可以：① 统一调查方法，严格规定资料收集的方法，统一测量标准、调查表格和诊断标准；② 对调查人员进行统一培训；③ 注意所用仪器、设备、试剂等的统一及稳定性。

病例-对照所研究的危险因素的暴露情况，主要是通过被调查者的回忆和有关记录而获取。所以，根据研究目的制定合适的调查表是非常重要的。调查表应尽可能地包括所能估计到的一切可疑的危险因素，不能遗漏。因为病例-对照研究的目的是从果到因，如果遗漏了重要的有关因素，则无法获得导致结果的真正原因，背离了研究的根本目的。

在调查表中可以包括一些看似"无关"的信息，以分散调查者和被调查者的注意力，减少因主观因素造成的误差。例如在评价咀嚼口香糖是否对预防龋齿有效时，在调查询问中可以包含有关其他零食的进食情况。当然设计调查表需避免不必要的包罗万象，做无谓的浪费。同时要注意措词的选用，应该通俗易懂、简单明了、不产生歧义及诱导。

为了得到一份有的放矢的调查表，可以先在小范围内进行预调查，了解调查表的可行性和完整性，及时发现问题并进行补充修改，最后制定出适用的调查表。提问的方式可分开放式和闭锁式两种。在预调查中，可设一些开放式的问题，这样可能会得到一些宝贵而研究者意想不到的重要因素，有利于完善调查表。但这种开放式提问对调查者要求较高，所获得的资料内容比较多，在整理和统计时较费时间。因此，在正式的大样本病例-对照调查中常用闭锁式提问，这种提问要求表中的备选答案包括一切可能的结果，所得到的调查结果比较统一，易于编码统计和计算机的分析处理。

（五）样本量的估计

病例-对照研究所需样本含量的估计，与下列因素有关：① 病例组和对照组各自对被研究的可疑病因的暴露率；② 预期与该暴露有关的相对危险度（RR）、比值比（OR）；③ 第一类错误概率 α（假阳性率），通常取 $\alpha = 0.01$ 或 0.05；④ 第二类错误概率 β，把握度为 $(1-\beta)$，通常取 $\beta = 0.10$ 或 0.20。

这四项数值确定之后，可查阅有关统计学专著、查表或应用相应的计算公式估算需要的病例和对照数。

1. 用公式计算样本含量

将有关数值代入下列公式求病例组及对照组的例数。

$$n = \frac{\left(Z_\alpha \sqrt{2\bar{p}\bar{q}} + Z_\beta \sqrt{p_0 q_0 + p_1 q_1}\right)^2}{(p_1 - p_0)^2}$$

（公式 6-1）

n 为病例组或对照组人数，Z_α 为显著性水平 α 相应的标准正态差，Z_β 为 β 相应的标准正态差，可从表 6-6 中查得，p_1 与 p_0 分别是病例组与对照组估计某因素的暴露率，$q_1 = 1 - p_1$，$q_0 = 1 - p_0$，$\bar{p} = (p_0 + p_1)/2$，$\bar{q} = 1 - \bar{p}$，$p_1 = (OR \times p_0)/(1 - p_0 + OR \times p_0)$。

表 6-6　正态分布百分位数表

α 或 β	Z_α（单侧检验） Z_β（单侧或双侧检验）	Z_α（双侧检验）
0.001	3.090	3.290
0.002	2.878	3.090
0.005	2.567	2.807
0.010	2.326	2.567
0.020	2.058	2.326
0.025	1.960	2.242
0.050	1.645	1.960
0.100	1.282	1.645
0.200	0.842	1.282

例如,用病例-对照研究方法调查孕妇暴露于某因素与婴儿先天性唇腭裂之间的关系。估计对照组的暴露率为30%,若暴露引起的比值比为2.5,$\alpha = 0.05$(双侧),$1-\beta = 0.90$,则需要调查多少人?

$p_0 = 0.3$, $q_0 = 1 - 0.3 = 0.7$, OR $= 2.5$

$p_1 = (2.5 \times 0.3)/(1 - 0.3 + 2.5 \times 0.3) = 0.517$

$q_1 = 1 - 0.517 = 0.483$

$\overline{p} = (0.3 + 0.517)/2 = 0.409$

$\overline{q} = 1 - 0.409 = 0.591$

查表6-6得 $Z_\alpha = 1.960$, $Z_\beta = 1.282$ 代入公式6-1:

$$n = \frac{(1.96 \times \sqrt{2 \times 0.409 \times 0.591} + 1.282 \times \sqrt{0.3 \times 0.7 + 0.517 \times 0.483})^2}{(0.517 - 0.3)^2} = 106$$

求得病例组和对照组各需106人。

根据以上公式,可以看出样本含量估计中几个参数之间的关系:① 参数 α、β、p_0 和 OR,其中任何三个参数既定,另一个因素与样本含量成反比。② 对一定的 α、β 和 OR 来说,当 p_0 为 50% 时,所需的样本含量为最小。

假设暴露率及优势比(OR)无法估计,则可用经验的累积法处理,即先调查病例和对照各100例,然后作统计学处理,如果不能获得相应的结论,则可再增加适当的样本量。

在实际研究中往往同时探索几个因素,而每个因素都各自有 OR 及 p_0,这时估计样本大小常选用最小的 OR 和最适的 p_0(距50%最远)进行估算,以

保证所有的因素都能获得较满意的检验效率。

2. 匹配的病例-对照研究的样本含量估计

在计算配对病例-对照研究的样本量大小时,比较的是病例与对照中暴露情况不一致的对子数,公式如下

$$m = \frac{[Z_\alpha/2 + Z_\beta \sqrt{p(1-p)}]^2}{\left(p - \dfrac{1}{2}\right)^2} \quad \text{(公式 6-2)}$$

式中 $p = \text{OR}/(1 + \text{OR}) \approx \text{RR}/(1 + \text{RR})$

m 为所需的病例与对照暴露情况不一致的对子数;p_1 与 p_0 分别是病例组与对照组估计某因素的暴露率,设 M 为需要的总对子数,p_e 为病例组和对照组暴露情况不一致的对子数出现的频率,则 $M = m/p_e$

$$p_e \approx p_0 q_1 + p_1 q_0$$

$$M = m/(p_0 q_1 + p_1 q_0)$$

3. 用查表方法估计样本含量

除用公式计算样本含量外,也可以直接查表。一般在这类表中 $\alpha = 0.01$ 或 $\alpha = 0.05$,把握度 $1-\beta = 0.90$。表6-7列出了人群中不同暴露者比例(以对照组暴露比例为估计值)与暴露有关的 OR 时,病例-对照研究所需要的病例数。例如,研究乳牙反𬌗与不良哺乳习惯的关系,已知 $p_0 = 0.1$,OR $= 2.0$,通过查表得到样本量为每组378例。

表6-7　病例-对照研究样本量($\alpha = 0.05$ 双侧,$\beta = 0.10$)

OR	p_0							
	0.01	0.05	0.1	0.2	0.4	0.5	0.6	0.8
0.1	1420	279	137	66	31	24	20	18
0.5	6323	1286	658	347	203	182	176	229
2.0	3206	689	378	229	176	182	203	347
3.0	1074	236	133	85	71	77	89	163
4.0	599	134	77	51	46	51	61	117
5.0	406	92	54	37	35	40	48	96
10.0	150	36	23	18	20	24	31	66
20.0	66	18	12	11	14	18	24	54

有些样本量表还可同时列出不同配比如 1∶2、1∶4 时所需的病例数,对照数可按照比例进行推算。

三、调查偏倚及其控制

病例-对照研究是一种回顾性研究,比较容易产生偏倚。偏倚(bias)指的是在研究设计、实施、分析和推断过程中由于各种因素导致观察值与真实值之间的系统偏离,即系统误差(systematical error),它是由抽样误差以外的任何原因引起的误差。偏倚是造成歪曲研究结果真实性和重复性的主要原因。从理论上讲,偏倚是可能避免的,即使不能完全被消除,也可以被察觉。偏倚是人为造成的误差,是由于研究对象的选择、资料的收集、指标的测量等诸方面的方法或标准不恰当所致。因此,偏倚可以贯穿于从研究设计到得出推论的整个过程。为使研究结果真实并能泛化,必须避免和消除各种偏倚。在病例-对照研究中常见的偏倚有三种:选择偏倚、信息偏倚和混杂偏倚。一般来说,选择性偏倚出现在研究开始阶段,信息偏倚出现在研究实施阶段,混杂偏倚主要出现在结果分析阶段。

1. 选择偏倚

选择偏倚(selection bias)是指由于选用方法不正确使选入的研究对象与其所代表的总体间在某些特征上存在系统误差,导致研究结果偏离了实际情况。

(1)入院率偏倚(admission rate bias) 又叫 Berkson 偏倚,以医院为基础的病例-对照研究中可存在此种偏倚。当利用医院病例作为对照时,由于对照是医院的某一部分患者,而不是全体目标人群的一个随机样本。又由于病例只是该医院或某些医院的特定病例,不是全体病例的随机样本,即医院样本可能与人群有系统误差,特别是因为各种疾病的入院率不同导致病例组与对照组在某些特征上的系统误差。

在研究的设计阶段应尽可能采用随机抽样的方法选择研究对象,选择多家医院包括不同病情、不同特征的患者等方法以减少偏倚程度。

(2)现患-新发病例偏倚(prevalence-incidence bias) 又叫 Neyman 偏倚。用现患病例所得出的暴露与疾病之间的联系,可能会由于某些影响存活的因素不同而产生偏倚。在病例-对照研究中,调查到的往往只是存活患者,不包括死亡、亚临床轻型病例或痊愈者,从而使研究结果产生偏倚。如果调查对象选自现患病例,可能得到更多信息,但其中不少信息可能只与存活有关,而未必与该病的发病有关,从而高估了某些暴露因素的病因作用。另外,某病的存活者已经改变了病前生活习惯的一些特征,从而夸大或缩小了某个危险因素的水平,导致某一因素与疾病关联误差。

调查时严格按诊断标准,尽可能选用新发病例,同时将暴露程度与暴露结局联系起来作结论,可减少此种偏倚的程度。

(3)检出偏倚(detection signal bias) 又称暴露偏倚(unmasking bias),如果某因素虽不是病因,但其存在有利于某病体征或症状早现,使患者及早就医,医师对其检出也易于发现该因素的存在,因此易于得出该因素与疾病有联系的错误结论。

(4)选择性转诊引起的偏倚 转诊病例多为疑难重病或有合并症者,其病因可能与一般病例有所不同,如果仅选择转诊病例作为研究对象,得出的联系可能存在偏倚。

在选择病例时应减少转诊病例或合并症患者的比例,对一些综合征病例的纳入也应慎重。

(5)诊断偏倚(diagnosis bias) 是由于病理诊断标准不明确、标准不够详细甚至诊断依据不足而造成的偏倚。如研究口腔黏膜创伤性溃疡病例中包括了糜烂型口腔扁平苔藓、天疱疮等黏膜溃疡性疾病,这就导致诊断偏倚。

研究中对疾病的诊断标准应明确、统一。剔除诊断不明确的病例。

（6）无应答偏倚　是指研究对象因为各种原因，如文化水平低、对健康不重视、设计的问题不恰当或涉及隐私等，导致应答率低，对研究者提出的问题不予回答而造成偏倚。根据研究发现，职业病应答率较好，而癌症、传染病、冠心病的应答率低。若无应答率达到一定程度，将会影响研究结果的真实性，因此一般认为应答率至少达到80%。

在研究中要采取相应的措施，做好宣传和解释工作，尽量取得研究对象的合作，以减少无应答率。调查表的设计要合理，难易度符合实际情况。对调查员进行培训，尤其注意敏感问题的询问技巧。

（7）时间效应偏倚（time effect bias）　对于一些慢性疾病，从开始暴露于危险因素到出现病变通常需要经历一段较长的时间过程。因此，在病例-对照研究中，那些暴露后即将发生病变的人、已发生早期病变而不能检出的人、或在调查中已有病变但因缺乏早期检测手段而被错误地认为是非病例的人，都可能被选入对照组，由此导致对研究因素与疾病关系的错误估计。

在调查中尽量采用敏感的疾病早期检查技术，或进行观察期较长的纵向调查，尽可能地控制时间效应偏倚。

（8）排除偏倚（exclusive bias）　在选择研究对象的过程中，没有按照既定的原则或标准从病例和对照组中排除某些不符合表征的研究对象，导致对某因素与疾病之间的联系估计错误。

研究者对整个研究过程中可能会出现的选择偏倚应有充分的了解。严格掌握研究对象纳入与剔除的标准。

2. 信息偏倚

信息偏倚（information bias）又称观察偏倚（observational bias），指在收集整理资料阶段由于观察和测量方法的不同，或受调查对象某些特征的影响，使病例组和对照组获得不同的信息，所得到的结果与实际情况产生系统误差。

（1）回忆偏倚（recall bias）　在病例-对照研究中最不容易避免的是回忆偏倚。由于被调查者对既往的暴露情况记忆失真或不完整造成结论的系统误差。例如，在研究妊娠期间服用某药物和婴儿患唇腭裂之间关系时，被调查者可能因育有多名子女，无法清晰回忆多年前的情况，使得到的信息失真。

同时，在研究中如果调查对象因各种原因如高龄、年幼、重病等不能直接应答，而由其配偶、父母、子女或其他亲属代理时，所获得信息的准确性还受到被询问代理者的记忆和对研究对象了解、关心程度的影响，由此导致的偏倚又称为代理者偏倚（surrogate bias）。

采用盲法收集资料，选择不易为人们遗忘的客观指标，并重视问卷的提问方式和调查技术，这将有助于减少回忆偏倚。

（2）调查者偏倚（observer bias）　可能来自调查对象及调查者双方。病例和对照的调查环境与条件不同，或者调查技术与质量不高，以及仪器设备的问题等均可产生调查偏倚。由于这种偏倚与回忆偏倚均有可能将调查对象的暴露史归类错误，从而引起假阳性或假阴性的错误分类，因此有时将这两种偏倚合称为归类偏倚（misclassification bias）。如在检查牙龈情况时，选用了不同的牙龈指数进行牙龈健康记分。又如选用不同的探针检查牙周袋，从而引起偏倚。

因此，在研究中调查的变量尽可能采用客观性强的指标。做好技术培训，调查方法一致和检查条件一致。在同一时间由同一调查员完成病例和对照的调查，控制各种实验条件，提高操作技术熟练程度等最大限度减少偏倚。

（3）报告偏倚（reporting bias）　指由于研究对象有意夸大或缩小某些信息而导致的系统误差，因此这种偏倚也被称为说谎偏倚。

调查表中可设计一些看似"无关"的问题，以分散调查对象的注意力。进行检查或调查时尽可能采取盲法。

（4）测量偏倚 是指对研究所需指标或数据进行测量时所产生的系统误差，如使用仪器设备校正不准确，试剂不符合要求，测定方法的标准或程序不统一，使测量结果偏离真值。例如在检测龋危险性时病例组和对照组选用不同的试剂，其中一组的试剂已过有效期，则获得的结果与实际情况不符，导致测量偏倚。

在检测中需做到仪器设备严格校正，选用合格的试剂，所用程序要符合标准。

3. 混杂偏倚

当研究某个因素与某种疾病的关系时，由于某个外部因素（又称第三因子）既与研究的因素有关，又和研究的疾病有联系，而该外部因素又未被排除或控制，就会歪曲暴露与疾病之间联系的真实性，掩盖或夸大了所研究的暴露因素与疾病的联系，这种偏倚称为混杂偏倚（confounding bias），该外部因素称为混杂因素。混杂因素与暴露因素、疾病三者之间的关系可用图 6-4 表示。年龄、性别与许多疾病及多种暴露都有联系，是最常见的混杂因素。如在研究吸烟年数与发生牙周病的关系时，年龄就可能产生混杂作用，因为年龄本身也是发生牙周病的一个危险因素。

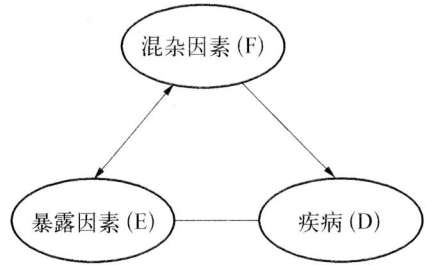

图 6-4 混杂因素与暴露因素、疾病之间的关系

（1）正混杂偏倚 由于混杂因素的作用，使得暴露因素与疾病的联系偏离无效假设。

（2）负混杂偏倚 由于混杂因素的作用，使得暴露因素与疾病的联系趋向于无效假设。

形成混杂的条件：① 混杂因素必须与所研究疾病的发生有关，是该疾病的危险因素之一。② 必须与所研究的因素有关。③ 必须不是研究因素与疾病病因链上的中间环节或中间步骤。

要控制混杂偏倚须科学设计，在选择对象时，尽可能采取随机抽样原则，采用限制和匹配的方法进行控制。在分析阶段可按分层分析的方法、标准化处理或应用多因素分析模型进行处理。如果采取上述方法后，存在的偏倚对结果的影响仍然很大，那么下结论时就应当慎重。

第四节 病例-对照研究的资料分析

病例-对照研究结果的分析主要是利用统计学方法检验暴露与疾病之间有无联系、联系的强度如何。病例-对照用于病因学研究时，可以先将每个因素的致病效应列成四格表的形式，运用 x^2 检验比较该因素与致病效应间有无联系，计算 OR 值及其可信限。然后再对那些与疾病发生有联系的因素进行多因素分析，最后筛选出主要的危险因素。

一、整 理 资 料

首先对收集的资料进行核查，发现有错误、遗漏应及时改正。随着计算机技术的不断发展，很多资料的核查工作可以由计算机完成。

二、分析资料

病例-对照研究的资料分析主要包括资料的描述性分析和推断性分析。

（一）描述性分析

1. 描述研究对象的基本特征

首先应该对病例组和对照组的基本特征如年龄、性别、职业、出生地等进行分析,这有助于对研究资料的基本情况有足够的了解。

2. 均衡性检验

将病例与对照两组之间的研究因素除外,检验其他各特征在两组的分布是否均衡,以此判断两组资料是否具有良好的可比性。如果两组资料在某特征分布不均衡,应对有差异的特征做统计学检验。

（二）推断性分析

主要是分析暴露因素与疾病在统计学上的关联强度,检验各因素在统计学上有无显著性差异,并确定关联强度的大小。

1. 成组病例-对照资料分析

成组病例-对照研究资料可整理成表 6-8 所示的四格表。

表 6-8　成组病例-对照研究资料整理表

暴露史或特征	病　例	对　照	合　计
有	a	b	$a+b=n_1$
无	c	d	$c+d=n_0$
合计	$a+c=m_1$	$b+d=m_0$	$a+b+c+d=T$

（1）比较病例组和对照组的暴露比,并做显著性检验　最简单的情况是因素与结局都只分为"有"或"无"两类,从表 6-8 可见,病例-对照研究对比的是病例组的暴露率即 $a/a+c$ 和对照组的暴露率 $b/b+d$。如在两组间其他条件平衡时,$a/a+c>b/b+d$,并经统计学检验证实差异有显著意义,则可间接推断暴露与疾病有联系。

测定这两个比的差异有无统计学意义,可用一般四格表 χ^2 检验、校正 χ^2 检验或 Mantel-Haenszel 法（简称 M - H 法）。若两组差异有统计学意义,说明该暴露因素与疾病存在联系,则进一步求比值比。

χ^2 检验的公式:$\chi^2 = \dfrac{(ad-bc)^2 n}{(a+b)(c+d)(a+c)(b+d)}$

（公式 6-3）

样本量较小时用校正的 χ^2 检验公式:$\chi^2 = \dfrac{(|ad-bc|-n/2)^2 n}{(a+b)(c+d)(a+c)(b+d)}$

（公式 6-4）

（2）求比值比　病例-对照研究是由果推因,无法获得暴露组和非暴露组的观察人数,因此无法直接计算发病率或相对危险度,只能用比值比（odds ratio,缩写为 OR,又称优势比、交叉乘积比）估计。

比值（odds）是指某事物发生的概率与不发生的概率之比。表 6-8 中,病例组和对照组有暴露史的概率分别为 a/m_1、b/m_0;两组无暴露史的概率又分别是 c/m_1 和 d/m_0。

病例组的比值 $= a/m_1/c/m_1 = a/c$

对照组的比值 $= b/m_0/d/m_0 = b/d$

则比值比（odds ratio）$= a/c/b/d = ad/bc$

即　OR $= ad/bc$　（公式 6-5）

当 OR>1 时,说明病例组的暴露频率大于对照组,即暴露有较高的发病危险性,称为"正"关联;反之,当 OR<1 时,说明病例组的暴露概率低于对照组,即暴露有保护作用,称为"负"关

联。疾病与暴露联系愈密切，比值比的数值愈远离 1。

表 6-9 OR 值的意义

OR 值范围	意　义
0～0.3	高度有益
0.4～0.5	中度有益
0.6～0.8	微弱有益
0.9～1.1	不产生影响
1.2～1.6	微弱有害
1.7～2.5	中度有害
≥2.6	高度有害

（3）计算比值比的可信限　由于比值比是对联系程度的一个点估计，但是估计值总是有其变异性，计算出这个变异的区间有助于进一步了解联系的性质及程度。因此，需对 OR 值估计其可信区间，一般采用 95％的可信限。

Woolf 的近似法自然对数转换法：

$$Var(\ln OR) = \frac{1}{a} + \frac{1}{b} + \frac{1}{c} + \frac{1}{d}$$

$$\ln OR\ 95\%\ CI = \ln OR \pm 1.96\sqrt{Var(\ln OR)}$$

（公式 6-6）

Miettinen 卡方值法：

$$OR_L, OR_U = OR^{(1 \pm \frac{z}{x})}$$

（公式 6-7）

公式（6-7）OR_L、OR_U 分别为 OR 的下限与上限。OR 95％可信限 $Z = 1.96$，OR 99％可信限 $Z = 2.576$，OR 90％可信限 $Z = 1.645$。当样本量较小、需作连续校正时，不宜用这种方法。

OR 可信区间的计算除了有助于估计变异范围的大小外，还有助于检验 OR 值的判断意义，如区间跨越大，则提示暴露与疾病危险联系强度的作用小。

例如，为研究长期缺乏母亲监护与婴幼儿猛性龋的关系，有学者进行了病例-对照研究，结果整理见表 6-10。

表 6-10 长期缺乏母亲监护与婴幼儿猛性龋的关系

长期缺乏母亲监护	病例组	对照组	合　计
有	42	25	67
无	112	160	272
合　计	154	185	339

$$\chi^2 = \frac{(42 \times 160 - 25 \times 112)^2 \times 339}{67 \times 272 \times 154 \times 185} = 10.03$$

$\chi^2_{0.01(1)} = 6.63$，$\chi^2 = 10.03 > 6.63$，故 $P < 0.01$

χ^2 检验结果提示两组暴露比例有显著性差异，即长期缺乏母亲监护与婴幼儿猛性龋有统计学联系。

$$OR = \frac{42 \times 160}{112 \times 25} = 2.40$$

表明长期缺乏母亲监护的婴幼儿发生猛性龋的危险性是有母亲监护者的 2.40 倍。

$Var(\ln OR) = 1/42 + 1/25 + 1/112 + 1/160 = 0.079$

$\ln OR\ 95\%\ CI(U) = \ln 2.4 + 1.96 \times 0.2811 = 1.4265$

$\ln OR\ 95\%\ CI(L) = \ln 2.4 - 1.96 \times 0.2811 = 0.3245$

$\exp(0.3245, 1.4265) = 1.383, 4.164$

即 OR 95％ CI = 1.383～4.164

2. 1：1 配比病例-对照资料分析

在应用配比方法的病例-对照研究中，调查或分析时应该将此组病例和对照作为一个组别而不要拆开。这里主要介绍 1：1 配比病例-对照资料的分析方法。

（1）1：1 配对资料的整理　将资料按下列格式整理（表 6-11）。

表 6-11 1∶1 配比病例-对照研究资料整理构架

对　照	病　例		合计
	有暴露史	无暴露史	(配比数)
有暴露史	a	b	$a+b$
无暴露史	c	d	$c+d$
合计(配比数)	$a+c$	$b+d$	$a+b+c+d=T$

注：a、b、c、d 分别表示病例与对照均暴露、病例不暴露对照暴露、病例暴露对照不暴露及病例和对照均不暴露共四种情况。

(2) 检验暴露史是否与疾病有联系　用 McNemar 公式计算 χ^2。

$$\chi^2 = \frac{(b-c)^2}{b+c} \quad \text{(公式 6-8)}$$

当 $b+c < 40$ 时,用 McNemar 校正公式计算 χ^2

$$\chi^2 = \frac{(|b-c|-1)^2}{b+c} \quad \text{(公式 6-9)}$$

自由度 = 1

(3) 计算比值比 OR

可以用病例与对照暴露不一致的对子数(c、b)表示

$$\text{OR} = c/b \quad \text{(公式 6-10)}$$

(4) 计算比值比的可信限

1) Woolf 的近似法自然对数转换法:

$$Var(\ln \text{OR}) = \frac{1}{a} + \frac{1}{b} + \frac{1}{c} + \frac{1}{d}$$

(公式 6-11)

$$\ln \text{OR } 95\% \text{ CI} = \ln \text{OR} \pm 1.96\sqrt{Var(\ln \text{OR})}$$

2) Miettinen 卡方值法:

$$\text{OR}_L, \text{OR}_U = \text{OR}^{(1 \pm \frac{z}{x})} \quad \text{(公式 6-12)}$$

OR_L、OR_U 分别为 OR 的下限与上限。当样本量较小、需作连续校正时,不宜用这种方法。

如婴幼儿服用某药物与四环素牙的关系的病例-对照研究,资料整理见表 6-12。

表 6-12 婴幼儿服用某药物与四环素牙的关系

对　照	病　例		合计
	服用药物	未服用药物	(配比数)
服用药物	2	8	10
未服用药物	24	30	54
合计(配比数)	26	38	64

$$\chi^2 = \frac{(|8-24|-1)^2}{8+24} = 7.03, \ P < 0.01$$

$$\text{OR} = 24/8 = 3.00$$

$$95\% \text{ OR}_L, \text{OR}_U = 3.00^{(1 \pm 1.96/\sqrt{7.03})} = 1.33 \sim 6.76$$

以上结果表明:OR = 3.0,其 95% 的可信区间 1.33~6.76,可初步认为服用该药物是发生四环素牙的危险因素。服用药物者患有四环素牙的危险是不服用药物者的 3.0 倍。

陶丹英

参 考 文 献

1　任爱国,袁聚祥,徐应军等.病例对照研究报告的评价.中国卫生统计,1988,5:8-11

2　潘小琴,肖斌权.环境污染的流行病学研究方法.北京:人民卫生出版社,1997

3　赵仲堂主编.流行病学研究方法与应用.科学出版社,2000

4　董碧蓉.临床研究中的偏倚及其控制方法.实用医学杂志,2000,16:619-622

5　李立明,黄悦勤.临床流行病学.北京:人民卫生出版社,2001

6　沈福民主编.流行病学原理与方法.上海:复旦大学出版社,2001

7　叶冬青.巢式病例对照研究的设计及分析.疾病控制杂志,2001,5:65-68

8　K Sutton-Tyrrell. Assessing bias in case-control studies Stroke,1991,22:938-942

9　胡永华主编.实用流行病.北京:北京医科大学出版社,2002

10　Raymond S. Greenberg. Medical Epidemiology. 北京:人民卫生出版社,2002

11　聂绍发.临床流行病学.湖北:湖北科学技术出版社,2003

12　陈树昶,汪宁,李瑛.病例对照研究的设计原理及其进展.疾病控制杂志,

2004，8：56－59

13 陈峰，易洪刚，赵杨等.危险度评价中的非传统病例-对照研究.中国卫生统计，2004，21：269－272

14 张丽，张彤.老年人根面龋的病因及治疗.中国基层医药，2005，

12：740－741

15 Badiah Baharim, Richard M. Palmer, Paula Coward, et al. Investigation of periodontal destruction patterns in smokers and non-smokers. J Clin Periodontol, 2006, 33：485－490

第七章 队列研究

第一节 概 述

一、队列研究的定义和类型

队列研究（cohort study）指选择一个尚未发生所要研究疾病的人群，根据有无暴露于研究因素而将其分为暴露组（也可根据暴露程度再分组）和非暴露组，随访观察一段时间后，比较两组发病率或死亡率的差异，从而判断暴露因素与疾病的关系的一种研究方法。队列研究又称为定群研究、群组研究、前瞻性研究（prospective study）、发病研究（incidence study）、随访研究（follow-up study）、纵向研究（longitudinal study）等。

根据作为观察终点的事件在研究开始时是否已经发生，可把队列研究分为前瞻性与回顾性及混合性三类。

（一）前瞻性队列研究

前瞻性队列研究（prospective cohort study）是指研究开始时，暴露因素已经存在，而疾病尚未发生，研究的结果需要前瞻随访观察一段时间才能得到，即从现在追踪到未来。

（二）回顾性队列研究

回顾性队列研究（retrospective cohort study）又称历史性队列研究（historical prospective study），研究开始时暴露和疾病均已发生，其特点是追溯过去历史资料确定暴露与非暴露组，然后追查到现在的发病或死亡情况。

（三）混合性队列研究

即在回顾性队列研究的基础上，继续进行一段时间的前瞻性队列研究，结合以上两种方法的优点。

另有一种双向型的队列研究，适于研究对人体兼有短期与长期效应的因素，可用回顾性队列法研究前者而用前瞻性队列法研究后者。

还有一种把病例-对照法与前瞻法结合起来的设计。其特点是用队列法建起队列（研究对象）并随访发现其中发生的病例，然后用病例-对照法调查病例及队列中适于作对照的一部分人的暴露史。这里，病例与对照都来自一个界定明确、有基线资料记录的队列，暴露史的质量较高，还可以有病例尚未发病时的实验室检验记录，而且可以省去对占绝对多数的未发病成员的暴露史调查。

二、队列研究的用途和条件

（一）用途

（1）验证病因假设　由于队列研究检验病因假设的能力较强，因此深入检验病因假设是队列研究的主要用途和目的。通常一次研究只检验一种暴露与一种疾病的因果关联，如吸烟与肺癌的关联；但也可同时检验一种暴露与多种结果之间的关联，即检验多个假说，如可同时检验氟化物与氟斑牙、氟骨症等的关联。

（2）评价自发的预防效果　有些暴露有预防某结局发生的效应，即预防效果。如大量的蔬菜摄入可预防肠癌的发生，戒烟可减少吸烟者肺癌发生的危险等，这里的预防措施（如蔬菜摄入和戒烟）不是人为的，而是研究对象的自发行为。这种现象又被称为"人群的自然实验"。

（3）描述疾病自然史　临床上观察疾病的自然史只能观察单个患者从起病到痊愈或死亡的过程；而队列研究可以观察人群从暴露于某因素后，疾病逐渐发生、发展，直至结局的全过程，包括亚临床阶段的变化与表现，这个过程多数伴有各种自然和社会因素的影响，队列研究不但可了解个体疾病的全部自然史，而且可了解全部人群疾病的发展过程。

因此，队列研究也可用于确定疾病的预后（患有疾病的人可能发生什么后果）。一组已经被诊断为患有某种疾病的早期患者，或在筛选检查中有阳性结果的患者被收集起来（起始队列），然后反复进行随访，以观察不同结果的发病率（每年发生的新病例）和病程。

（二）队列研究的基本条件

（1）人口流动性小，便于随访。

（2）医疗保健条件和合作条件较好，能提供较完整的暴露资料以及观察期间疾病的发生资料。

（3）暴露人群预期发病率较高，以期望研究能在较短时间内完成。

三、队列研究的特点

（1）在队列研究中，根据暴露于某种特定物质（如一种疫苗、一种药物或一种环境毒素）或因素的不同，选择两组（或更多组）人群，然后随访，观察每一组有多少人发生了某一种特定的疾病或其他后果。

（2）设立了非暴露组（对照组）；如果暴露组（或大剂量组）的率显著高于未暴露组（或小剂量组）的率，则可认为这种暴露与疾病存在联系，并在符合一些条件时有可能是因果联系。各组除了暴露有无或程度不同之外，其他可能影响患病或死亡的重要因素应具有可比性（均衡性）。但并不要求除暴露状况外一切方面都可比，这在观察性研究中实际上是做不到的。有些因素可在数据分析中得到控制。

（3）验证的与暴露因素有关的疾病研究开始前并不知道，不同于病例对照研究；随机对照临床试验通常是从已经患有某种疾病的患者开始研究，但绝大多数队列研究是从研究对象开始，这些研究对象可能发病，也可能不发病。对一群人在某种病尚未明显发生前，对某个（或某些）可能起病因作用或保护作用的事件的后果进行随访监测。

（4）由"因"到"果"，先有因，后有果，因而可以确证暴露与疾病的因果联系。

（5）因为要观察整个病程，所以研究时间长，耗费的人力、财力大。在队列研究中随访的时间通常以年（有时10年）来计算，因为许多疾病，尤其是癌症发病需要这样长的时间。

第二节　队列研究的实施

一、确定暴露因素和结局

（一）确定暴露因素

研究因素在队列研究中常称为暴露因子或暴露变量，相当于实验研究的处理因素。在研究中要考虑如何选择、规定和测量暴露因素。队列研究中的暴露因素通常是在描述性研究和病例对照研究的基础上确定的。

一般应对暴露因素进行定量，除了暴露水平以外，还应考虑暴露的时间，以估计累积暴露剂量。同时还要考虑暴露的方式，如间歇暴露或连续暴露、直接暴露或间接暴露、一次暴露或长期暴露等。暴露的测量应采用敏感、精确、简单和可靠的方法。

队列研究除了要确定主要的暴露因素外，还应确定同时需要收集的其他暴露因素资料及背景资料，包括各种可疑的混杂因素及研究对象的人口学特征，以利于对研究结果做深入分析。

（二）确定结局

结局（outcome）是指观察中出现了预期结果的事件，如疾病的发生、死于某种疾病等。根据具体的研究，确定具体的结局定义。最客观的结局是死亡，但不限于发病和死亡，还有各种化验指标等。其他的结局可包括致残、脏器功能衰竭、疾病的缓解等。只要研究的结局与研究的主题相呼应就可以。关键在于阳性结局必须有一个明确和客观的定义。如果阳性结局的判断受主观因素的影响，则必须采用盲法。确定结局必须有明确而统一的疾病诊断标准，一般采用国际或国内统一标准。结局变量既可是定性的，也可是定量的，如血清抗体的滴度、尿糖及血脂等。

队列研究的优点之一是可以同时收集到多种结局资料，研究一因多果的关系，故在队列研究中对非预定结局（如疾病或死亡）的信息也要收集。在临床研究中，随访的起点往往不在同一个时间，因为不可能所有研究病例约好同一天起病，研究对象是逐渐入组；同样随访终点（阳性结局）也不可能发生在同一个时间；对于结束研究时尚未达到阳性结局者称为删失（censoring），但不称其为阴性结局，因为我们不知道结束研究后患者的进展结果如何，要不是结束研究，再随访若干时间，可能就达到随访终点，出现阳性结局了。

预后研究并非均以死亡为结局。研究者根据研究的内容，还常常可以以"康复"为结局。还有一部分患者可能在随访中死亡了，我们不能将其简单地当作删失并记录从起点至死亡的时间，由于死亡者永远都不可能达到研究终点，所以这部分患者的资料应该作为删失，而时间必须是略超出本组最长随访者的时间。

二、研究对象的选择

研究对象的选择包括暴露组和非暴露组的选择。选择暴露于某种危险因素的人群作为暴露组，再选择未暴露于某种危险因素的人群作为非暴露组。

（一）暴露组选择

选择有暴露史，目前仍在暴露中，且将在一段时间内继续暴露于某因素的对象;或能提供明确的暴露史及暴露程度,便于继续观察的对象;或能提供可靠的转归(结局),发病就医、诊断和报告方便的对象。

(1)特殊暴露的人群　选择由于职业关系或其他原因暴露于某危险因素特别严重的人作为定群研究对象,不但所需要的人数较少,而且较易发现暴露与患病之间是否存在联系。如要进行猛性龋的病因学研究,需寻找相应的儿童进行观察。

(2)一个地区的全部人口或其样本　有时可在一地区人群中进行队列研究。例如,研究某地区饮用水氟化物含量与氟斑牙发生关系的队列研究,以人口的2/3的一个随机样本作为研究对象。因为当地人口流动性小,居民配合,便于随访,能得到完整的资料。

(3)便于随访的人群　为了便于随访,往往选择一个团体,或以医疗就诊和随访观察结果方面特别方便的人群作为研究对象,可以节省人力、物力,并可提高随访质量和结果判断的可靠程度。

(二)对照组的选择

对照组的设立是为了与暴露组比较。对照组与暴露组应具有可比性,即对照组人群除暴露因素的影响外,其他各种因素的影响或人群的特征,如年龄、性别、职业、民族等,都应尽可能与暴露组相似。同时在资料收集完毕,进行分析时,还应作一次均衡检验,以考核两组资料的可比性。对照组常用以下几种形式:

(1)内对照　若调查对象是一个整体人群,人群内部暴露于某因素的便为暴露组,而非暴露或以暴露级别最低的一组便为对照组;不需另外设对照组或非暴露组。例如,调查人群中血脂水平,可以水平最低的组列为对照。

(2)人群对照　不另设对照,而是以人群为对照。在职业流行病学研究中,常以某职业人群为暴露组,与该地区整个人群的发病(或死亡)率进行比较分析。以人群为对照,应注意对照组与暴露组人群在地理与时间的一致性。

(3)另设对照组　选择一个与暴露组在年龄、性别、民族、居住地区等方面相似的非暴露组作为对照组进行随访,作为与暴露组比较的基准。例如研究放射线对放射科医师死亡率的影响时,可以在同地区医院内眼科医师作对照组。

(4)多种对照　为了增强判断依据,可将上述方法综合起来,设立多种对照,进行多重比较。如内对照、人群对照、非暴露组对照等。

在进行队列研究中,要注意对照组除未暴露于所研究的因素外,其他各种因素或人群特征(如年龄、性别、职业、文化程度等)应尽可能与暴露人群组相似,以排除混杂因素的影响,使各组之间具有可比性,提高组间均衡性,确保研究结果的可靠性。

三、样本大小估计

对于队列研究来说,样本量计算应根据被研究因素引起疾病的发生率,以及容许的误差,参考有关统计学公式来计算。如要研究遗传因素与青少年牙周炎的关系,假设遗传因素引起青少年牙周炎的概率(P)为10%,容许的误差(δ)为2%。根据公式$N = (Z_\alpha + Z_\beta)^2 \times P(1-P)/\delta^2$,其中$Z_\alpha Z_\beta$是相对于$\alpha\beta$的标准正态差,可由 t 界值表,自由度$\upsilon = \infty$一行查出分别为$0.05 = 1.64, 0.1 = 1.28$,计算为$(1.64 + 1.28)^2 \times 0.1 \times 0.9/(0.02)^2 = 1918$例。

四、资料收集随访

(一)资料的来源与收集方法

(1)从查阅现有的记录收集　特殊暴露人群的职业史或医疗记录常有暴露水平或个体暴露剂量的资料,这是暴露史的唯一可靠来源。查阅现有记录不仅可了解研究对象本人暴露的性质和剂量，同时其主要优点是具有较高的客观性。

（2）调查询问收集　有时被研究对象的有些研究因素无现成记录，例如烟、酒、饮食等生活习惯、体力活动等，必须向被研究对象本人了解。通常采用调查表方式由调查员询问时填写或通信调查。

（3）通过医学检查或检验收集　有些研究因素属于被研究对象对生理特征或生化指标，必须通过检查或检验才能获得数据，例如龋失补牙数（DMFT）、恒牙龋失补牙面数（DMFS）、乳牙龋失补指数（dmft）等。

（4）从环境资料收集　环境资料包括家庭环境、居住环境、工作环境、区域环境等。根据不同的研究假设，可作不同暴露的测定。

（5）追踪结局收集　追踪确定各成员的结局，采用随访的方法进行。随访的方法有直接方法，即通过函件调查、访问调查、定期调查等。间接方法就是利用医院病历、死亡登记、疾病报告、劳保资料等，根据结局的性质选用。判断结局的标准必须在随访开始时规定，应保持稳定，以便前后比较。随访时间的长短，根据不同疾病的潜隐期、疾病的自然史及已暴露时间来确定。

（二）随访

研究对象的随访是队列研究中一项十分复杂细致又至关重要的工作，随访的对象、内容、方法、时间、随访者等都直接与研究工作的质量相关，因此应事先计划、严格实施。

（1）随访内容　一般与获取的基线资料内容一致，但此处收集的重点是结局变量，其具体项目视研究目的因研究设计而不同。将各种随访内容制成调查表在各项随访中使用，并贯彻始终。有关暴露状况的资料也要不断收集，以便及时了解其变化。

（2）方法　随访的方法有直接的，如函调、面谈、电话访问、自填问卷、定期体检；有间接的如医

院病历、死亡登记、疾病报告卡、人事档案、劳保资料、保险档案等。须根据结局的性质选用，查阅记录档案、调查、检测等。

（3）时间　取决于暴露与疾病的联系强度，越强时间越短；也与疾病的潜伏期有关，越长时间越长。应进行尽可能完全的随访，以确定各成员的结局。随访的间隔：如果观察时间较短，在观察终止时一次性收集资料即可。但如果观察时间较长，则需多次随访，一般慢性病的随访间隔可定为1～2年。

（4）监督措施　常规的监督措施包括：① 由另一名调查员做抽样重复调查；② 人工或用计算机及时进行数值检查或逻辑检错；③ 定期观察每个调查员的工作；④ 对不同调查员之间的变量分布进行比较；⑤ 对变量的时间趋势进行分析；⑥ 在访谈时使用录音机录音等。应注意将监督结果及时反馈给调查员。

（5）失访及其处理　由于随访对象多、时间长，不可避免会有中途不知下落的成员，也可能有拒绝继续受观察的人，这就产生了失访。如果暴露组与未暴露组的失访率相似，失访者与未失访者的结局发生率也相似，则失访将不会产生偏倚。所以应尽可能取得失访者结局的信息，或从失访者中抽取样本调查其结局。如果有健全的生命统计制度和完善的社会福利制度，要检索队列中某一成员的死亡日期和死因，可以利用多种便利的信息来源，所以即使对失访者也有可能知道其结局。比较现实可行的方法是把失访者与未失访者的基线资料中的一些特征加以比较，如差别不大，则可假定结局发生率的差别可能也不大。否则，对选择偏倚可能产生的影响应有充分估计。因为失访产生的问题不易圆满解决，所以一方面要尽可能减少失访，另一方面要认识可能由此产生的偏倚并设法估计其影响。随访率可作为衡量研究质量的一个标准。如无把握保持近于完全的随访率，则不应贸然进行队列研究。

第三节 队列研究的资料分析

队列研究结束后也应对所获得的资料进行整理,然后进行描述性分析,将研究对象的组成、随访的经过、结局的发生和失访率等情况作出描述。再按年龄、性别、时间分别计算各研究组在随访期的疾病发病率和死亡率,然后进行比较。队列研究资料分析主要是计算各组发病率、发病密度或死亡率,其次对组间率的差异进行统计学检查,差异有统计学意义则进一步确定因素与疾病联系的强度。因此,队列研究主要有两类分析方法:即病因分析和相关分析。具体分析方法是计算观察期内暴露人群与非暴露人群的发病率或死亡率,并进行比较。如果两组的发病率存在显著差别,表明暴露和疾病有联系,进一步计算有关指标以分析联系的强度。队列研究的结果,可以用来计算所研究疾病在随访期间的发病率或死亡率及各种专率。通过对暴露组与非暴露组的率或不同剂量的暴露组的率的比较,或暴露组的率与全人群的率比较,便可检验病因假设;对可疑病因的暴露与疾病(死亡)是否存在联系、联系强度如何、是否是因果联系等。

一、测量指标的定义和计算

(一)发病率或死亡率

队列研究资料归纳和资料分析主要是计算各组发病率、发病密度或死亡率见表7-1。

表7-1 队列研究资料归纳表

组 别	病 例	非病例	合 计	发病率
暴露组	a	b	$a+b=N_1$	a/N_1
非暴露组	c	d	$c+d=N_0$	c/N_0
	$a+c=m_1$	$b+d=m_0$		

队列研究所比较的是发病率或死亡率,即 a/N_1,与 c/N_0,如 $a/N_1 > c/N_0$,则某因素与发病有联系,甚至是因果联系。

(二)率的计算

1. 累积发病率

累积发病率(cumulative incidence rate, CI)是指某一固定人群在一定时期内某病新发生例数(C)与时期开始总人数(N)之比。也就是一般所说的发病率。随访期越长,则病例发生越多,所以 CI 表示发病率的累积影响。CI 又是平均危险度的一个指标,也就是一个人在特定时期内发生该病的概率。

$$CI = C/N$$

暴露组与非暴露组的差异的统计学检验:当发病率较高时,可用 u 检验。如果发病率比较低,则用二项分布或泊松分布检验。

队列研究的观察时间一般较长,研究对象较多。因此,观察期内人口流动及失访在所难免。这样就出现对每个被观察者的观察时间长短不一。因此,在计算发病率时宜用暴露人时(如人年、人月)作为分母,而不直接用人数作为分母。

2. 发病密度

当队列是一个动态人群时,观察人数变动较大(因失访、迁移、死于他病、中途加入等),应该用发病密度(incidence density, ID)来测量发病情况。发病密度是一定时期内的平均发病率。其分子仍是一个人群在期内新发生的例数(D),分母则是该人群的每一成员所提供的人时的总和。所谓人时(person-time,PT)是观察人数乘以随访单位时间的积。发病密度即说明了该人群发生的新病例数,又说明该人群的大小和发生这些例数所经历的时间。时间单位常用年,故又称人年数(person-years)。这是统计学研究的一个特殊概念。

表 7 - 2 累积发病率的计算

级 别	发病数	未发病数	发病率
暴露组	a	b	$a/(a+b)$
非暴露组	c	d	$c/(c+d)$
合 计	$a+c(=D)$		$D/(a+b+c+d)$

表 7 - 3 发病密度的计算

组 别	发病数	人年数	发病密度
暴露组	a	PT_1	a/PT_1
非暴露组	c	PT_0	c/PT_0
合 计	$a+c(=D)$	PT	D/PT

$ID = D/PT$

3. 三种常用的人年计算方法

(1)以个人为单位计算暴露人年 该方法计算结果精确,但手工计算很费时间,一般需选用恰当的计算机程序。在此以某种研究的 3 个对象为例说明其计算方法和原理。表 7 - 4 为 3 例研究对象的出生日期与进出研究时间,表 7 - 5 为 3 例研究对象的人年计算方法。

表 7 - 4 3 例研究对象的出生日期与进出研究时间

编号	出生日期	进入研究时间	退出研究时间
1	1947.04.22	1986.08.20	1997.10.15(失访)
2	1955.05.10	1981.12.12	1994.01.02(出现终点结局)
3	1962.12.13	1990.03.02	2001.02.02(观察结束时仍健在)

表 7 - 5 3 例研究对象的人年计算

年龄组(岁)	对象 1 1947.04.22 出生	对象 2 1955.05.10 出生	对象 3 1962.12.13 出生	暴露人年
25~		81.12.12~85.05.09 共 3 年 4 个月 27 天合 3.41 人年	90.03.02~92.12.12 共 2 年 9 个月 10 天 2.78 人年	6.19
30~		85.05.10~90.05.09 共 5 人年	92.12.13~97.12.12 共 5 人年	10.00
35~	86.08.20~87.04.21 共 8 个月合 0.67 人年	90.05.10~94.01.02 共 3 年 7 个月 22 天合 3.65 人年	97.12.13~01.02.02 共 3 年 1 个月 20 天合 3.14 人年	7.46
40~	87.04.22~92.04.21 共 5 人年			5.00
45~	92.04.22~97.04.21 共 5 人年			5.00
50~	97.04.22~97.10.15. 共 5 个月 24 天合 0.48 人年			0.48
合计	88.08.20~97.10.15 共 11.15 人年	81.12.12~94.01.02. 共 12.06 人年	90.03.02~01.02.02 共 10.92 人年	34.13

结果可知,虽然总的观察对象只有 3 名,且进出研究对象的时间不一,但其观察经历可合并成一个总的统一的人时单位,即 34.13 人年。

(2)用近似法计算暴露人年 如果不知道每个队列成员进入与退出队列的具体时间(精确到天),就不能用上述方法直接计算暴露人年数;如果研究样本太大,也不能用上法计算。另外,如果对暴露人年计算的精确性要求不高时,都可应用近似法计算暴露人年。此时可用平均人数乘以观察年数得到总人年数,平均人数一般取相邻人口的平均数或年中人口数。该法计算简单,但精确性较差。

(3)用寿命表法计算人年 当观察对象人数较多,难以用以个人为单位计算暴露人年的方法,但又要求有一定的精度时,可利用简易寿命表的方法。该法计算简单,并有一定的精确度如常用的计算方法是规定观察当年内进入队列的个人均作各个人年计算,失访或出现终点结局的个人也作 1/2 个人年计算。

(三) 标化(发病/死亡)比

队列研究中研究某种暴露与疾病或死亡的联系的基本方法是比较暴露组与未暴露组的发病率或死亡率,也就是计算出这些率的差或比(而不用简单的率)。当暴露组和对照组内部人口构成(如年龄、性别等)有很大差异时,不能直接对比,应先对率进行标化。

标化比最常用的指标为标准化死亡率比(standardized mortality ratio,SMR),它是以全人口死亡率作标准,算出观察人群的理论死亡数,再用实际死亡数与之比较而得出的。

$$SMR = \frac{研究人群实际死亡数}{该人群理论死亡数}$$
$$= \frac{研究人群实际死亡数}{暴露人口数 \times 全人口死亡率}$$

如果 SMR > 1,则暴露人群的死亡率大于一般人群。

如某厂有 32745 人,某年死于肺结核的为 12 人,而一般人群的肺结核死亡率为 9.8/10 万,则 SMR = 12/(32745 × 9.8/100000) = 12/3.209 = 3.74,即该工厂结核病的死亡危险是一般人群的 3.74 倍。

二、暴露与疾病的关联分析

(一) 相对危险度

相对危险度(relative risk,RR)也称危险度比(risk ratio)或率比(rate ratio),是暴露与疾病的关联分析最常用的分析指标,指暴露与疾病的关联及其病因学上意义的大小。如果研究因素为暴露和非暴露两种情况,则暴露于某因素的人发生阳性结局的概率为非暴露者的(RR)倍;如果研究因素为连续性数值(后面用 Cox 回归的方法计算),则研究因素每增加 1 个单位,发生阳性结局的概率增加(RR−1)倍。这个定义与病例对照研究中的定义相同,但队列研究中得到的是真正的相对危险度,是暴露组发病率(或死亡率)与非暴露组发病率(或死亡率)之比值。队列研究中暴露组的发病率(发病密度)与非暴露组的发病率之比,称为率比。率比、危险度比和比值比(OR)在危险度不高时(少见病)三者的值几乎相等,都可称为相对危险度。

$$相对危险度 = \frac{暴露组发病率}{非暴露组发病率}$$

如以死亡率为终点,则式中以死亡率代替发病率。如果按暴露水平分组,以其中某一组的发病率为基准,其他各组的发病率与它的比值也称为相对危险度。

相对危险度(RR)无单位,比值范围在 0 至 ∞ 之间。RR=1,表明暴露与疾病无联系;RR<1,表明其间存在负联系(提示暴露是保护因子);反之 RR>1 时,表明两者存在正联系。比值越大,联系越强。实际上,0 与 ∞ 只是理论上存在的值,恰恰等于 1 也不多见。如果 RR 值的 95% 可信区间包含了 1,提示在 $\alpha = 0.05$ 的水平上没有统计学意义,等同于 P 值>0.05。极强的联系既无须用流行病学研究去检测,极弱的联系也不大可能用非实验性的流行病学观察法检测出来。RR与OR的数值所表示的联系强度的解释可参考表7-6。

表7-6 相对危险度与疾病联系强度关系

RR	联系强度
0.9~1.0	无
0.7~0.8	弱
0.4~0.6	中等
0.1~0.3	强
<0.1	很强

(二)比值比

比值比(odds ratio)为暴露组与非暴露组两组的暴露比值,是一种通常用作度量效应大小的指标,它用在病例对照研究、队列研究或临床试验中。它也逐渐被用于系统综述和汇总分析,以报告研究结果。比值比难以直接理解,通常被解释为相当于相对危险性。但当初始危险性(即所研究结局的发生率)高的时候,就有一个比值比并不能很好地近似于相对危险性的问题。因此,如果将比值比解释为相对危险性的话,显然有导致错误的危险。

如果比值比被解释为相对危险性的话,它将会夸大了所有的效应:<1的比值比较相对危险性小,>1的比值比较相对危险性大。当初始危险性增加且比值比偏离1时,夸大程度也随之增加。不过,只有在大效应作用于高初始危险性的人群时,比值比和相对危险性之间才会有严重的差别。所以,将比值比解释为相对危险性的定性判断不一定会有严重错误。在表明危险性减少(比值比<1)的研究中,比值比低估相对危险性的程度从不会超过初始危险性的水平。

1. 比值和危险性

一个事件发生的危险性就是经历这些事件的人数除以处在发生事件危险中的总人数,通常用比

例或百分率来表示。这两种指标的意义通常是清楚的。而一个事件的比值是表示经历过事件的人数除以未经历过事件的人数。用从零(事件从未发生)到无穷大(事件的必然发生)的数来表示。如比值>1时,比值相当容易理解,但是当此值是<1时就不易理解。比值为6(也就是说,6:1)意味着有一个未经历事件的人,就会有6人经历该事件(6/7或86%的危险性)。但是比值为0.2就不那么直观,有一个未经历事件的人就会有0.2个人经历该事件。也就是有5个未经历的人,就会有一个人经历该事件(1/6或17%的危险性)。

2. 比值比和相对危险性

一组与另一组的相对危险性比较就是两个组危险性的比。相对危险性告诉我们危险性从初始水平增加或减少了多少。这也不难理解:相对危险性为0.5,表明初始危险性减半;相对危险性为3,表明初始危险增加3倍。

比值比是用相同的方法来计算的:它就是两组比值的比。如果比值比<1,那么比值(所以危险性也)减少,如果比值比>1,那么比值增加。当比较的两组危险性(或比值)都很小时(如<20%),比值将接近危险性、比值比将接近相对危险性。这时容易解释。但是,当任何一组的危险性增加至20%以上时,比值比和相对危险性的差距将变大(表7-7)。

表7-7 危险性和比值比的比较

危 险(%)	比 数
0.05 或 5	0.053
0.1 或 10	0.11
0.2 或 20	0.25
0.3 或 30	0.43
0.4 或 40	0.67
0.5 或 50	1
0.6 或 60	1.5
0.7 或 70	2.3
0.8 或 80	4
0.9 或 90	9
0.95 或 95	19

3. 比值比是相对危险性的一个近似值

当面对一个比值比时,我们需要知道比值比和相对危险性之间的差异。图 7-1 和图 7-2 显示了不同的比值比和给定的初始危险性水平,报告的比值比对相对危险性的低估或高估程度(British Medical Journal,1998)。

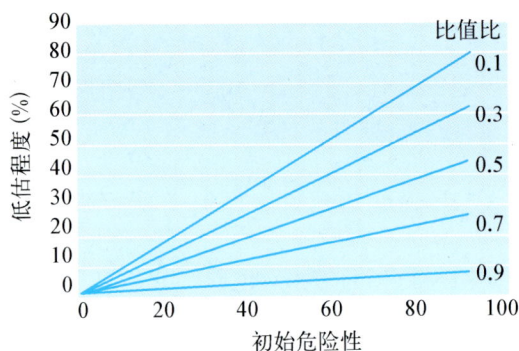

图 7-1　对不同的比值比和不同初始危险性水平<1 的比值比低估相对危险性的程度(相对危险性百分率)

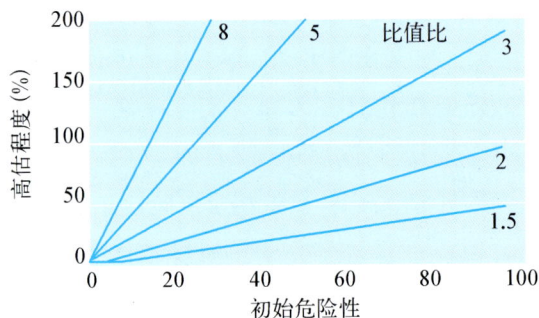

图 7-2　对不同的比值比和不同初始危险性水平,>1 的比值比高估相对危险性的程度(相对危险性百分率)

图 7-1 显示在比值比<1 的研究报告中(一般是指有益的治疗和暴露的研究),比值比对相对危险性的低估程度,即使初始危险性高达 50%,且危险性降低的幅度非常大(比值比约为 0.1),比值比只比相对危险性小 50%(比值比为 0.1,相对危险性真值为 0.2)。实际上,比值比和真正的相对危险性之间的差异,将永远不会大于初始危险性。

图 7-2 显示了在比值比>1 的研究中(一般是指显示危害性的研究),比值比和相对危险性之间的

差异。虽然在比值比和相对危险性之间可能差异大,但对各种大小的初始危险性和效应,比值比对相对危险性的夸大程度<50%。初始危险性为 10% 或<10%,即使比值比大至 8,它仍能被合理地解释为相对危险性;如初始危险性大至 30%,效应的比值比>3,那么这种近似就不存在了,根据保守的经验,如果比值比乘以初始危险性<100% 的话,那么比值比对相对危险性的高估程度不会超过两倍。

4. 比值比使用

糖尿病是牙周病的危险因素(虽然两者也是双向关系)。以前虽然一直认为糖尿病患者较易发生牙周炎,但近年来才有科学的证据。四项共 3524 名(18 岁以上)受试者的研究证实了糖尿病和牙周病的显著关系(比值比为 2.1~3.0),显示两者显著的相关性。目前公认糖尿病是牙周病的危险因素之一。

5. 比值比的计算

比值比可通过 SAS 等软件计算,一般是用高水平的比值除以低水平的比数。logistic 回归分析法计算比值比(OR)和 95% 可信限(CI)。

$$OR = ORi：ORi = \frac{ai \cdot di}{bi \cdot ci}$$

6. 比值比和相对危险性之间差异的计算

如果在两组中经历过事件者的比例分别为 P_1(初始危险性)和 P_2(干预后危险性),那么相对危险是 $(P_2)/(P_1)$、比值比是 $(1-P_1)/(1-P_2) \times$ 相对危险性。经过简单的运算,相对危险性为 $1-P_1+(P_1 \times 比值比)$。将比值比和相对危险性之间的差异用相对危险性的比例来表示很方便。因此,对于比值比<1 的研究,1 减去这个乘数的差就是差异($P_1-(P_1 \times 比值比)$)。对于比值比>1 的研究,这个乘数减去 1 就是差异(($P_1 \times$ 比值比)$-P_1$)。

（三）归因危险度

归因危险度（attributable risk，AR）说明暴露组由于暴露特定的危险因素导致发病危险性的增加的程度，用暴露组发病率或者死亡率减去非暴露组的发病率或死亡率。有人称率差，也有人认为称为超额（或超常）危险度（excess risk）比较合适，因其不含因果联系的暗示。

归因危险度＝暴露组发病率或者死亡率
　　　　　　－非暴露组的发病率或死亡率

$$AR = I_1 - I_0$$

（四）人群归因危险度

率差与相对危险度都说明暴露的生物学效应，但不能说明其对一个人群的危险程度或消除这种因素后可能使发病率或死亡率降低的程度，或即暴露的社会效应。归因危险度说明由于暴露某特定的危险因素而使暴露组增加发病危险的程度，而不能表明危险因素对人群的危险程度。人群归因危险度（population attributable risk，PAR）则能表明人群中因暴露

某因素所致的发病率或死亡率。说明这种效应的一个指标是人群归因危险度，它说明某一人群（包括暴露者与非暴露者）的某病发病（或死亡）率中可归因于该暴露的部分，用所占比例或分数表示，如下式：

$$人群归因危险度 = \frac{全人群的发病率 - 未暴露组的发病率}{全人群的发病率}$$

PAR 又称病因分数（分值）（etiologic fraction，EF），也可用百分率表示，称为人群归因危险度百分率（population attributable risk percentage，PARP）。人群归因危险度的大小取决于危险因子（病因）的相对危险度和人群暴露比例。

计算实例：吸烟是人类许多疾病的一个重要病因，属于个人行为因素。许多横向和纵向研究均证实吸烟是牙周病尤其是重度牙周炎的高危因素，吸烟者较非吸烟者牙周炎的患病率高、病情重、失牙率和无牙率均高。吸烟增加了附着丧失和骨丧失的危险性，使牙周组织的破坏加重。与非吸烟者相比，轻度吸烟者发生严重牙槽骨丧失的危险度为 0.0352，重度吸烟者达 0.1203（表 7 - 8）。

表 7 - 8　40～59 岁男子吸烟程度与严重牙槽骨丧失发生情况

吸烟程度	人　数	病例数	危险度	平均年发病率	相对危险度	率　差
轻　度	454	16	0.0352	0.0059	1.00	0.0000
中　度	455	29	0.0637	0.0106	1.81	0.0285
重　度	424	51	0.1203	0.0200	3.39	0.0851
合　计	1333	96	0.0720	0.0120	—	—

（五）人群特异危险度

人群特异危险度（population attributable risk，PAR）为全人群某病发病（死亡）率减去非暴露者某病发病（死亡）率。说明人群中暴露于某因

素所致的发病或死亡率。

（六）人群特异危险度百分率

人群特异危险度百分率（PAR%）为全人群某病发病（死亡）率减去非暴露者某病发病（死亡）率。

说明人群中由因暴露于某因素所致发病或死亡占人群发病或死亡的百分率。

（七）剂量反映关系的分析

暴露越多，发病越多，说明两者有关。

三、运算方法

运算过程主要是借助于计算机软件，作为口腔临床医师，关键在于清楚哪类型的研究用哪一种统计学方法，如何使你的研究资料满足该统计学方法的要求，以及明白计算机运算结果各参数的意义。一般采用 SPSS 和 SAS 比较难，而 Epicure 的特点是分析大型队列的能力极强，如计算人年，寿命表等，统计模型中则包含了较少见的相加模型，比如 Poisson 回归模型、广义 Poisson 回归模型等。

（一）显著性检验

（1）计数资料检验有 u 检验和卡方检验，以后者最常用，可以检验两组或两组以上的统计学显著性差异。

（2）等级资料唯一的显著性检验方法是非参数检验。

（3）计量资料如果只有两组资料，可采用 t 检验，两组以上的资料则选择方差分析。但并非所有资料的统计分析均可以用 t 检验和 χ^2 检验，病例数少和非正态分布的资料就必须用非参数检验方法，如秩和检验和精确概率法等。多组间的比较可能需要采用方差分析。

（二）生存分析方法

队列研究用生存分析方法可能更佳；存在多因素的因果关系分析（如预后因素分析、病因学研究等）需要多元回归分析等等。直线回归分析很少被运用于医学研究，医学研究中运用最广的回归分析是 Logistic 回归和 Cox 回归。

生存分析已形成了较为完善的理论体系，主要有统计描述；非参数检验（检验分组变量各水平所对应的生存曲线是否一致）：其中常用的方法有对数秩检验（log rank test）、威尔科克森秩和检验（Wilcoxon rank sum test）和似然比检验（likelihood ratiotest）；Cox 模型（或称半参数模型）回归分析和参数模型回归分析。

四、队列研究分析实例

［例一］ 牙齿缺失与上消化道肿瘤关系前瞻性队列研究

（范金虎，孙秀娣，刘彬等，中国肿瘤 2004，13（9）：561－564）

1. 方法

（1）研究对象 1986～1991 年中美合作课题林州市营养干预试验研究中符合试验条件进入普通人群队列的所有受试对象。

（2）调查内容与方法 研究的起点，对研究对象进行问卷调查和常规体格检查。问卷调查内容包括调查对象的基本信息、吸烟史、饮酒史、饮食状况、疾病史、癌症家族史及牙齿状况。

（3）暴露组分类 采取牙齿脱落中位数的方法，将研究对象按年龄分为四组，分别在每组中取牙齿脱落的中位数，将大于等于中位数的研究对象合为暴露组（牙齿脱落多组），将小于等于中位数的研究对象合为非暴露组（牙齿脱落少组）。

（4）等级分类 无缺失牙齿（32 颗）定为 Ⅰ 级，在缺失牙齿的研究对象中按年龄分为四组，分别在每组中取牙齿脱落的中位数，将小于等于中位数的研究对象合为一起定为 Ⅱ 级，将大于等于中位数的研究对象合为 Ⅲ 级。

（5）统计分析方法 原始资料采用 foxbase 2.0 建立数据库并进行管理,统计分析采用 SPSS for Windows 10.0 软件包,先行单因素非条件 Logistic 回归分析,再拟合多因素非条件 Logistic 回归模型,调整可能的混杂因素,最终估计牙齿脱落对食管癌等的相对危险度(RR)和 95% 的可信区间(95% CI)。

2. 结果

（1）一般资料 完成基线调查并全部合格的人数共 29452 人,其中男性 13126 人(44.6%),女性 16326 人(55.4%),平均年龄为(51.87±8.87)岁。经过 16 年观察,共有 2190 例食管癌、1234 例贲门癌和 432 例胃癌发病。

（2）牙齿缺失与食管癌发病的关系 在牙齿缺失多少与食管癌发病关系中(表 7-9),其 RR 值为 1.148(95% CI=1.052~1.253),P=0.002;调整年龄、吸烟、体质指数、家族史等可能混杂因素后,RR 值为 1.127(95% CI=1.032~1.231),P=0.008。男性牙齿缺失对食管癌发病的 RR 值为 1.265(95% CI=1.115~1.435),P=0.000;调整可能的混杂因素后。RR 值为 1.206(95% CI=1.062~1.369),P=0.004。而女性牙齿缺失与食管癌的发病在统计学上没有显著关联。

表 7-9 牙齿缺失与食管癌的发病关联

组别		食管癌		RR(95% CI)	RR(95% CI)
		发病率	未发病率		
合计	缺失牙齿少	991	13273	1.00	1.00
	缺失牙齿多	1199	13989	1.148(1.052~1.253)*	1.127(1.032~1.231)*
男性	缺失牙齿少	535	6826	1.00	1.00
	缺失牙齿多	520	5245	1.265(1.115~1.435)*	1.206(1.062~1.369)
女性	缺失牙齿少	456	6447	1.00	1.00
	缺失牙齿多	679	8744	1.098(0.971~1.242)	1.049(0.927~1.188)

注: * $P<0.01$ RR* 调整可能的混杂因素后 RR 值

（3）牙齿缺失与贲门癌、胃癌等发病的关系(略)。

（4）牙齿缺失与上消化道肿瘤剂量反应关系 为了进一步探究牙齿缺失是否与上消化道肿瘤发病相关,对牙齿缺欠的数量进行了等级分类。检验其是否存在剂量-反应关系,结果显示 RR 值随着牙齿缺失数量的增加,其相应的比值比升高。

由表 7-10 可见,牙齿缺失与食管癌发病存在剂量-反应关系($\chi^2=40.636$,$P=0.000$)。调整前,II 级、III 级的 RR 值分别为 1.342 和 1.479,$P<0.000$。调整后 RR 值分别为 1.098($P>0.05$)、1.205($P=0.000$)。男性剂量-反应关系($\chi^2=28.331$,$P=0.000$)依然存在,调整前,II 级、III 级的 RR 值分别为 1.395 和 1.586,$P<0.000$。调整后 RR 值分别为 1.126($P>0.05$)、1.243($P>0.05$)。女性剂量-反应关系($\chi^2=19.182$,$P=0.000$)亦存在,调整前 II 级、III 级的 RR 值分别为 1.293 和 1.454,$P<0.000$。调整后 RR 值无显著性。

表 7-10 牙齿缺失与食管癌发病存在剂量-反应关系

牙齿缺失	发病人数	未发病人数	RR	RR*
合计 I	434	7061	1.00	1.00
II	796	9648	1.342(1.189~1.514)**	1.098(0.967~1.247)

牙齿缺失	发病人数	未发病人数	RR	RR*
Ⅲ	960	10533	1.479(1.315~1.663)**	1.205(1.064~1.365)**
			$\chi^2=40.636$, $P=0.000$	
男性Ⅰ	233	3570	1.00	1.00
Ⅱ	425	4667	1.395(1.182~1.646)**	1.126(0.945~1.342)
Ⅲ	397	3834	1.586(1.341~1.876)**	1.243(1.039~1.487)*
			$\chi^2=28.331$, $P=0.000$	
女性Ⅰ	201	3491	1.00	1.00
Ⅱ	371	4981	1.293(1.083~1.543)**	1.059(0.880~1.274)
Ⅲ	563	6719	1.454(1.232~1.717)**	1.155(0.969~1.376)
			$\chi^2=19.182$, $P=0.000$	

注：*$P<0.05$　　**$P<0.01$　　RR*调整可能的混杂因素后RR值

本研究为队列研究,牙齿缺失资料是研究对象发病前的资料。结果发现牙齿缺失多少与食管癌发病,无论是混杂因素调整前还是调整后,其RR值在统计学上均有显著性关联。男性牙齿缺失与食管癌发病的RR同样存在。提示男性牙齿缺失增加食管癌发病危险,女性牙齿缺失增加胃癌发病危险。线性趋势检验结果显示,牙齿缺失与两种上消化道肿瘤之间均有着剂量反应关系,即:随着牙齿缺欠数量的增多,发生食管癌和胃癌的相对危险度也呈现增高的趋势。

[例二]　三种镍钛旋转根管制备技术牙髓治疗分析

An analysis of endodontic treatment with three nickel-titanium rotary root canal preparation techniques. Peters OA, Barbakow F, Peters CI. Int Endod J, 2004, 37(12):849-859

1. 方法

(1)患者　1997~1999年苏黎世大学牙学院的患者。纳入标准:① 使用镍钛旋转根管器械;② 能配合复诊;③ 排除糖尿病及免疫性疾病。

(2)牙髓治疗　常规摄片,上橡皮障,A组:Lightspeed公司装置,B组:Detsply ProFile 0.4装置,C组:Detsply ProFile 0.4和0.6结合。根管制备后充填。

(3)摄片技术和评分　第一次复查在初诊的3个月后,以后在初诊的1、2、3年后复诊。复诊时摄片依据PAI指数进行评分:PAI 1:为正常根尖牙周状况,PAI 2:有骨组织结构的改变但无根尖炎症,PAI 3:有矿物质丢失并有根尖炎症的特点,PAI 4:有明显的放射透视阴影,PAI 5:有放射透明区并有骨结构改变。评分过程由两位有10年经验的医师进行。

(4)统计学分析　由于PAI指数是非连续数值,采用非参数分析。结果制表,计算率及95%可信度。采用卡方检验进行单向分析。健康分析:PAI 1和PAI 2为健康,PAI 3~PAI 5为疾病。使用的装置与产生的效果采用效应-时间分析和Logistic回归分析。

2. 结果

表7-11为患者年龄分布。A~C组处理组人群的分布与年龄及牙齿分布在统计学上相似,及最

初的 PAI 指数(表 7-12)。开始研究时牙齿数为 263 枚,由于复诊记录不全,22 枚牙齿被剔除,之后又有 8 枚牙齿被剔除。在复诊患者的牙齿中,40 例临床诊断为不可逆牙髓炎,193 枚牙齿对牙髓敏感实验无反应。在 A 组、B 组和 C 组中,分别有 30、73、90 枚牙齿做了根充。表 7-12 所示前处理的放射影像的 PAI 指数与处理组的分布相均衡(P=0.434)。在 A 组、B 组和 C 组中复诊的时间在统计上相似。

表 7-11　患者年龄分布(n=179)

年　龄	男	女	合　计
11~30	15	18	33
31~50	43	54	97
51~70	21	23	44
71~90	2	3	5
合　计	81	98	179

表 7-12　初诊时 PAI 指数(n=233)

PAI 指数　组别	A	B	C	合计
1	19	50	49	118
2	5	4	4	13
3	4	11	10	25
4	15	26	37	77
5	0	0	0	0

患者一般是在初诊的第 25.4 ± 11.8 个月后复诊。依据影像结果,所有好的结果或"成功"定义为复诊时 PAI 指数<3 的要达到 86.7%(CI 为 82~91)。在治愈率方面各组之间无显著差异,A 组为 93.0%,CI:81~89,B 组为 86.7%,CI:78~92,C 组为 84.0%,CI:76~90。无根尖病变的牙齿,即初诊 PAI 指数<3 者有较好的预后。初诊时影像提示根尖有病变者对治愈率的影响较小。表 7-13 详细描述了治疗前根尖周状态与治疗转归率的关系。所有病例的初期的 Logistic 回归模型说明只有根尖状态和治疗时间对治愈率有

显著意义,两者与治愈率的相关性分别为 8.85 和 4.75。

表 7-13　初诊时 PAI 指数与最后的 PAI 指数的离散数(n=233)

	A	B	C	合计
-3	12(27.9)	12(13.3)	23(23.0)	47
-2	3(7.0)	10(11.1)	11(11.0)	24
-1	7(16.3)	11(12.2)	8(8.0)	26
0	21(48.8)	52(57.8)	51(51.0)	124
+1	0(0.0)	3(3.3)	4(4.0)	7
+2	0(0.0)	1(1.1)	3(3.0)	4
+3	0(0.0)	1(1.1)	0(0.0)	1

表 7-14　初诊时牙齿根尖病变状况的单向分析(n=102)

变　量	d.f.	χ^2	P
复　诊	1	7.122	<0.01
充填长度	2	1.534	NS
封闭性	1	0.234	NS
制　备	2	1.038	NS

d.f. 自由度　a 不确定的结果　NS 无统计意义

102 例单变量分析说明了各因素的关系,包括"复诊","充填长度","封闭性"和"制备"等。与初诊病例比复诊病例治愈率显著降低。充填分层于三水平长度与影响结果无关。然而,放射影像显示根尖欠充少于 2 mm 的病例较低。并且,根管制备技术与结果无关(表 7-14)。接下来的事件-时间关系分析证明了这一点。单变量分析说明封闭技术并没显著影响治愈率。然而,锥形根管制备以及热塑封闭技术却与较高的超充发生率明显相关(C 组与 B 组)。

最后,构建了 Logistic 回归模型,复诊对疗效有显著的影响(表 7-15)。复诊病例比值比为 3.69,说明经初诊完成治疗比经复诊完成治疗治愈增加了 3 倍。

表 7 - 15　初诊时根尖有病变牙齿的 Logistic 回归分析（n＝102）

变　量	d.f.	β	SE	P	比值比（odds ratio）	CI
复诊	1	＋1.307	0.490	0.008	3.69	1.4～9.6
充填长度	1	＋0.096	0.528	0.856	1.10	
A组与其他组比较	1	＋0.721	0.766	0.346	2.06	
C组与其他组比较	1	－0.156	0.548	0.776	0.86	
常数	1	＋1.688	0.485	0.001		

d.f. 自由度　β Logistic 回归模型各变量的权重系数　SE 权重系数 β 的标准误

[例三]　恶性肿瘤患者化疗引起口腔黏膜炎的危险因素分析（摘要）

（田同荣. 中国肿瘤临床与康复. 2007，14（2）：186－189）

为探讨恶性肿瘤患者化疗引起的口腔炎及其危险因素。对 153 例化疗患者进行前瞻性监测研究，对 15 项调查测评指标进行单因素 χ^2 检验及多因素 Logistic 回归分析。结果口腔炎发生率为 33.3％，经单因素分析发现，口腔 pH 值、预防性漱口、吸烟、义齿、口腔疾患史、白细胞计数、化疗方案内含 5 - Fu /MTX 等因素与化疗患者发生口腔炎有显著相关（P＜0.01～0.05）。Logistic 回归分析筛选出三个相互独立的与化疗合并口腔炎有显著关系的因素，即化疗方案内含 5 - Fu /MTX 与口腔炎发生呈正相关，白细胞计数、预防性漱口与口腔炎发生呈负相关（P＜0.01～0.05）。结论：对化疗患者特别是化疗方案内含 5 - Fu/MTX、白细胞计数降低者要高度重视，加强化疗中及化疗后预防性漱口可减少口腔炎的发生，改善患者的生存质量。

第四节　回顾性队列研究

一、概　述

回顾性队列研究的研究对象是根据其在过去某时点的特征或暴露情况而入选并分组的，然后从已有的记录中追溯从那时开始到其后某一时点或直到研究当时为止这一期间内，每一成员的死亡或发病情况。这工作，性质上相当于从过去某时点开始的前瞻性队列研究的随访，但实际做的是在现在调查过去的既成事实。这时暴露与疾病或死亡均已成事实，而前瞻性队列研究的随访则是查寻在过程中新出现的病例或死亡及其死因。

回顾性队列研究与前瞻性队列研究相比，人力、物力可以大为节省，特别是因为研究开始时所研究的疾病已经发生，所以无须多年随访等待。但进行回顾性队列研究的先决条件是存在每个成员的完整翔实的暴露记录，这样才能正确划分暴露组与非暴露组，还要存在完整翔实的每个成员的疾病或死亡记录，这样才能查清每一成员的转归。

二、回顾性队列研究实例

[例一]　吸烟、饮酒与舌癌发生的危险度关系

舌癌系口腔颌面部恶性肿瘤中患病率较高的一种。所有口腔黏膜及腺体的肿瘤，皆可在舌发生，一般恶性程度较高、生长快、浸润性较强。为评

估吸烟、饮酒与以后发生舌癌的关系,对 1995 年至 2005 年间在某医院收治的 122 例舌癌患者进行回顾性队列研究调查分析,讨论吸烟、饮酒等因素与舌癌危险性的关系。患者年龄 22～68 岁,平均年龄 50.6 岁,男女比为 1：0.75。调查时,55 人已死,13 人失访,两组失访率相近(5.2% 与 8.2%)。结果发现吸烟人患舌癌的危险度比不吸烟人高 2.31($P<0.0001$)。而在饮酒的调查中,没有发现与舌癌明显有关,只有每周饮酒次数超过 5 次者患舌癌的危险度为 1.95,明显高于普通情况。

[例二] 某氟化物化工厂恶性肿瘤死亡的回顾性队列研究

为了解职业因素对化工厂工人恶性肿瘤死亡的影响。采用流行病学回顾性队列研究方法对该厂接触毒物工人疾病死亡原因进行 29 年回顾性分析。结果发现:氟化物车间肝癌死亡明显高于对照组($P<0.05$ 或 0.01);累计接毒工龄 20 年以上 (或年龄 50 岁以上)肝癌死亡标化相对危险度(SRR)明显高于对照组($P<0.05$ 或 0.01)。研究表明,该氟化物化工厂癌症发生可能与其生产环境中存在的氟化物等职业危害因素的综合作用有关。

回顾性队列研究的对照组的选择非常重要。如有论文采用了回顾性队列研究的方法,文中说明了研究对象的基本资料及诊断标准和排除标准,对照组为同期健康体检者。然而队列研究中对照组的选择很重要,是研究结果是否有说服力的一项基本条件,随意选择一些正常人作为对照是不合适的。必须是试验组与对照组除了是否接触致病因素或某项处理措施外(该项研究的致病因素是使用海洛因),其他条件尽可能一致,如,地区、居住环境、生活水平、职业、是否吸烟嗜酒、年龄、性别、身高、体重、既往疾病史等等,并且提供统计学处理结果。尤其是回顾性队列研究受干扰因素较多,更应注意试验组与对照组之间的可比性。如果要试图说明使用海洛因与某种损害的因果关系,还需要计算比值比。队列研究是群体研究最常采用的方案,属于经典的临床科研设计,尤其是前瞻性队列研究具有较高的科学论证强度,即使是回顾性队列研究结果也有很高的学术价值。如果不能控制好队列研究中的一些关键问题,就会使研究结果缺乏可信性。

第五节　队列研究的偏倚及优缺点

一、常见的偏倚

(一)选择性偏倚

选择性偏倚主要有:非研究因素在研究人群和一般人群中分布不一致;对有无暴露因素不明确或暴露因素分级不准确,或在分组时执行不严格;回顾性对列研究时记录不全、资料残缺等。

防止:按规定的标准选择对象,在人群中选择随机无偏样本,搞清暴露因素及以外的各条件是否都一致,保证研究对象人群无特殊性。

(二)测量偏倚

主要有:对疾病的诊断标准不明确,诊断指标不合理,检测方法有问题,测量仪器未标定或操作方法不统一。

防止:仪器标定,检查诊断标准一致、规范。

（三）失访偏倚

指因对象外迁、外出、死于其他原因、拒绝合作而中途退出等等，均未能追踪观察到终点而引起的偏倚。一般认为失访率不超过5%。

防止：尽量提高对象的依从性，通过各个途径了解各失访者的最后结局，了解失访者与主群组在主要特征上有无区别。

（四）混杂偏倚

暴露因素外的与疾病发生或死亡有关的因素在两组中的分布不均衡引起。

防止：缩小研究对象的特征范围；用匹配方法来选择非暴露组；采用标化率、分层分析和多因素分析等来控制。

队列一般是全人群的一个有高度选择性的亚群，所以队列研究的结论不能无条件地推及全人群，但这并不影响其真实性。如果随访工作做得好，一般不会发生选择偏倚。疾病或死亡信息（即终点的判定）的收集，要保证各组间信息质量的可比性，而且不受研究对象暴露状态的影响，以免发生信息偏倚。回忆导致的信息偏倚是影响病例对照研究真实性的一大问题，但对队列研究影响不大。混淆因素最普通的是年龄与吸烟，其他混淆因素视暴露种类而异，应收集资料，以便在分析时控制其作用。

二、队列研究的优缺点

（一）优点

（1）资料可靠，选择性偏性较小；可以避免暴露因素测量时偏倚，因为在测量时尚不知结局因素，也可以同时测量已知的混杂因素，以便在统计分析时加以避免。

（2）可直接计算发病率或死亡率，可用于不同地区人群的比较。

（3）可直接估计暴露因素与疾病的关联程度，因果关系的可能性大；为临床的因果关系提供强有力的信息，该研究是研究因素和结局因素之间有一段连续的时间，使之建立清晰的因果关系。

（4）暴露因素的作用可分等级，便于计算"剂量-效应关系"。队列研究可以采用多元回归的方法进行统计分析，从多个研究因素中筛选出可以影响或预测疾病的转归和预后的因素，同时校正各因素之间相互混杂的影响。

（5）可同时观察一种暴露因素引起的多种疾病的结果。如果暴露因素比较少见，选用对列研究尤其合适，因为这种情况很难用病例对照研究。队列研究考虑到了时间的因素，所以更适合于疾病预后的研究。

（二）缺点

（1）需要花费很大的人力、物力和时间，尤其对阳性结局的发生率较低者或从因至果的周期较长者。

（2）不适用于发病率很低的疾病的病因研究。

（3）易产生各种失访偏性；由于对列研究的暴露与非暴露是按起自然，而不是人为干预，因此研究初期确定的暴露组和非暴露组可能经过一段时间后就变了，如有些吸烟者戒了烟，而有些原来不吸烟者却开始吸烟了，这常常造成偏倚。

（4）影响预后的研究因素不可能按研究者的意愿进行随机分配。暴露因素存在与否是取决于自然，例如研究类风湿因子对类风湿关节炎预后的影响，类风湿因子存在与否，及浓度高低是病例入组时已存在的，研究者不可能将患者随机地分为阴性组和阳性组。研究因素一旦未能选准，得不到结果，则损失较大。

（5）研究设计要求严格，暴露人年数的计算复杂。

（6）各组受试者的代表性和齐同性要求高，若代表性差、齐同性差，其结论的可靠性就差。

第六节 队列研究在临床研究中的地位

病因学研究的过程：病因学研究的初期，往往需要进行临床个案总结，现况调查或病例对照研究，提出病因假说；在提出病因假说的基础上可用前瞻性队列研究方法验证其假说，在确认疾病病因后，可采用干预试验确认干预效果，同时进一步验证原有病因假说。一般认为高质量的队列研究是一个国家现代医学进展的重要标志之一。

一、队列研究在各类临床研究中的应用

（一）病因学研究

常用的是病例对照研究和队列研究。规范的研究设计应包括样本含量计算及混杂因素调整。在队列研究、病例对照研究等断面研究中，测量因果联系强度的指标最好是相对危险（RR）、比值比（OR）等，还应计算 95％可信区间（CI）。而卡方检验、t 检验、方差分析、相关或直线回归分析均不能取代衡量危险度的 RR 和 OR 指标。

（二）诊断性试验

最基本的方法是和诊断该病的金标准进行盲法和同步比较。金标准是指当前为临床医学界公认的诊断某病最可靠的诊断方法。

（三）防治性研究

通常应采用队列研究。而不建议采用回顾性病例分析和描述性研究的方法。并应遵循随机对照试验（RCT）和临床对照试验（CCT）的原则。国际上认为随机对照试验是防治性研究的"金方案"。任何防治性研究的设计都必须坚持三条基本原则：第一，随机化原则；第二，对比原则、设置对照；第三，盲法原则。

（四）预后研究

预后研究最好的设计方案是前瞻性的队列研究，也可采用回顾性队列和病例对照研究。但后者论证强度较低。

二、队列研究与病例-对照和现况调查的比较

（一）临床研究证据的等级

当对临床干预措施作决策时，根据不同类型的原始研究所具有的相对权重进行标准记数法（"证据的等级"），可将这些研究由高到低排成下列顺序：

（1）系统综述和汇总分析。

（2）有明确结果的随机对照临床试验（可信性区间与临床显著性效果的阈值不重叠）。

（3）不具有明确结果的随机对照临床试验（估计有临床显著性效果，但可信性区间与临床显著性效果的阈值重叠）。

（4）队列研究。

（5）病例对照研究。

（6）横断面调查。

（7）病例报告。

（二）病例对照研究

在病例对照研究中,患有某种特定疾病的患者被识别并与对照组(患有某些其他疾病的患者、总人口、邻居或亲属)进行"配对"。然后收集过去暴露于某种疾病的可能致病因子的资料(例如,通过查找这些人的病例记录,或让他们回忆过去的病史)。同队列研究一样,病例对照研究通常研究疾病的病因(什么导致了疾病),而非疾病的治疗。病例对照研究在证据等级中排位比较靠下,但这种设计对罕见疾病的研究经常是唯一的选择。在病例对照研究中,主要的困难和潜在的偏倚是准确判定谁是"病例",因为只要将一个研究对象错误分配,就可以严重影响结果。另外,这种设计不能表明因果关系——病例对照研究中 A 与 B 有关系并不能证明 A 引起了 B。

（三）现况调查

我们可能都被要求过参加某一项调查,甚至只是有人问我们最喜欢哪种牌子的牙膏。流行病学家进行的调查与此做法相同:对某一有代表性的研究对象样本(或患者)进行访问,通过检查或研究以获得对某一特定临床问题的答案。在现况调查(横断面研究)中,资料是在一个单一的时间内收集的,但可以回顾性地追溯过去的经历,如研究以前的病例记录以调查过去 5 年中患者的血压被记录过多少次。

（四）病例对照研究与队列研究优缺点比较

两种方法各有优点与缺点,适用于不同情况,可以从以下几方面进行比较。

1. 观察人数与完成时间

病例对照研究需要观察的人数较少,调查完成后现场工作也就完成了,不需随访。因此比队列研究经济得多。如拟用队列研究罕见病,则主要力量几乎都花在对没有患病的人的随访上了。如拟研究在受孕前后母亲用雌激素会不会使子女中发生先天性唇腭裂的危险度增高。假定在未暴露的妇女中每1000 个生产中有 8 个患先天性唇腭裂,则为了查出可能高出 1 倍的危险度(RR=2),队列研究需要观察 3889 个暴露组妇女和 3889 个未暴露组妇女的妊娠结果。但如用病例对照法,设暴露妇女之比例为0.30,在同样条件下($\alpha=0.05$, $\beta=0.10$, RR=2),仅需病例与对照各 188 例,可见在这个例子队列研究所需样本含量是病例对照研究的约 20 倍。

主要因为这个问题,尽管队列研究有数种优点,但在癌症(属于罕见病,发病率一般在十万分之几至万分之几)流行病学的病因研究中迄今仍主要采用病例对照研究。

2. 研究因子的数目

病例对照研究在一个研究中可同时调查多个因子与一种疾病的关系。当一种病的病因不明,需探索多种可能因子的作用时较合适,即既可用于验证某一特定假设,也可用于产生假设。队列研究则可同时调查一个因子与多种疾病的关系。对于一种危险作用广泛的因子,只有通过前瞻性队列研究才能全面揭露其效应,特别是长期健康效应。

3. 发生偏倚的可能性

（1）选择偏倚　病例对照研究发生选择偏倚的可能较大,以医院患者为对象时尤易发生。但队列研究也有可能发生选择偏倚,例如志愿参加、已患但潜隐的疾病在开始研究时未被察觉,回顾性队列研究的一些对象的记录缺失或不完整等,都是偏倚的来源。

（2）信息偏倚 病例对照法需要被调查者回忆过去对若干因素的暴露史，出现回忆偏倚的可能较大；队列法关于暴露与结局的信息不依赖回忆，客观性较强。队列研究因随访时间较长，可能出现失访偏倚，暴露组与未暴露组的失访率可能不相同，失访者与未访者的结局发生率又可能不相同，都可能是偏倚来源。

4. 率与联系指标

病例对照研究一般不知道总人口中的病例数和未病者人数，所以不能计算发病率、死亡率、RR和超额危险度。但可计算 OR，在可以用对照组的暴露率估计人群暴露率时，也可计算 PAR。病例对照研究虽可判断暴露与疾病之间是否存在有统计学上的联系，但不易作出有因果联系的结论。从前瞻性队列研究结果较易作出是否有因果联系的结论，其说服力仅次于实验研究结果。病例对照研究无法得到病例所来自人群的基准人口数，故无法计算发病率、患病率、死亡率等指标。

总之，根据两种方法的优缺点，一般把病例对照研究用于筛选可疑病因，建立假设，作为病因研究的第一阶段，而把队列研究用于检验假设，作为第二阶段。这时已通过其他途径对病因和疾病的自然史有了足够的了解，否则很少有人会贸然进行队列研究，因为失败的代价过大。新近的趋势是主张在队列研究中嵌进一个病例对照研究，以兼取两者之长。但实际上仍须很大的规模，一般难以做到。

表 7-16 三种流行病学研究方法的比较

方法学特点	前瞻性队列研究	病例对照研究	现况调查
样本组成	无病个体	病例与对照	暴露者、现患者或存活者
分组标准	暴露或未暴露	患病或未患病	前两者之一
时间顺序	前瞻性（从因到果）	回顾性（从果推因）	现况
比较内容	暴露者与未暴露者发病或死亡情况	病例与对照过去的暴露情况	暴露者的患病情况或患病者的暴露情况
率	发病率或死亡率	暴露百分率	现患率，暴露率
暴露与疾病联系指标	危险度，相对危险度，率差，PAR	OR，PAR	相对危险度，率差，PAR
因果关系论证强度	较强	一般	较差
优点	暴露资料较正确；可计算发病率及危险度；可同时研究一种暴露与多种疾病的关系；用于检验假设	样本小，获结果快；费用低；无失访；可同时研究一种疾病与多种暴露的关系，筛选病因；可用于少见病研究	获结果迅速
缺点	需大样本和长期随访；费用高；失访问题多；不适用于少见病	样本代表性差，对照选择不易得当；回忆暴露史多偏倚；仅能算 OR	仅调查存活者，不适用于病程短和死亡快的病；少见病需调查很大样本

李鸣宇

参 考 文 献

1 姜庆五主编，赵根明，徐飚副主编.流行病学基础——复旦博学.公共卫生硕士（MPH）系列.上海：复旦大学出版社，2003-3

2 李立明主编.流行病学（卫生部规划教材）.北京：人民卫生出版社，2004

3 姜庆五主编.临床流行病学.北京：高等教育出版社，2007

4 施侣元主审,李立明主编,叶冬青副主编.流行病学.第 5 版.北京：人民卫生出版社,2004

5 栾荣生主编.流行病学研究原理与方法.成都：四川大学出版社,2005

6 实用流行病学.济南：山东大学出版社,2007

7 梁万年主编.临床流行病学.北京：北京大学医学出版社,2004

8 赵仲堂主编.流行病学研究方法与应用(中国科学院教材建设专家委员会规划教材).北京：科学出版社,2005

9 王建华主编.流行病学.第 6 版.北京：人民卫生出版社,2004

10 王滨主编.流行病学.北京：科技文献出版社,2005

11 范金虎,孙秀娣,刘彬等.牙齿缺失与上消化道肿瘤关系前瞻性研究.中国肿瘤,2004,13(9)：561 - 564

12 陈坤,蒋沁婷,俞维萍等.应用队列研究方法检验饮酒与肠癌发病的联系.浙江大学学报(医学版),2004,33：411 - 415

13 田同荣.恶性肿瘤患者化疗引起口腔黏膜炎的危险因素分析.中国肿瘤临床与康复.2007,14(2)：186 - 189

14 Peters OA, Barbakow F, Peters CI. An analysis of endodontic treatment with three nickel-titanium rotary root canal preparation techniques. Int Endod J. 2004, 37(12)：849 - 859

15 Feinleib M, Detels R. Cohort studies. In: Holland WW, Detels R, Knox G, eds. The Oxford Textbook of Public Health Volume 3：Investigative Methods in Public Health. Oxford：Oxford University Press, 1985, 101 -112

16 Kennedy, Bruce P. Ichiro Kawachi, Robert Glass and Deborah Prothrow-Stith. "Income Distribution, Socioeconomic Status, and Self-Rated Health in the United States." British Medical Journal 1998, 317：917 -921

17 胡良平,李长平.生存分析方法在随访研究中的应用(Ⅰ).中华耳鼻咽喉头颈外科杂志,2006,41(1)：73 - 76

18 胡良平,李长平.生存分析方法在随访研究中的应用(Ⅱ).中华耳鼻咽喉头颈外科杂志,2006,41(3)：236 - 238

第八章 诊 断 试 验

诊断是指临床医师通过收集患者的病史、临床特征、症状和体征、体格检查、实验室检查和其他辅助检查结果等信息明确患者健康状态的过程。诊断试验(diagnostic test)是指在诊断过程中进行的各种以诊断为目的的检查手段,不仅仅包括实验室检查。诊断结果决定了临床医师将要进一步采取的处理和治疗方案。

第一节 诊断试验评价的目的

随着科学技术的日新月异,各种新的诊断方法和技术不断涌现。这些新方法在临床应用中能否真正有效地诊断疾病? 其诊断结果的准确性是否有提高? 我们需要用科学的方法来评价诊断试验的价值。应用临床流行病学的方法对新的诊断试验进行评价研究,将有助于临床医师正确选用各种诊断试验,科学地解释诊断试验的各种结果,从而提高诊断水平。

临床医师可根据不同的目的,依照流行病学的原理方法选择诊断试验,而不是凭靠经验。临床上诊断试验主要用于以下几个方面:

(1)诊断疾病 用于疾病的诊断和鉴别诊断。为排除某病的可能性,需要选择敏感度高的试验;确诊某病则需要选择特异度高的试验。

(2)筛检 在人群中进行筛检即称普查。通常被筛检的疾病是重大或普遍的社会问题,比如龋病、牙周病,早期发现能显著改善其预后。筛检应具有足够的超前期(lead time),指从筛检发现疾病到疾病出现症状而被常规方法诊断的这段时间。用于筛检的诊断试验应灵敏和特异,试验方法简便、安全、成本低廉,并容易为受检者所接受。

(3)判断疾病的严重性 例如对怀疑为牙周炎的患者,拍摄 X 线片,不仅可以帮助诊断疾病,还可以根据牙槽骨吸收的形态及程度判断其牙周损害的严重度。

(4)估计疾病的临床过程及预后 例如对一例新诊断为原发性恶性肿瘤的患者,对其原发灶、区域淋巴结和远处转移的情况进行恶性肿瘤国际临床病期分类(TNM 分类),对其预后评估有关。

(5)估计对治疗的反应 例如对接受激素治疗的患者进行肾上腺皮质功能和肝功能的检查。

(6)测定目前对治疗的实际反应 例如对深龋患牙进行安抚治疗后,对牙髓的生活状态进行检测,可决定目前的治疗是否恰当。

(7)疾病的随访 考核治疗效果以及监测药物的不良反应,要求诊断试验的重复性好、精确度高。例如将根管治疗术后 2 年的自觉症状、临床检查和 X 线摄片作为评定其远期疗效的标准,三者缺一不可。

对诊断试验的选择应考虑到该试验的诊断效力(灵敏度、特异度)、安全性、费用、可行性、结果的重复性、患者的方便和舒适以及是否对疾病的治疗有所帮助。当验前概率(患病率)低时,选择诊断试验与筛选检查的要求相同:价廉、简便、无创伤、危险小、患者不会有不适感。相反,如果验前概率高,即使检查价格高、有侵入性、有较大危险也要做。例如临床检查发现口腔黏膜上基底较硬的菜花样溃疡,应尽快施行活体组织检查,以免延误恶性肿瘤的诊断与治疗。

第二节 诊断试验研究设计的方法

当临床医师在诊疗过程中观察到某些患者的特殊表现,会提出疑问:在该种疾病的患者中,这种特殊表现是否与未患此病的人群不同?并由此联想到是否能将此作为临床诊断的依据。通过回顾性研究比较患者组和对照组某测定值,得到的阳性结果尚不能直接用于临床诊断,但为进一步的诊断研究提供了基础。临床医师的第二个疑问是:该试验是否能将某种疾病的患者从临床就诊者中诊断出来?这时必须进行诊断性试验,最基本的方法是将这个新的试验同以往诊断该病的标准诊断方法进行同步的独立盲法比较,以评价其对疾病诊断的真实性和价值。因此,其研究设计,首先必须确立标准诊断方法;其次是选择研究对象,根据标准诊断将这些对象划分为"病例组(有病)"和"对照组(无病)";第三,用被研究的诊断试验同步地测试这些研究对象,将获得的结果与标准诊断比较,应用某些指标来评价该试验的诊断价值。每一项新的诊断试验应用之前都应进行诊断正确性、可行性、安全性等方面的评价,早期评价有助于决定该试验是否应该进入临床应用,并为上市后的评价提供基础。

一、确立标准诊断方法

标准诊断方法指目前临床医学界公认的诊断某病最准确、最可靠的诊断方法,又称金标准(gold standard)。应用标准诊断方法能比较正确地确诊疾病。任何一种诊断方法只有在了解其诊断正确性水平,并且其错判风险在可接受的较低水平前提下才有使用价值。

病理学诊断是公认为最可靠同时也是最常用的金标准,如对口腔黏膜疾病进行组织活检;其他标准诊断方法还有:口腔颌面外科的手术发现;影像学检查,如涎腺造影检查诊断涎腺疾病;也可用公认的综合临床诊断标准,如 Dean 法诊断氟牙症;以及实验室检查等。此外,长期临床随访所得的结果也可用作标准诊断,比如判定根管治疗的远期疗效。

标准诊断的选择应结合临床实际需要,例如肿瘤诊断应选病理诊断;外伤诊断应选用相应的 X 线检查。口腔科的大多数常见病,如龋病、牙周病、感染等并不需要以上这些相对复杂的、昂贵的或有创伤性的检查方法,一些简单易行的方法比如询问特殊病史和临床常用的视、探、触、叩等基本检查就可确诊疾病。

二、选择研究对象分组

诊断试验评价的研究对象应该能够代表试验将要检查的对象的总体。病例组要有代表性,应该包括各种临床类型:轻、中、重度;早、中、晚期;典型和不典型的;有并发症和无并发症的;治疗过和未治疗过的,因为受试者的患病严重程度等临床特征直接影响试验的敏感性和特异性。对照组选用确无该病的其他病例,可选正常人;为了鉴别诊断的需要,也应选择易混淆需鉴别的其他病例。

三、用被研究的诊断试验
同步测试研究对象

(一)盲法评价原则

研究开始后,每一个研究对象都应该同时并且独立地接受所评价试验和金标准诊断方法的检查,用盲法判断结果,也就是用其中一种方法作出诊断时,并不知道另一种方法的检查结果。如果预先知道金标准的检查结果再分组研究,进行评价试验的检查,判断的结果就会受到主观因素的影响。如果预先知道评价试验的检查结果再做标准研究,可能会遗漏一部分阴性的患者,从而影响试验的正确性。

(二)样本大小的计算

诊断试验研究的样本大小与对试验主要指标的要求有关。疾病的筛选要求灵敏度高的试验,即控制假阴性率,而对于肯定诊断则需要特异度高的试验,即控制假阳性率。允许误差一般取总体率

$100(1-\alpha)\%$ 可信区间宽度的一半。

$$n = \mu_\alpha^2 p(1-p)/\delta^2$$

式中　n:所需样本大小

　　　μ_α:正态分布中累积概率为 $\alpha/2$ 时的 μ 值(如 $\mu_{0.05}=1.960$)

　　　δ:允许误差,一般定在 $0.05\sim0.10$

　　　p:灵敏度或特异度,可采用该试验灵敏度的估计值来计算病例组所需样本量,用特异度的估计值来计算对照组的样本量

[例]　细菌的生化鉴定对龋病致病菌的病因学诊断的估计灵敏度为80%,估计特异度为60%,要做多少例样本才能具有统计学意义?

$\delta = 0.1$

$n_{(病例组)} = (1.96)^2(0.80)(1-0.80)/(0.1)^2$
$\qquad = 61.46 \approx 62$

$n_{(对照组)} = (1.96)^2(0.60)(1-0.60)/(0.1)^2$
$\qquad = 92.19 \approx 92$

因此作为诊断试验研究病例组有62例,对照组有92例。

(三)列四格表计算各项指标

根据试验的检查结果将试验对象分为阳性和阴性,并且依照"病例组"和"对照组"列出四格表,计算评价正确性的各项指标(表8-1)。

表 8-1　评价诊断试验的四格表

		金标准诊断		合 计
		有 病	无 病	
诊 断	+	a(真阳性)	b(假阳性)	$a+b$
试 验	-	c(假阴性)	d(真阴性)	$c+d$
合 计		$a+c$	$b+d$	$a+b+c+d$

灵敏度 = 真阳性率 = $a/(a+c)\times100\%$　　　假阴性率 = $c/(a+c)$ = 1-灵敏度

特异度 = 真阴性率 = $d/(b+d)\times100\%$　　　假阳性率 = $b/(b+d)$ = 1-特异度

$$正确率 = (a+d)/(a+b+c+d) \times 100\%$$
$$患病率 = (a+c)/(a+b+c+d) \times 100\%$$

$$阳性预测值 = a/(a+b) \times 100\%$$
$$阴性预测值 = d/(c+d) \times 100\%$$

第三节　诊断试验评价的指标和意义

一、真实性评价

（一）灵敏度和特异度

灵敏度和特异度是诊断试验在真实度方面的两个基本特性。灵敏度（sensitivity）表示用金标准法确诊有病的病例组中经诊断试验查出阳性结果人数的比例：$a/(a+c)$，该组中余下的则为假阴性患者；假阴性率又称漏诊率。特异度（specificity）表示用金标准法确诊无病的对照组中经诊断试验查出阴性结果人数的比例：$d/(b+d)$，该组中余下的则为假阳性人数；假阳性率又称误诊率。

理想的试验灵敏度和特异度都应当是 100%，但在实际工作中不太会出现这种情况。划分检查结果阳性与阴性的临界值直接影响到试验的灵敏度和特异度，因此必须考虑假阳性和假阴性会造成的后果选择合适的临界值。高灵敏度试验产生的假阴性率较小，比较适用于筛检疾病，或者疾病漏诊可能造成严重后果者，例如艾滋病。而要肯定诊断时，高特异度试验的阳性结果临床价值最大。当假阳性结果会导致不良后果时，也应提高诊断试验的特异度，比如诊断患者患不可逆性牙髓炎而准备进行根管治疗，一旦诊断失误将使患者承受不必要的创伤性治疗。

（二）预测值

临床医师在将诊断试验运用到临床实践中后，更为关心的是该试验对疾病的预测能力，也就是当出现阳性结果时真正患病的受试者比例占多少，出现阴性结果时真正未患病的比例又是多少，这就是预测值（predictive value）。

阳性预测值（positive predictive value）指试验结果为阳性的受试者中真正患病的比例[$a/(a+b) \times 100\%$]，阴性预测值（negative predictive value）指试验结果为阴性的受试者中真正未患病的比例[$d/(c+d) \times 100\%$]。预测值受到灵敏度、特异度和患病率的影响。灵敏度越高的试验，阴性预测值越高；特异度越高的试验，则阳性预测值越高；而患病率对预测值的影响要重要得多。患病率越低，阳性预测值越低，而阴性预测值越高。在三级医院阳性预测值很高的试验，即使检验的灵敏度和特异度都很高，如果用到普通人群中做疾病的筛查，阳性预测值也因为患病率低而很低。用 Bayes 公式可以表示阳性预测值与灵敏度、特异度和患病率之间的关系：

$$阳性预测值 = \frac{患病率 \times 灵敏度}{患病率 \times 灵敏度 + (1-患病率)(1-特异度)}$$

在诊断试验前根据受试者的临床特征判断其患病的可能性，称为先验概率（prior probability），阳性预测值和阴性预测值是在得到相应的试验结果后对受试者患病的可能性重新估计，称为后验概率（posterior probability）。后验概率越高，说明诊断试验的准确性越好，先验概率和后验概率的差值大小可以反映检验指标对疾病的诊断价值。

$$先验比 = 先验概率/(1-先验概率)$$

后验比 ＝ 先验比 × 似然比

后验概率 ＝ 后验比 /（1 ＋ 后验比）

（三）似然比

似然比（likelihood ratio，LR）是患者与非患者得出某种试验结果的概率比值，是可以同时反映灵敏度和特异度的复合指标，能够通过计算所有试验测定数值的似然比，反映出诊断试验的诊断价值。

阳性似然比（LR_+）＝ 真阳性率 / 假阳性率

$$= [a/(a+c)]/[b/(b+d)]$$

$$= 灵敏度 /（1 － 特异度）$$

阴性似然比 LR_- ＝ 假阴性率 / 真阴性率

$$= [c/(a+c)]/[d/(b+d)]$$

$$= （1 － 灵敏度）/ 特异度$$

似然比等于 1 表示在患者和非患者中得到该试验结果的可能性是相同的，说明该试验无诊断价值。似然比越大诊断患病的正确性越高，越小则排除患病的正确性越高。一般似然比 ＞10 时可确诊患病，＜0.1 时可排除患病。

（四）ROC 曲线

受试工作特性曲线（receiver operator characteristic curve，简称 ROC 曲线）是用真阳性率和假阳性率作图所得出的曲线，可以表示灵敏度和特异度之间的关系。根据检验指标测定值范围从低到高取若干截断点，逐个计算相应的灵敏度和特异度，以灵敏度为纵坐标，假阳性率为横坐标，连接各点绘制出曲线。

计算 ROC 曲线下的面积（area under the ROC curve，AUC），可以比较几种诊断试验的诊断效率。如果一项检验指标能完全正确的区分"患病"和"非患病"人群，灵敏度和特异度均达到 100%，该 ROC 曲线则由纵坐标和图形的上边组成，AUC 为 1；而一

项完全没有判断力的检验指标的 ROC 曲线为坐标原点到右上角的对角线，AUC 为 0.5。AUC 越接近 1，其诊断的真实度越高；AUC 越接近 0.5，则诊断的真实度越差。在根据 AUC 确定检验的判断能力后，可以根据 ROC 曲线来选择临床适用的临界值：取灵敏度和特异度之和最大的截断。

二、精确性评价

评价诊断试验应用价值的另一方面是考虑其精确性，即该试验对同一目标测定的重复性、稳定性。

（一）发生临床不一致的环节

收集病史、体格检查、实验室检查结果的解释等诸多环节都有可能发生临床意见的不一致。

1. 收集病史

通常问诊是诊断的第一步，通过询问来收集病史。医师的提问要通俗易懂，对不善表达的患者要耐心启发但不能有暗示，还要根据已经掌握的资料进一步询问与鉴别诊断有关的问题。医师问诊的方法不同，往往会直接导致出现不一致的诊断结果。

2. 体格检查

将一种体征误认为另一种体征，从而作出不同的诊断。如将牙龈增生造成的龈袋误认为是牙周袋从而诊断患者为牙周炎。

3. 实验室检查结果

比如对 X 线的检查结果，不同的医师读片的结果会有差异。

4. 预期偏倚

有些疾病的诊断和治疗会受到以往或当时流行的认识的影响而出现不一致的预期偏倚。比如一些

弯细的难治根管或根尖周阴影较大的患牙,在过去的几十年里一直被认为是拔牙的适应证,现在许多基层医院的口腔科医师仍然会作出这样的判断,实际上,这些患牙并不一定要被拔除。这种偏倚就叫预期偏倚。

(二) 产生不一致的原因

1. 方法的差异

如诊断指标、诊断标准不一致,采用的检验方法不同,诊断的分类不清等都可能造成诊断结果的不一致。

2. 观察者变异

观察者,也就是执行检查的医师,其对检查方法的熟练程度、对指标的判断上的差异,将导致不同的结果。不同专业的医师,比如口腔内科和口腔外科的医师,往往会偏重从本专业出发考虑诊断标准。

3. 被观察者个体生物学变异

如被检查的部位不同、时间不同,可以影响测定的结果。

(三) 一致性检验——Kappa 值计算

Kappa 值是判断不同观察者间观察一致率的指标,常用于比较两者的一致性。如果比较两个以上的观察者,则采用分别的两两比较方法,如比较 A 和 B,B 和 C,C 和 A 等。甲、乙两位临床经验相似的医师对 15 名 10~15 岁的少年做口腔检查,15 名受检者的 4 颗第 1 恒磨牙龋病检查结果如下。

表 8-2　15 名受检者的 4 颗第 1 恒磨牙龋病检查结果

		甲医师诊断		合计
		龋	非龋	
乙医师诊断	龋	23(a)	9(b)	32(r_1)
	非 龋	6(c)	22(d)	28(r_2)
合　计		29(c_1)	31(c_2)	60(N)

按上表的分布,两人对龋病诊断的一致率(P_c, agreement expected on the base of chance)如下:

$$P_c = (r_1 c_1/N + r_2 c_2/N)/N = [(32 \times 29)/60 + (28 \times 31)/60]/60 = 49.8\%$$

非机遇一致率(potential agreement beyond chance) $= 100\% - 49.8\% = 50.2\%$

观察一致率(observed agreement, P_o) $= (a+d)/N = (23+22)/60 = 75\%$

实际一致率(actual agreement beyond chance, $P_o - P_c$) $= 75\% - 49.8\% = 25.2\%$

Kappa 值 $= (P_o - P_c)/(1 - P_c) = 25.2\%/49.8\% = 50.6\%$

Kappa 值也可由表内各数字直接求得,公式为:

$$Kappa 值 = \frac{N(a+d) - (r_1 c_1 + r_2 c_2)}{N - (r_1 c_1 + r_2 c_2)}$$

Kappa 值越高表示一致性越好。一般认为 Kappa 值在 0.4 以下为一致率不合格,0.41~0.60 为中度一致,0.61~0.80 为高度一致,≥0.8 为有极好的一致性。

第四节　诊断试验正常参考值的确立

一、正常参考值的概念

诊断试验要确立一个正常参考值,通常是一个波动的范围,因为人体的各项生理、生化数据会因人而异,同一个体在不同的时间和环境中这些数据也会发生相应的改变。制定正常值,常以"正常人"为对象,指的是排除了影响所研究指标的疾病和有关因素后,所确定的同质人群,并非一定是机体任何器官、组织的形态和功能都正常的人。

二、确定正常参考值的基本方法

(一)正态分布法

当诊断试验的数据频数呈正态分布时,在曲线分布中央 95% 认为是正常,两侧的各 2.5% 则被认为异常。如果有些资料不呈正态分布,可以作对数转换为正态分布后再计算正常值范围。根据这一方法,可采用"均数 ±2 个标准差(s)"作为正常值范围,超过平均数 2 个标准差者均视为异常。

(二)百分位数法

并非所有的诊断试验数据频数都会呈现正态分布,这时可考虑使用百分位数制定正常范围和异常范围的分界值。双侧检验时,确定从第 2.5 百分位数到第 97.5 百分位数为正常范围;单侧检验时,如数值过小为异常,则确定异常范围在第 5 百分位数以上,如数值过大为异常,则确定异常范围在第 95 百分位以下。但该方法的缺点是误差较大,应当适当地增加样本量,有学者建议观察例数至少应大于 120 例。

(三)应用 ROC 法

ROC 曲线,是用以灵敏度为纵坐标,假阳性率为横坐标,连接各点绘制出的曲线,可以用来确定最佳临界值(参见本章第三节)。将该点作为制定正常参考值的依据是比较科学合理的方法。

(四)从治疗实际出发

在临床上,常根据人群中的流行病学调查的结果确定该项诊断试验的测定值到达哪一个水平才引起疾病或需要治疗。比如,当牙周袋深度 >2 mm 时就有牙周问题的出现,因此牙周袋的正常值定为 2 mm。

三、影响正常参考值的各种因素

(一)研究对象选择的因素

诊断试验中,要排除主观因素,根据研究目的选择适当的研究对象,严格地控制对所研究指标有影响的疾病和相关因素。为了保证选择的研究对象有代表性,还要注意遵循随机抽样的原则和方法来确定研究对象。

(二)研究对象的生理因素和环境因素

研究正常值时,必须先明确影响该项指标正常值的一些生理因素和环境因素,如性别、年龄、民族、女性生理周期、妊娠和哺乳等,以及检测的时间、地域差别等。如有性别和年龄差异,要分别制订各自的正常值,比如在恒牙萌出期,女性牙弓增长比男性小。

(三)技术操作和仪器设备因素的影响

仪器设备、操作技术、试剂的标准化等都会影响诊断试验的正常参考值,在实验中应尽量减少技术误差,使结果重复性好。

(四)统计处理问题

为了确保试验结果科学、精确,要保证一定样本含量,严格控制系统误差和随机误差。随

机抽样的样本量越大，误差就越小。对每一个样本多次测定，求其平均值来进行统计分析获

得正常值。

第五节　提高诊断试验效率的方法

一、选择高危人群

在实际工作中，理想中灵敏度和特异度都很高的诊断试验并不多见。要获得诊断正确性高又经济方便的诊断试验往往还需通过其他途径来提高试验的正确性和实用性。根据前面提到的患病率与阳性预测值之间的关系，可以知道当一项诊断试验的灵敏度和特异度固定时，增加受试人群的患病率会增加阳性预测值，从而提高检查的效率。因此，在高危人群中测试是一种简单有效的方法，比如在好发年龄、性别或有症状的人群中进行检测。

二、联　合　试　验

由于同时具有很高的灵敏度和特异度的诊断试验不多，因此需要采用联合试验的方法来提高灵敏度和特异度。联合试验即同时采用两种或两种以上的检验方法对疾病作出判断，是提高单项检验诊断准确性的常用方法。比如在日常的临床工作中，口腔科医师常规的检查就已经包括了问诊、探触诊、叩诊、温度诊等体格检查，有时还会加上 X 线摄片检查、血尿常规等实验室检查项目，综合各项结果作出最后的临床诊断，达到提高诊断正确性的目的。

联合试验包括平行试验（parallel tests）和系列试验（serial tests）。平行试验是同时进行两项

以上的试验，只要有一个结果为阳性，就可认为患病。系列试验是依次相继的所有试验均为阳性才能诊断为患病。因此平行试验提高了灵敏度和阴性预测值，系列试验提高了特异度和阳性预测值。

平行试验适用于：① 对于急诊患者急需迅速作出诊断时用；② 现有的几项试验都不太灵敏的组合使用，提高灵敏度。平行试验使疾病的漏诊率降低，但由于降低了特异度和阳性预测值，可能会作出假阳性诊断。

系列试验适用于：① 长期随访的患者，并不需要迅速作出诊断，但需要增加诊断的正确性。② 单项试验特异度不高时，系列试验很有用。③ 先使用特异度高的试验可使较少的患者接受第二种试验。④ 系列试验时，安排试验的顺序应由简到繁，由安全到危险。一旦前面的试验提示有患病的可能之后，再使用复杂或相对危险的试验。系列试验阳性者表明患病更为可信，但由于降低了灵敏度和阴性预测值，增加了漏诊疾病的危险性。

平行试验和系列试验的计算方法如下：

平行试验：灵敏度 ＝ 灵敏度$_1$ ＋ 灵敏度$_2$（1 － 灵敏度$_1$）

特异度 ＝ 特异度$_1$ × 特异度$_2$

系列试验：灵敏度 ＝ 灵敏度$_1$ × 灵敏度$_2$

特异度 ＝ 特异度$_1$ ＋ 特异度$_2$（1 － 特异度$_1$）

第六节 早期诊断

一、早期诊断的定义和意义

临床上大多数疾病是在出现临床症状前来就医时被诊断出来的。早期诊断是指在临床出现症状之前的诊断，是临床前期的诊断，此时自然病程尚处于无症状期，但患者体内已出现结构和功能的改变。早期诊断列入二级预防的范畴，要早期发现，早期诊断，早期治疗。尤其是对口腔科两大常见的疾病：龋病和牙周病来说非常重要。

二、早期诊断的方法

（一）筛检

筛检（screening）是通过某些诊断试验将早期患者从普通人群中筛检出来。如在人群中进行龋病的流行病学调查。

1. 筛检疾病的条件

筛检对疾病的早期诊断具有重要的意义，但也并非所有疾病都值得筛检，必须符合以下条件：

（1）筛检的疾病有足够的超前期（lead time）超前期是指通过筛检发现疾病与患者自觉症状出现而去医院被确诊的间隔时间。疾病超前期的长短取决于病程的快慢和筛检试验早期诊断的能力。例如龋病发展到患者出现自觉症状时往往已经是中到深龋甚至是牙髓炎了，而定期口腔检查能够及时发现早期龋损予以治疗，防止疾病的进一步发展。

（2）疾病有一定严重性，早期诊断可以有效治疗 有些患者到疾病出现症状时才就医，疾病虽然得到确诊但已迅速发展，治疗预后不佳。例如成人

牙周炎，如果进行筛检早期发现可以通过治疗有效控制疾病的发展，而一旦到患者自觉出现牙齿松动、牙龈肿胀溢脓等症状时牙周炎已经比较严重，虽然能够通过治疗改善病情，但有些损害已经不可逆转，例如必须拔除患牙。

2. 用于筛检的诊断试验

筛检试验是早期诊断疾病的常用手段，通过筛检在普通人群或高危人群中将尚无症状的患者筛选出来，然后再进一步检查明确诊断。为此，要选用灵敏度高和特异度较高，方法简便、快速、价廉、安全和依从率高的诊断试验。

（二）定期健康检查

定期健康检查（periodic health examination）有多种。比如在学校、单位的年度体检。也可在高危人群中定期检查，比如在唾液中含高比例变形链球菌的儿童中定期检查龋齿的新发病情况。

（三）医院常规检查

医院常规检查（routine examination）即通过常规化验检查，可无意中发现早期病例，如血常规可发现慢性白血病等。

（四）病例搜索

病例搜索（case finding）是临床医师在临床实践过程中早期发现患者的手段。大多数口腔内科的医师都会遇到这种情况：患者来看主诉牙时通

过检查可查出其他的早期患牙或牙周疾病。

（五）患者自我检查

在人群中进行口腔卫生知识的宣传和普及，提高人们对口腔健康的重视程度。一旦发现口腔组织的异常即使就医，从而早期发现疾病，及时治疗。

第七节　诊断试验研究中常见的问题

即使是理论上设计较完善的诊断试验，其结果的评价也会出现误差和偏倚，这其中有客观因素，也有评价设计中的人为因素。常见的问题有：

（1）测量偏倚　诊断实验和金标准不是独立进行时，对后一种诊断结果的判断往往会受前一种试验结果的影响而出现偏倚。如果评价者事先已知实验结果，往往会受主观因素的影响来判断结果。

（2）参考试验偏倚　参考试验偏倚是指金标准选择不当所造成的偏倚。完全正确的金标准诊断只是一种理想化的概念，在实际上几乎是不可能的，即使是组织病理学检查也可能出现假阴性诊断。在选择时要尽可能使用最接近正确的方法作为金标准。

（3）工作偏倚　在临床工作中，医师们往往更关注诊断试验的阳性结果，只有对出现阳性结果的患者才决定进一步用金标准方法加以确诊，而对检查阴性的患者不再做进一步的检查或随访，结果造成假阴性资料的缺乏，导致灵敏度假的升高，特异度假的降低，这就是工作偏倚。

（4）实验室测量偏倚　由于试验操作方法或使用的仪器设备不规范，没有进行重复性测定，缺少对观察者之间的一致性分析等，都可造成对诊断试验结果评价的偏倚。

（5）选择性偏倚　患病率不同的人群中疾病的临床特征往往不同，如疾病的分期、严重程度等，这些因素将影响到诊断试验的阳性预测值以及灵敏度和特异度。比如在普通人群中筛检出的患者一般都还未出现症状，在一级医院就诊的患者症状相对较轻，而到二级或三级医院就诊的患者症状就比较严重了。

在应用一项新的诊断试验前，要详细了解有关的诊断试验评价研究，选择合理的金标准，进行独立的盲法比较。不仅要进行灵敏度、特异度的评价研究，还要进行预测值、似然比、截断点取值分析和ROC曲线的分析，充分估计可能存在的影响该诊断试验使用效果的原因。

马善奋

参 考 文 献

1　梁万年主编.临床流行病学.北京：北京大学出版社,2003

2　李定国编著.医院流行病学教程.北京：科学出版社,2002

3　赵仲堂主编.流行病学研究方法与应用.第2版.北京：科学出版社,2005

4　游伟程主译.医学流行病学.第4版.北京：人民卫生出版社,2006

5　卞金有主编.口腔预防医学.北京：人民卫生出版社,2001

第九章 随机对照试验

第一节 概 述

随机对照试验(randomized controlled trial, RCT)是一种前瞻性试验研究,指在人为条件控制下,以特定人群为受试对象,既包括患者也包括健康人群,以发现和证实干预措施对特定疾病的防治、诊断的实际功效和安全性。该方法科学性强,论证强度高,受偏倚因素影响较少,研究结果的真实性和可靠性均较好,是目前公认的临床试验研究的金方案。

RCT 的发展经历了一个很漫长的过程,希波克拉底首次把观察性临床研究引入医学科学领域,提出药物试验应当在人体进行。

1898 年丹麦医师 Fibiger 发表了著名的血清治疗白喉的半随机对照临床试验。1948 年在英国医学研究会领导下开展了世界上第一个临床随机对照试验,肯定了链霉素治疗肺结核的疗效。RCT 的兴起使流行病学的多项理论和原则用于临床医学,迄今已有 50 多年的历史。国外评价临床疗效的论文绝大多数采用 RCT 方案,国内有关 RCT 的报道也正日益增多,并越来越引起更多学者的重视。

RCT 的优点是:采用了随机分组和同期对照,不仅可避免与时间变化有关的偏倚,还可以消除、控制或平衡许多已知或未知的偏倚;在有一定样本量的基础上,保证了试验组与对照组除了治疗措施不同外,其他非处理因素有一定的可比性,从而使研究结果有一定的真实性;采用盲法可避免许多观测性偏倚。RCT 一般均遵循严格的诊断标准,对研究对象的纳入和排除都有严格的规定。但是 RCT 也存在着一些不足之处:大规模的 RCT 在时间、人力、财力上花费较大,实施有一定的难度;选择病例有一定的局限性;如果安慰剂使用不当,会影响患者的治疗;随访时间较长时,研究对象易流失,从而影响结果的真实性;由于研究对象是经过严格筛选的,代表性相对较差,可能不能代表疾病的全貌,不能揭示疾病的总体规律。

RCT 在口腔医学领域中的应用是在实践中不断地丰富和发展起来的。史宗道等在对 1996 年前创刊的 15 种中文口腔医学杂志检索后发现:在 1980 年仅有随机对照研究 2 篇,对照研究 1 篇;1981～1990 年随机试验研究 46 篇,对照研究 91 篇;1991～2000 年,随机对照研究达到 421 篇,对照研究达 345 篇。

第二节 RCT 的设计原则

一、随 机 化 原 则

（一）随机化的概念

随机化是临床试验的重要方法和基本原则之一。随机化包括两方面，一是随机抽样，指被研究的目标人群中的每一个体都有同样的机会被选作为研究对象；二是随机分组，即被随机抽取的样本都有同等机会进入试验组或对照组接受相应的试验处理。这样就能使组间的已知的或未知的影响因素基本一致，使能被测量和不能被测量的因素基本平衡，两组之间具有可比性。

（二）随机化方法

（1）简单随机化（simple randomization） 有抛硬币法、抽签、查随机数字表、应用计算机或计算器随机法。通常根据从随机数字表获得的随机数字，若将偶数作为试验组，则将奇数作为对照组。

（2）区组随机化（block randomization） 比较适合临床试验中入选患者分散就诊的特点。根据研究对象进入试验的时间顺序，将全部病例分为数目相同的若干区组，每一区组内病例随机分配到各研究组，以避免两组间人数差异过大。每区组人数一般以 4~6 人为宜。

（3）分层随机化（stratified randomization） 为了减少重要的预后因素可能在两组分布不均匀，或者研究在不同的中心进行，可以根据研究对象人群临床特点、预后因素或不同中心分层，在每层内将受试对象随机分配到试验组和对照组。在选择分层因素时，注意分层因素不宜过多，否则会造成分层后随机分组过

度分散，组内样本量过小，影响结果的可比性。

二、设 立 对 照 组

（一）设立对照组的意义

临床试验的目的是评价干预措施的效果，由于临床治疗中所获得的效果可能由干预措施引起，也可能由干预措施以外的因素（如疼痛的自然缓解、受试对象病理或生理的变异、对干预措施不良反应的个体差异等）引起，因此必须设立对照组，以获得客观、真实的研究结果。

（二）对照的类型

对照是随机选取一组或几组同质的受试对象，分别接受不同的干预措施，比较对照组与试验组之间的差异。

1. 根据对照时间分类

（1）同期对照（concurrent control） 试验组和对照组的研究同时进行，两组受试对象的诊断、纳入及排除标准一致，试验条件、观察指标、试验期限均一致，使两组间具有良好的可比性。

（2）自身对照（self control） 同一个体在身体对称部位接受不同的干预措施，一个为对照，一个为试验，比较两者的差异。也可是研究对象自身前、后两个阶段分别用两种不同的治疗措施或药物，比较这两种治疗措施或药物的疗效。

（3）历史对照 将他人的历史资料或本人过去类似的研究结果作为对照，与某种新的研究措施的结果进行比较，该对照的可比性差。

2.根据对照措施分类

（1）空白对照（blank control）　对照组不施加任何干预措施。例如：欲了解氯己定涂料对龋病的预防效果，可给试验组研究对象使用氯己定涂料，对照组不使用即对照组的研究因素是空白的。经过一段时间后，分别对两组受试者的患龋情况进行评价，以判断氯己定涂料的防龋效果。

（2）安慰剂对照　对照组使用安慰剂，与试验组的结果进行比较。安慰剂不具有真正的治疗效应，同时安慰剂的外形、大小、色泽、气味等特征与试验组所用药物或试剂相同，其主要成分为赋形剂，无任何药理作用。

（3）阳性对照（也称标准对照）　试验组使用新的药物或防治措施，对照组则给予临床上公认的效果肯定的标准方法，以比较对照组与标准组之间的效果差异。

三、盲 法 原 则

（一）盲法原则的意义

在临床试验中，为了有效地避免研究者或者受试者的测量性偏倚和主观偏见，应遵循盲法的原则，即试验的研究者和（或）受试者不知道试验对象、研究因素的分组情况。盲法还用于对研究资料的分析与报告。

（二）盲法的种类

盲法可分为单盲、双盲和三盲。

（1）单盲　指研究者不设盲，受试者设盲，即试验药与对照药外观虽有区别但患者不知哪种为试验药哪种为对照药。单盲可以减少患者的偏倚，但不能排除研究者的主观偏倚。

（2）双盲　研究者与受试者均不知道分组情况和试验措施的分配情况。双盲能减少来自研究者和受试者的偏倚，结果可靠性强。

（3）三盲　研究者、受试者和资料分析报告者均不知试验分组情况和试验措施的分配情况。该法最大限度地减少了来自参加者的偏倚，获得的结果更符合客观实际，但难度大。

第三节　RCT 的设计模式

一、随机对照试验

随机对照试验是将根据纳入和排除标准得到的合格研究对象，在知情同意条件下，按随机的原则和方法分成试验组和对照组，分别给予不同的试验措施，经过一段时间的观察得出结果，进行资料整理、统计学分析。

随机对照试验主要用于临床防治性研究，评价新的药物或治疗措施与不治疗、传统方法治疗或安慰剂相比，是否能够提高疗效或减少副作用，也可以用来研究一种新的预防措施能否降低某病的发病率。

二、其他类型的随机对照试验

（一）半随机对照试验

随机化分组要依赖数字表，具体执行起来较为麻烦，因此可进行半随机对照试验（quasi-randomized control trial），即采取一些简单的半随机方法对患者进行分组，如按患者身份证号码的尾数或就诊日期或病历序号尾数的奇偶数来分组。

（二）非等量随机对照试验

RCT 设计方案的两组间样本量应相同,但在实际研究中,有时为比较一种新疗法与标准疗法的疗效,当病例来源有限,而标准疗法的疗效又为人们所熟知,可以采用非等量的 RCT 设计方法。非等量随机对照试验(unequal size randomized controlled trial)通常采用试验组与非试验组样本量为 2∶1 或 3∶2 的比例来随机分组。采用非等量 RCT 设计方案时,两组相差比例不宜太大,否则会影响检验效能。

（三）群组随机对照试验

群组随机对照试验(cluster randomized control trial)是指以一个班级、一个家庭、一个车间等作为随机试验的一个观察单位,进行随机对照试验。每个单独的观察单位也是随机地被分配到试验组和对照组,分别接受不同的治疗措施。如在学校使用氟化泡沫预防儿童龋病时,可以班为随机分配单位。

（四）单个患者的随机对照试验

对于需长期治疗的慢性病患者,需从使用的多种药物中筛选出效果最好、副作用最小的一种药物。单个患者的随机对照试验(number of one randomized trial,N-of-1 RCT)是将使用的各种药物按随机的方法分配使用顺序,得出一种药物的试验结果后,经过"洗脱期"再进行另一种药物的研究,最后作统计学分析,得出最终结论。

第四节　RCT 的设计内容

一、样本例数估计

正确估算样本(sample size estimation)是临床科研设计规范与否的重要标志之一。样本量的大小要合适,样本量太小,检验效能低;样本量太大,会增加研究中的工作量并造成各方面的浪费。正确估算样本就是要在保障科研结论有一定可靠性的条件下,确定最小的样本量。样本量的大小可用统计学公式法或查表法估算。对于药品的临床试验,应该按照新药审批要求完成病例数。第一类至第三类新药Ⅱ期临床试验的病例数应不少于 100 对,若由多个单位完成,每个单位病例数不得少于 30 对。

二、病 例 选 择

根据不同干预手段及所防治病种的特征,分别确定相应的病例选择标准,即应有明确的临床诊断标准,包括必要的实验室和影像学检查结果,有明确的纳入标准和排除标准。

（一）诊断标准

诊断标准中一般应该包含三个方面的指标:临床症状、临床体征、影像学检查或实验室检查指标。除了必要的定性指标外,应尽可能选择定量测量指标。指标的数量不宜过多、过繁且都应该与确诊疾病、描述疾病的严重程度和反映试验药物的治疗效果有关。

（二）纳入标准

主要包括是否符合纳入疾病的诊断标准；病情严重程度和其他特点是否符合试验设计的要求；纳入对象应符合的人口学资料特征及伦理学要求。

（1）首先必须符合所治疗疾病的诊断标准。如果是多发性疾病，症状较轻者不需要治疗时，应选择症状较重、需要治疗者。

（2）从人口学分布特征看，不应有性别限制。

（3）试验药物为抗微生物药品时，受试者应在参加本试验之前 1～2 月内，没有使用过抗生素。对牙周炎患者还要求在参加试验之前 6 月内，未接受过系统的牙周治疗或参加过其他临床试验。

（4）从伦理学要求，受试者应是知情同意者并签署知情同意书。

（三）排除标准

排除对象是指符合纳入条件的患者，因某些方面的限制不适合接受试验者。符合下列条件时可作为排除标准：

（1）对观察药的同类药有过敏反应，可能对观察药也存在过敏反应者。

（2）严重的全身疾病，如心血管疾病、肝肾功能障碍，从而可能严重影响试验药物的药代动力学，影响药物在体内的吸收、分布、代谢、排出，从而干扰对药物疗效及不良反应评价者。

（3）为了避免对胎儿和婴儿造成不良影响，孕妇和哺乳妇女应该作为排除对象。

（4）药物疗效和不良反应的判定常常依赖于受试对象的正确感受和正确表达，智力不健全、有精神障碍者应该作为排除对象。

（5）其他影响疗效观察的局部情况，如牙周炎的试验性治疗时，试验牙及相邻牙有错位、全冠、邻𬌗面充填体、正畸装置、带环及可摘局部义齿等会影响观察效果者。

（6）同时伴有其他疾病、影响试验药物的疗效观察者，例如牙周炎或冠周炎的治疗性试验时，同时伴有复发性口疮等。

（四）剔除标准

受试者经过纳入标准与排除标准的筛选，已接受了所分配的治疗方案，但因种种原因不能进行完整的疗效评价者称为剔除对象。

（1）从伦理学角度来说，受试者有权在任何时间退出试验，但需记录理由。

（2）试验期间使用了与试验药物有相同作用的其他治疗性药物和措施，或未遵循治疗方案服用药物。

（3）未按试验设计要求按时进行检查，中途失访。

（4）资料收集不齐，不能进行评价。

（5）因病情转变，必须停止试验，接受其他治疗措施。疗程未结束，患者死亡亦应淘汰。

三、观察指标

RCT 中选择观察指标有非常重要的意义。观察指标是指能反映治疗手段的疗效或安全性的观察项目。观察指标的选择应遵循少而精的原则。

观察指标主要分为定量指标和分类指标，分类指标中有两分类、多分类；有序、无序之分。

定量指标又称测量指标、计量指标（measurement variable）。对每个观察单位用定量方法测定某项指标数值的大小，得到的是定量指标。例如年龄、身高、体重、血压、心率等。

分类指标又称类别指标（categorical variable）。它是指将观察单位按类别、性质分类所得的指标。如将疼痛有序分类为不痛、轻微痛、中度痛、重度痛;将疗效分为无效、好转、显效、痊愈。对于类别指标的分类必须有明确的定义和可靠的依据,在设计方案中需明确规定与说明,不允许在事后随意修改。

四、疗效判断

临床疗效评价一般采用四级评定标准,即痊愈或临床缓解、显效、进步或好转、失效或无效。以痊愈加显效计算有效率(％)。口腔疾病的疗效判断,如冠周炎、口腔溃疡等可用痊愈、显效、有效、无效,但牙周炎为不易治愈的慢性疾病,疗效判断只能用显效、有效、进步、无效(或恶化)。

五、依从性

受试者遵从医嘱,严格按要求接受治疗,不采用其他可能干预治疗的手段等称为依从(compliance),否则使试验药物与其疗效和不良反应关系的研究失去依据。解决方法是使受试者充分理解试验的目的要求及参加这项试验的意义,自

觉自愿合作。要建立必要的检查制度,如规定有关医护人员亲自观察患者服药等,从客观上减少不依从发生率。还可通过药物血、尿浓度检测的核查,确认依从性的程度。

六、不良反应

自患者签署知情同意书并入选试验开始至最后一次随访之间,发生的任何不利医疗事件,无论与试验治疗手段是否有因果关系,均判定为不良事件。临床试验中通过患者自发报告或者医师直接观察的不良事件来评价临床安全性。另外在每次随诊时,将通过非诱导的方式询问患者有关不良事件的情况,或是在进行检验时发现不良事件并向上级报告,采取相应措施。

七、数据处理

保存好原始记录(病历、观察表、化验及各种功能检查结果、特殊检测结果)。电脑存储并分析临床、实验室资料。正确使用统计学分析方法。

第五节　RCT 的实施

一、试验人员的入选标准

负责试验的研究者必须具备合法的任职行医资格,具有丰富的专业知识和临床经验,熟悉与临床试验有关的资料和文献,有权支配参与试验的工作人员与设备,熟悉临床试验管理规范,遵守国家有关法律、法规和道德规范。

二、试验方案的设计和准备

(一)试验方案

试验方案又称研究计划或研究方案。它是由研究者和申办者共同制定并签字,报伦理委员会审批后实施。试验方案包括以下内容:试验题目、试验目的、试验背景及试验场所、申办者、研究者、试验设

计、受试者选择标准和排除标准、病例数、给药规定、检验项目、试验用药、观察与随访、试验的中止与停止、疗效的评价标准、试验资料的保存、不良事件的记录、密码、破盲等规定、评价方法、数据处理规定、质量控制与质量保证、试验进度表、试验结束后的医疗措施、各方承担的职责和论文发表的规定、参考文献。

试验方案一经确定,在试验过程中一般不宜修改。如果确实需要修改应该按照临床试验规范(good clincial practice,GCP)规定的程序列出修改方案,报伦理委员会批准后执行。

(二) 选择受试者

根据研究对象的纳入和排除标准,按照试验设计要求筛选自愿受试者,并向受试者解释清楚试验程序。

(三) 签署知情同意书

知情同意书是保障受试者权益的主要措施之一。研究者必须向受试者说明有关临床试验的详细情况,包括:受试者参加试验应是自愿的,在任何阶段有权随时退出试验而不受到歧视和报复,个人资料受到保密,受试者预期的可能的受益和可能发生的风险和不便,可能被分配到试验的不同组别,受试者可随时了解其有关的信息资料,以及如果发生与试验相关的损害时,受试者可获得治疗和适当的保险赔偿。最后受试者或其法定代理人在知情同意书上签字并注明日期,研究者及其代表也需在知情同意书上签字并注明日期,在取得受试者的知情同意书后才可以进行临床试验。

(四) 病例报告表

病例报告表是临床试验中临床资料的记录方式,它是按试验方案所规定设计的一种文件,用以记录每一名受试者在试验过程中的数据。

(五) 统计分析计划书

统计分析计划书是由生物统计学家和主要研究者拟订的统计分析计划,它比设计方案中所规定的统计分析更为详尽细致。

三、实施临床试验

整个临床试验过程将严格遵循标准操作规范,按照临床试验研究方案执行。临床试验单位召开临床试验工作会,组织参与试验人员进行培训,领会试验方案的精神,掌握病例报告表的填写方法,明确职责和分工,落实试验任务,按程序开始试验。

四、临床试验总结

(一) 临床试验结束时的工作

临床试验结束时要重点检查以下几项工作的完成情况:① 申办者与试验单位试验负责人共同检查临床试验单位完成试验的日期和病例数是否符合临床试验合同书中的规定;② 检查所有受试者是否按临床试验方案中的规定接受治疗;③ 治疗前各项检查是否齐全,治疗后是否进行了复查,有无漏项(含原因),各种表格、记录是否及时如实地填写,试验者和主要负责任人是否签名,改错处是否有签名和注明日期等;④ 不良事件的发现、处理及随访情况;⑤ 研究者整理试验原始资料;⑥ 监察员回收未用完的试验用药,收回应急信件,如有破盲,应检查核对破盲例数;⑦ 监察员在各试验中心分次分批(10 个病例报告表为一批)检查和收集病例报告表。最后一次全部收齐,并给试验者开出收取收据,以便核查。统计人员将各医院病例报告表中的试验数据采用双重录入法,输入结构统一的数据库,经核对无误后锁定。

(二)数据管理

临床试验结束后,回收病例报告表,以便建立相应的数据库,所有数据采用计算机软件编制数据输入程序进行双份录入。将建立的正确的数据库,交统计分析人员按统计计划书的要求进行统计分析。

(三)临床试验总结提纲

总结提纲主要内容有一般资料、入选标准、排除标准、剔除标准、疗效判定标准、药物疗效、安全性评价、不良事件、结论、典型病例等。由临床试验负责单位(组长)按总结提纲写出书面总结。重点是对药物疗效和不良事件作出公正、客观的评价与结论,为下一期临床试验提供可靠的科学依据。

(四)临床试验总结会

主要内容有:① 讨论和修改临床试验总结,计划下一期临床试验,或作最终总结;② 打印定稿的临床试验总结,在申报资料首页封面上盖章和试验负责人签名;③ 进行临床试验经费结算;④ 商议新药申请证书或生产的有关事宜。

第六节 口腔领域中 RCT 的具体应用

RCT 在口腔领域中的应用非常广泛,例如防龋产品的临床试验、控制菌斑和牙龈炎产品的临床试验、抗牙本质过敏的临床试验、牙齿漂白的临床试验、抗口臭产品的临床试验、根管治疗领域的临床试验和口腔治疗药物的临床试验等。本文将以发表在国内外杂志的优秀临床研究论文为基础,从研究目的和方法、样本例数的估计、病例选择、观察指标、临床评价、不良反应和统计学分析等方面介绍 RCT 在口腔领域中的应用。

一、防龋临床试验

对于防龋产品的研究设计一般应采用双盲、随机、二单位平行观察的临床研究方法,研究一般至少持续 2 年。现就《1.23％氟化泡沫预防儿童乳牙龋的 2 年临床研究》做如下介绍。

(一)研究目的

氟化泡沫是一种较新的防龋产品,能明显地减少患者对氟的暴露和氟在口内的残留。该研究的目的是评价每半年专业应用一次 1.23％氟化泡沫对儿童乳牙的防龋效果。

(二)研究方法

研究应用了双盲、群组随机、安慰剂对照的临床试验方法。

1. 双盲

该研究的盲法设计体现在五个方面,① 试验分组是由 1 名不参加本临床试验的研究人员将受试者分为氟化泡沫组和安慰剂对照组;② 所有参加研究的儿童及家长均不知道分组情况；③ 完成所有临床操作的 2 名口腔医师和 2 名护士也均不知道试验分组情况；④ 经过培训的 2 名临床检查者也不知道试验分组情况；⑤ 两组试验产品由美国 Laclede 公司生产，外观包装一致，仅能通过包装瓶上的标记不同加以鉴别。

2. 群组随机

该研究从武汉市洪山区城区 16 所幼儿园中随机选择 4 所幼儿园的 392 名儿童作为研究对象。作者认为由于儿童进入幼儿园时并没有以他们的文化程度和家庭经济收入分班，因此每个儿童都有同等机会进入任何一个班。4 所幼儿园的 15 个班组成了 15 个群组，由 1 名研究人员根据随机数字表进行随机化处理，15 个班被随机分成两组，即氟化泡沫组 8 个班（209 人）和安慰剂对照组 7 个班（183 人），每个班的所有儿童都参加本研究。

3. 安慰剂对照

作者设计了安慰剂对照组，该组每半年应用 1 次不含氟化物的泡沫，2 年共应用 4 次。

（三）样本例数的估计

研究的样本例数是以统计水平 $\alpha=0.05$、$\beta=80\%$，组间差异为 25% 而估算的，在试验完成后，每组最低样本例数至少为 148 人。

（四）病例选择

该研究主要评价氟化泡沫预防儿童乳牙龋的临床效果，3～4 岁儿童作为研究对象。由于采用群组研究设计，符合试验年龄的儿童都参加这个研究。剔除对象是转学到其他幼儿园或者没有完成所有临床治疗的儿童。

（五）观察指标和临床评价

作者采用的观察指标是乳牙龋面均，通过新生龋面均和龋齿降低率评价防龋的效果。采用 WHO 龋病的诊断标准，由 2 名检查者在基线和试验后 2 年分别对各组患龋情况进行检查记录。

（六）不良反应

在整个试验过程中，所有儿童均无恶心、呕吐情况发生。

（七）统计学分析

只有完成了基线检查、4 次治疗和试验 2 年后检查的儿童的数据才纳入统计分析。由于随机化的过程以班为单位而不是以个体为单位，因此作者使用了聚类统计分析模式评价研究的主要结果，采用独立样本的 t 检验比较两组间基线龋水平和新生龋面均的差异，卡方检验评价不同的比例，统计水平设为 $\alpha=0.05$。

二、抗菌斑和牙龈炎临床试验

对于控制牙菌斑和牙龈炎的临床研究设计一般采用双盲、随机、二单位平行观察的临床研究方法。控制牙菌斑的试验一般在 4～6 d 即可评估菌斑量的变化，由于周期短，也可以采用交叉试验设计，但是必须保证足够的洗脱期。对于控制牙龈炎的产品，观察时间较长，一般至少为 6 周。现将《NovaMin 生物活性玻璃离子牙膏抗牙菌斑和牙龈炎的临床研究》介绍如下。

（一）研究目的

NovaMin 牙膏是一种含生物活性玻璃离子的

牙膏,该材料由多种无机离子组成,包括硅、钙、钠和磷等。该研究的目的是通过为期 6 周的临床试验,评价 NovaMin 生物活性玻璃离子牙膏对控制牙菌斑和减轻牙龈出血的临床功效,寻找一种维护牙龈健康且安全有效的自我保健用品。

(二) 研究方法

研究应用了双盲、随机、安慰剂对照的临床试验方法。

1. 双盲

该研究的盲法设计体现在以下方面:① 试验分组是由 1 名不参加本临床试验的研究人员将受试者分为试验组和安慰剂对照组;② 所有参加研究的受试者不知道试验分组情况;③ 所有牙膏为统一包装,两组试验产品由同一公司生产,外观包装一致,仅能通过牙膏标签上的数字不同加以鉴别;④ 1 名不参加本临床试验的牙科助手将牙膏分发给每位受试者;⑤ 临床检查者不知道试验分组情况。

2. 随机

将符合条件的 100 名受试者按计算机生成的随机数字进行分组,试验组和安慰剂对照组均各 50 名受试者。

3. 安慰剂对照

作者设计了安慰剂对照组,对照组受试者使用同一公司生产的不含 NovaMin 生物活性玻璃离子牙膏。

(三) 样本例数估计

这个研究的样本例数是以统计水平 $\alpha = 0.05$、$\beta = 90\%$,组间差异为 0.3 而估算的,在试验完成后,每组最低样本例数至少为 45 人。

(四) 病例选择

作者按纳入和排除标准对 200 名自愿者进行筛选以确定样本人群。

1. 纳入标准

年龄在 18 岁以上,身体健康,有日常刷牙习惯,至少 20 颗牙的颊、舌面可以记录,性别不限。

2. 排除标准

有系统性疾病者,开放性龋、牙髓炎、牙周炎患者(牙周袋深度超过 4 mm),冠桥和正畸患者,妊娠期和哺乳期妇女,对牙膏及其他口腔卫生产品过敏者,长期使用抗生素治疗者。

(五) 观察指标和临床评价

所有检查均在临床诊室进行,使用口镜、镊子和 CPI 探针对受试者进行口腔检查。首先对受试者进行牙菌斑染色,每人每次 5 滴染色剂,含漱 15 s,使染色剂充分与牙面接触,清水漱口;然后采用菌斑指数(Silness & Löe Plaque Index, PLI)、牙龈出血指数(gingival bleeding index, GBI)评价龈上菌斑和牙龈出血情况。试验包括 2 次口腔检查、牙周评价(0 周时基线评估和 6 周时的末期评估)。在基线牙周评价后对所有受试者进行龈上洁治,在基线评价前和最后评价前 8 h 均不进行口腔清洁,研究期间不使用其他口腔卫生措施(牙线、口香糖等)。

(六) 不良反应

临床检查者每次对牙周检查的同时也检查口腔唇、颊、舌等软组织情况,用以评价该牙膏对口腔软组织的可能副作用。在整个试验过程中,无不良反应报道。

（七）统计学分析

作者采用 SPSS10.0 软件进行统计分析。采用单因素方差分析（ANOVA）评价使用 NovaMin 牙膏 6 周后 PLI 和 GBI 的情况。

三、抗牙本质过敏临床试验

对于抗牙本质过敏的临床研究一般应采用双盲、分层、平行或交叉试验设计的临床研究方法。在进行基线检查后，应平衡分配受试者，受试者的性别、年龄和牙齿数目均要求平衡可比。研究期限取决于受检产品的种类及性质，一般需要 6~8 周时间。《NovaMin 生物活性玻璃离子牙膏抗牙本质过敏的临床研究》正是此方面的研究，现将主要内容摘录如下。

（一）研究目的

牙本质过敏是一种常见的口腔症状。研究证明 NovaMin 生物活性材料可以封闭牙本质小管而有效地预防牙本质过敏。该研究的目的是通过为期 6 周的试验评价 NovaMin 生物活性材料牙膏减轻牙本质过敏症状的功效。

（二）研究方法

研究应用了双盲、随机、对照的临床试验方法。

1. 双盲

该研究的盲法设计体现在三个方面：① 所有参加研究的受试者不知道试验分组情况；② 1 名不参加本临床试验的牙科助手将牙膏分发给每位受试者；③ 临床检查者不知道试验分组情况。

2. 随机

作者将符合条件的 75 名受试者随机分成 3 组，每组各 25 名受试者。

3. 对照

作者采用了安慰剂对照和阳性对照的临床研究方法。试验组为含 NovaMin 生物活性材料的牙膏；安慰剂对照为不含 NovaMin 生物活性材料的牙膏；阳性对照为临床已证明抗过敏有效的牙膏。

（三）样本例数估计

该研究的样本例数是以统计水平 $\alpha=0.05$、$\beta=90\%$，组间差异为 30% 而估算的，在试验完成后，每组最低样本例数至少为 25 人。

（四）病例选择

1. 纳入标准

有牙齿过敏症状，至少 4 颗牙（仅尖牙和前磨牙）有暴露的根面牙本质或颈部磨耗，当空气刺激时至少有 2 颗牙刻度记分（visual analog scale, VAS）$\geqslant 4$，自愿者必须有日常的刷牙习惯（至少每天 1 次），年龄在 20 岁以上，自愿者性别不限。

2. 排除标准

未给出书面的知情同意书和（或）病史者；愿意继续接受对牙颈部牙本质过敏的治疗，但是不愿选用研究药物者，或立刻需要其他牙本质脱敏治疗者；被研究牙齿正接受或有可能接受以下任何治疗的受试者将不能纳入到研究中，包括全面的修复治疗，开放性的龋坏，咬合创伤，可疑的牙髓病变、脓肿或牙髓炎；研究者认为与被研究牙面相邻牙齿的任何牙面有任何其他的状况，使得颈部牙本质过敏症状混淆不清者；已知对先前所用的口腔卫生用品或口腔治疗因子过敏的受试者;受试者有明显的身体残疾减弱了刷牙的能力;受试者正在服用抗炎药物和抗组胺类药物,可能对牙本质过敏症状产生影响;受试者当前有快速进展的牙周炎和(或)有明显的牙齿松动;在过去6个月内,受试者有牙龈手术病史;受试者同时有其他严重的疾病,有医学或心理上的问题;受试者不能完全按照研究者的要求完成试验;妊娠的受试者;参加另外牙科研究的受试者。

4名受试者因与牙膏无关的原因而被剔除。

(五)观察指标和临床评价

试验开始时、试验开始后2周、6周用两种不同的刺激方式刺激每颗受试牙齿,从而得出该牙齿的敏感程度。在室温条件下,用标准压力的空压气刺激4颗牙暴露的根面,当受试者报告由空气刺激而产生的牙过敏症状消失后,间隔5~10 min,再将10 μl的冷水(0℃)放置在暴露的根面(不接触其他牙齿)。整个研究都采取同样的方法评估受试者受试牙的牙过敏症状。受试者在每颗牙受到刺激后,将疼痛或不舒适程度,记录在一条10 cm的VAS记分线上。线的起始端(0)表示无痛或没有不舒适,线的末端(10)表示极其痛或极不舒适。

(六)不良反应

每次对牙齿敏感程度检查的同时,还会检查口腔软组织情况,用以评价牙膏对口腔软组织的作用。

(七)统计分析

采用 SigmaStat 软件(v3.11,Systat Software,Inc.)进行统计分析。采用单因素方差分析(ANOVA)评价使用牙膏后,每组三个时间段

(基线、2周、6周)以及同一时间段三组之间的VAS记分的差异,两两比较采用 Holm-Sidak method 模式。同时也评价了每组每个时间段敏感程度记分增加或减少的受试者比例。

四、牙齿漂白的临床试验

对于家庭牙漂白产品的临床研究设计一般采用双盲、随机、对照的临床研究方法,试验一般需观察3~6个月。2002年发表于 *Quintessence International* 杂志上的《不同浓度过氧化脲对四环素着色牙家庭漂白作用的研究》的主要内容介绍如下。

(一)研究目的

漂白是治疗变色牙的标准方法。该研究的主要目的是评价三种不同浓度(10%,15%,20%)过氧化脲对牙齿漂白的有效性,同时评估使用漂白剂后,牙色改变程度、反弹效应以及牙与牙龈的敏感程度。

(二)研究方法

研究应用了双盲、随机、自身对照的临床试验方法。

1. 双盲

该临床研究的受试者和评价者在整个试验过程中均不知道试验分组情况。

2. 随机分组

根据参与试验的顺序将59名受试者随机分为6组,即:1组(左侧10%的过氧化脲,右侧15%)、2组(左侧15%,右侧10%)、3组(左侧10%,右侧20%)、4组(左侧20%,右侧10%)、5组(左侧15%,右侧20%)、6组(左侧20%,右侧15%)。漂白时间为6个月。

3. 自身对照

比较研究对象自身用药前、后的药物治疗措施的疗效。

（三）样本例数的估计

一般而言，家庭牙齿漂白产品的临床试验，每组需要至少 25 名受试者，该文采用了半口对照的研究方法，每组 19～20 名受试者满足试验所需的样本例数。

（四）病例选择

1. 纳入标准

6 颗前牙全部存在、上前牙唇面无过大修复体（覆盖面积<1/6 牙面）、签署知情同意书、年满 18 周岁、能够按时复诊、在试验期间不使用烟草制品、存在四环素牙。

2. 排除标准

患有可能影响本研究的系统性疾病、在过去的 30 d 里使用烟草制品、切牙比 A3 色白、口腔内存在病理性疾病（龋齿除外）、牙龈指数>1、孕妇或哺乳期妇女。

7 名受试者因为没有按时复诊而被剔除。

（五）观察指标和临床评价

该研究的评价分为三部分，即治疗前的评价、敏感度的评价和漂白效果的评价。

1. 治疗前的评价

采用 Löe-Silness 牙龈指数评价牙龈状况；拍摄彩色照片；采用 Vitalescence Esthetic Restorative Masters Shade Guilde（Ultradent 产品）评价牙齿的

色度，这个比色系统将色块置于中性的灰色背景上，色度计置于色块的最厚处，每个色块包括 3 个不同的读数，色块上的色值能转化为国际标准的 L*、a*、b* 值。L* 代表亮度，L*=100 为白色，L*=0 为黑色；a* 为正值代表红色方向，负值代表绿色方向；b* 为正值代表黄色方向，负值代表蓝色方向。色差（ΔE）的计算公式为：$\Delta Eab = [(\Delta L*)2+(\Delta a*)2+(\Delta b*)2]1/2$。1 名牙医完成色度评价，2 名牙医参照所有受试者的照片，主观将四环素着色程度分为 4 级，即全牙着色、切端着色、颈部着色和带状着色。如果两人评价结果有分歧，需共同讨论直至意见同一。

2. 敏感度的评价

每个月发给受试者一份敏感度表来记录使用漂白剂后上颌牙和牙龈的敏感程度，评价分为 5 级（1=不敏感，2=轻度敏感，3=中度敏感，4=相当敏感，5=非常敏感）。如果超过中度敏感，受试者应返回诊室进行脱敏治疗。

3. 漂白效果的评价

受试者在第一周、第二周、第一、二、三、四、五、六、七、八、九月时返回诊室接受与治疗前相同的评价。在 24 个月时，2 名牙医对受试者的牙齿漂白效果进行主观评价，评价分为三级，即优秀、满意和不满意。

（六）统计学分析

漂白效果采用 Wilcoxon 非参数检验进行统计分析，采用 ANOVA 方差分析评价牙和牙龈的敏感度。

五、抗口臭产品临床试验

对于抗口臭产品的临床研究设计一般采用双

盲、分层、二单位平行试验或交叉试验方法。试验期限一般按受检产品的功效强度来确定,从数小时至数周不等。现将《二氯苯氧氯酚/共聚物/氟化钠牙膏控制口臭的 3 周临床试验》的主要内容介绍如下。

(一)研究目的

该研究目的是比较一种含有二氯苯氧氯酚、共聚物以及氟化钠的受试牙膏与现在市场上被临床所验证过,符合美国牙科协会标准的含有氟化钠的对照牙膏在 3 周内治疗口臭的作用。

(二)研究方法

该研究采用了双盲、分层随机、安慰剂对照的临床试验方法。

1. 双盲

作者采用双盲的研究方法,并且为了确保双盲法的特性,将两种研究的牙膏装入纯白的牙膏管。

2. 随机

试验前 3 周,给受试者进行彻底的、专业的口腔清洁,并且指导他们进行自我口腔菌斑的控制。根据口腔气味记分基准,在阈值以上的受试者根据记分来分层,81 名受试者随机分为两组,试验组 41 名受试者,对照组 40 名受试者,两组受试者性别、年龄无统计学差异。

3. 对照

试验组使用含有 0.243% 氟化钠、二氧化硅、0.3% 二氯苯氧氯酚以及 2.0% 的 PVM/MA 聚合物的牙膏。安慰剂对照组使用含有二氧化硅、0.243% 氟化钠的牙膏。

(三)样本例数估计

一般每组的样本数量应大于 30 人。

(四)病例选择

1. 纳入标准

受试者年龄在 18 岁到 70 岁之间,全身健康状况良好,没有过敏史,最少有 24 颗无进行性牙周炎征兆的牙齿,没有开放性龋坏和大面积修复体,在过去的 6 个月中没有服用系统抗生素。

2. 排除标准

正畸治疗、有一个以上切牙修复体、口腔软硬组织有肿瘤的患者。

81 名受试者完成了该试验,没有病例流失。

(五)观察指标和临床评价

在试验第一天 81 个合格的受试者用软毛牙刷以及指定牙膏以习惯的方法彻底地刷牙两次,每次 1 min。在受试者使用受试或者对照牙膏之后 1 min,进行 3 次的口臭评估(刷牙后 1.5 h、4.0 h 以及 12.0 h)。在这 12 h 期间,受试者必须留在诊室内,不要进食、不要使用其他的口腔清洁操作、不要呼吸薄荷及漱口。4 位独立的、有经验的评分专家来记录受试者的口腔气味并打分。受试者站在专家面前,闭嘴 2 min 并且不得吞咽,然后在距离评分专家鼻子 10 cm 的距离轻柔呼气。口腔气味采用以下标准记分,即 1 令人最愉快、2 令人非常愉快、3 令人中度愉快、4 令人轻度愉快、5 一般、6 令人轻度不愉快、7 令人中度不愉快、8 令人非常不愉快、9 令人最不愉快。

在第一天的试验结束后,指导受试者在随后的 3 周里,每天坚持用软毛牙刷以自己习惯的方法刷牙两次,每次 1 min,并且要使用指定的牙膏。然后在第 8、15、22 天分别返回临床复诊。复诊时受试者最后一次刷牙后 12 h 不能进食、不能使用其他的口腔清洁操作、不能呼吸薄荷及漱口。受试者按照上次同样的方法接受口臭检测,在测试结束后,受试者同样要每天坚持用软毛牙刷以自己习惯的方法刷牙 2 次,每次 1 min,并且要使用指定的牙膏。

(六)不良反应

研究过程中没有出现不良反应。

(七)统计分析

基线值与每个时间点(1.5 h、4 h、12 h、1 周、2 周和 3 周)的得分比较采用配对 t 检验,受试者在采用受试牙膏刷牙前后的得分采用单因素方差分析。

六、根管治疗临床试验

现将《根管超声冲洗效果的临床评价及试验研究》中关于临床研究部分的主要内容介绍如下。

(一)研究目的

根管冲洗对根管系统的清理和消毒起着重要作用,是根管预备过程中一个不可缺少的步骤。该试验的目的是评价超声冲洗技术的清洗效果,为临床应用和推广提供理论依据。

(二)研究方法

研究应用了双盲、随机、阳性对照的临床试验方法。

1. 双盲

受试者和研究人员均不知道试验分组。

2. 随机

选择前牙或前磨牙根尖周病患者 60 例,按就诊顺序随机分为两组,每组 30 例 30 颗牙。

3. 阳性对照

试验组和对照组均用 ss k-file 逐步后退法预备根管后,试验组和对照组分别用超声仪和注射器将 40 ml 2.5% 次氯酸钠溶液进行根管冲洗,最后用侧方加压技术常规充填根管。

(三)病例选择

诊断为牙髓坏死,急、慢性尖周炎,牙髓综合征等需行根管治疗术的;光滑针可达根尖狭窄处,松动在 2 度以内的恒牙。

(四)观察指标和临床评价

作者采用术前、术中及术后 X 线片,评价根充情况,并记录术中疼痛的发生情况。所有图像由两名医师共同阅读和判定,根管充填质量的 X 线判定标准如下:① 适充:根管充填材料距根尖 ≤2 mm,根尖封闭严密。② 欠充:根管充填材料距根尖 2 mm 以上或根尖封闭不严密。③ 超充:根管充填材料超出根尖。

(五)不良反应

无不良反应报道。

(六)统计学分析

采用卡方检验对两组疼痛发生率、根充质量和侧支根管充填情况进行比较。

七、口腔治疗药物的临床试验

对于口腔外科的临床研究设计一般采用双盲、随机、二单位平行观察的临床研究方法。现将《口腔外科应用 Etoricoxib 治疗急性疼痛：一种随机、双盲的安慰剂与药物对照试验及其剂量研究》的主要内容摘录如下。

（一）研究目的

牙外科手术后的患者也常要求镇痛，理想的止痛药能够在短时间内发挥作用，并具有持续止痛效果。Etoricoxib 是一种新型的环氧合酶（Cox）-2 选择性抑制剂，并已被证实具有迅速止痛效果与持续止痛效应。该试验的目的是评价 60 mg、120 mg、180 mg、240 mg 口服剂量的 Etoricoxib 与安慰剂对照组在牙外科手术后镇痛的疗效。

（二）研究方法

研究应用了双盲、随机、安慰剂和阳性对照的临床试验方法。

1. 双盲

该研究的双盲法设计体现在受试者和研究人员均不知道试验的分组情况。

2. 随机

作者从 552 名患者中筛选出符合试验条件的 398 名患者，按照计算机随机分配原则，将试验对象按 3∶3∶3∶3∶2∶2（人数比率）分为六个组，每组分别接受 etoricoxib 60 mg（$n=75$ 人），etoricoxib 120 mg（$n=76$ 人），etoricoxib 180 mg（$n=74$ 人），etoricoxib 240 mg（$n=76$ 人），布洛芬 400 mg（$n=48$

人），安慰剂（$n=49$ 人）治疗。

3. 对照

作者设计了安慰剂对照组，对照组受试者使用不含止痛成分的安慰剂；采用已经证明的具有止痛作用的布洛芬（400 mg 薄膜衣片）作为阳性对照组。

（三）病例选择

1. 纳入标准

不小于 16 岁的健康男性和女性，计划拔除两颗或更多第三磨牙者，或者计划拔除至少一颗下颌部分或完全阻生牙者。有妊娠可能的女性必须做妊娠实验（血浆 β 人绒毛膜促性腺激素）并且检测结果为阴性，或者自服药后 7 d 保持禁欲或同期使用双重屏障法节育。

2. 排除标准

高血压、糖尿病；严重的肾脏、心血管、肝、肿瘤和神经系统疾病；卒中发作；个人或家族性凝血机制障碍；鼻息肉合并哮喘病史；肥胖引起显著健康问题；布洛芬、吲哚美辛等非甾体抗炎药有过敏反应者；对氢可酮、对乙酰氨基酚过敏者；近期（近 5 年）使用慢性安定药或止痛药或依赖者；酗酒者。

在随机分配的 398 名患者中，395 人（99.2%）完成了试验。剔除对象有 3 名受试者，其中布洛芬组的 1 名患者因呕吐中断试验；etoricoxib 240 mg 组有 2 人未能在服药后就诊，1 人缺少随访，1 人撤销知情同意书。

（四）观察指标和临床评价

患者服药时开始计时，使用两块秒表。患者觉察到疼痛减轻，按停第一块秒表；感觉疼痛显著缓解，按停第二块秒表。如 4 h 内无疼痛减轻，中断计时。患者在 ① 服药后 15，30，45，60，90 min；② 服药后 2，3，4，5，6，7，8，12，24 h 时，分别记录疼痛缓解和疼痛程度得分。患者服药后在医疗中心逗留 8 h，第 12 与 24 h 的记录在患者家里完成对疼痛的评价。疼痛缓解程度分五级（0 为无，1 为少量，2 为有些，3 为非常多，4 为完全）；疼痛程度分四级（0 为无，1 为轻微，2 为中等，3 为剧烈）。服药后 8 h 和 24 h，患者用五个等级记录对试验药物的综合评价得分（0 为差，1 为较好，2 为好，3 为很好，4 为极好）。

在 398 名受试者中，120 名患者参加药物动力学或药效学分析，他们在医疗中心逗留 24 h，患者记录第 12 h 与 24 h 服药后评价。服药前采血样 5 ml 进行药物（代谢）动力学分析。采集的血样需进行固相提取离析、高效液相色谱分析、光化学柱后衍生荧光检测。检测的变量包括：24 h 最大血浆 etoricoxib 浓度（C_{max}）、达到 C_{max} 的时间（T_{max}）、服药后 0～24 h 内血浆药物浓度-时间曲线下面积（$AUC_{0\sim24}$）。

（五）不良反应

所有患者接受体格检查、生命体征测量、血常规、验血、验尿。血样和尿样在试验前，随机分配时和服药后采集。服药后 14 d 均可报告临床不良反应。所有组无死亡、无严重不良反应发生。5 人被报告有实验室检查不良反应，其中 etoricoxib 60 mg，120 mg 组和布洛芬组各 1 人，etoricoxib 180 mg 组 1 人。这 5 人中有 4 人转氨酶升高。

（六）统计学分析

作者采用参数方差分析模型分析疼痛程度。Cox 比例风险回归模型、Kaplan-Meier 分析评价药物起效时间和持续时间。以治疗组和疼痛程度基线为因素，用逻辑回归模型分析有确实疼痛缓解的患者比率和使用救助药物的患者比率。用 post hoc 法分析在 30 min 时、服药后 8 h 和 24 h 经历微小疼痛、无痛患者的比率。用参加药代动力学实验部分的每一个患者血浆样本来检测药代动力学变量（AUC，C_{max} 和 T_{max}）。线性梯形法计算服药后 0～1.5，0～4，0～8，0～24 h 的 AUC 值。通过检查浓度-时间数据观察 C_{max} 和 T_{max}。

台保军

参 考 文 献

1 史宗道主编. 循证口腔医学. 北京：人民卫生出版社，2003

2 Allen MC. Good Clinical Practice in Europe. London：Second edition，Ibrd-Rostrun Global Limited. 1997

3 H Jiang，Z Bian，BJ Tai，et al. The effect of a Bi-annual professional application of APF foam on dental caries increment in primary teeth：24 month clinical trial. J Dent Res，2005，84（3）：265 - 268

4 Baojun Tai，Zhuan Bian，Han Jiang，et al. Anti-gingivitis effect of a dentifrice containing bioactive glass（Nova Min®）particulate J Clin Periodontol，2006，33：86 - 91

5 Matis BA，Wang YN，Jiang T，et al. Extend at-home bleachin of tetracycline-stained teeth with different concertrations of carbamide peroxide. Quintessence International，2002，33（9）：645 - 655

6 Hu DY，Giniger，M，Zhang YP，et al. Clinical Effectiveness of a Triclosan/Copolymer/Sodium Fluoride Dentifrice in Controlling Oral Malodor：A Three-Week Clinical Trial. Compend Contin Educ Dent，2003，24（9）：34 - 41

7 彭彬，陈书兰，范兵等. 根管超声冲洗效果的临床评价及试验研究. 中华口腔医学杂志，2005，38（3）：192 - 195

8 Malmstrom K，Sapre A，Coughlin H，et al. Etoricoxib in Acute Pain Associated with Dental Surgery：A Randomized，Double-Blind，Placebo- and Active Comparator - Controlled Dose-Ranging Study. Clinical Therapeutics，2004，26（5）：667 - 679

第十章 临 床 决 策

决策是指人们为了达到一定的目标而选定行动方案并付诸实施的过程。决策在临床上是很常见的,它不仅仅是多见于口腔医师对患者诊断、治疗和疾病干预,同时它也在口腔医疗、技术、设备等各个环节工作中起十分重要的作用。尤其值得重视的是,近年来在临床上逐步开展的许多口腔疾病的筛查更需要口腔医师熟知决策的理论、过程和方法技术。如果说口腔医师对个体患者诊断所作的决策更多地需要经验,那么,在口腔疾病的筛查和治疗方面则更需要科学决策的手段。

第一节 临床决策的基本原理

决策有科学决策与经验决策之分。经验决策是指在过去同类事件经验的基础上所作的决策,它既不强调多方案选优,也不依靠科学的分析方法,因而是主观性很强的决策过程。而科学决策,强调在科学的理论和知识的指导下,使用科学的方法技术进行分析,从达到同一个目标的各个行动方案中,选择出最优方案的过程。

一、临床决策分析步骤

临床决策(clinical decision)指临床工作者在诊疗过程中遇到有关诊断、治疗等各种临床问题不确定时,采用分析性方法对现有的信息进行定量的分析,在权衡了不同临床治疗或诊断方案的风险(risks)和收益(benefits)后做出对患者相对有益选择。例如,一位中年女性右侧后牙疼痛 2 d,前来就诊;口腔外科医师检查发现右上第一磨牙𬌗面隐裂伴叩诊疼痛,牙松动,牙龈轻度红肿,认为需要抗炎治疗后拔除,并告知患者拔牙后的后续治疗措施选择情况以及费用问题。患者犹豫是否拔除,随转入口腔内科会诊,口腔内科医师检查发现牙隐裂明显,临床检查局部症状比较严重,但裂纹还没达到髓腔底,如采取保守治疗,尽量保存牙齿可能有一定的风险,因隐裂牙病因复杂,病情可变性大,此外,患者来就诊时唯一的目的就是要解除痛苦,无论医师采取何种方法,最好能马上给予解除痛苦。此时患者的病情和价值取向也影响临床决策。这时是单纯给予抗生素治疗控制感染后拔除,还是给予去除牙髓治疗保留牙齿,以及是否应该立即进行钢丝结扎以防牙齿完全纵裂而导致最终拔除患牙等等,这些都是口腔临床医师经常面临的问题,此时必须根据患者的病情、发展趋势、可能的结果进行综合分析,做出有利于患者健康的选择。

临床决策的过程通常需要经过以下四个步骤,见表 10-1。

表 10-1 临床决策分析步骤

步　骤	任　务
提出决策分析问题	提出多种可选择的方案,收集临床信息,包括病情信息等等
拟订方案	使用决策分析模型描述临床问题,包括临床病情起始点,不同方案的选择,可能事件的发生概率、结果等
评价方案	鉴别信息的不确定性和结果的有效性和真实性
选择方案	综合可利用的有价值的信息,量化信息并对结果进行敏感性分析

决策分析的基本步骤有以下四步:

(1) 供临床选择的治疗方法有时很多,此时要筛除一些"劣"的决策,有利于下一步的分析。

(2) 确定各决策可能的后果,并设置各种后果发生的概率。

(3) 确定决策人的偏爱,并对效用赋值。

(4) 在以上三步基础上去选择决策人最满意的决策,即期望效用最大的决策。

二、临床决策的过程

从理论上讲,不论是商业决策、政治决策、管理决策还是临床决策,任何决策在本质上都有着相似的决策过程:发现问题——确定决策目标——拟定多个备选的决策方案——评价分析各个方案——从各个备选方案中选择最优的方案——实施所选定的方案。

即使是经验很丰富的口腔医师,在临床医疗服务过程中也会遇到很多难以决策的问题,他们必须迅速地进行诊断,迅速地选择一种有效的治疗方案,有时候甚至不得不在还没有得到适当的信息、还无法诊断患者患的是什么疾病之前就选择出处理措施。因此,有人把临床的医疗服务称之为没有足够信息的决策艺术。也由于这些原因,口腔医师

经常会扪心自问一些问题:

——对这个患者可能的病因考虑得是不是正确?

——在询问病史和给患者做查体过程中我有没有抓住特殊的信息?

——应该如何解释新获得的诊断信息?

——什么诊断检查是恰当的?

——在几种有风险的治疗方案中该如何选择适宜的方案?

当然这些问题都与口腔医师在临床上的诊断和治疗有关。可见,口腔医师在临床医疗服务过程中必须面临许多的决策,其中诊断决策可能是临床决策中最常见和最重要的临床决策。

临床诊断是解除患者痛苦的第一步,这一步的正确与否关系着临床治疗和处理的正确性,因此诊断决策对于口腔医疗服务来说是基础的和至关重要的。如果多听听口腔医师谈论他们是如何解决患者诊断问题,也许会得出这样一个重要的结论:临床信息的收集是在临床假设的驱使下有选择性地进行的。根据这个结论,医师与患者的交谈和查体不仅仅是临床信息的收集过程,而且还是检验这些假设的过程。思考这个结论,可以帮助临床工作者在与患者交谈和查体时保持一种目的和方向的感觉。

对于一个主诉,完整的评价应该包括询问病史、查体、选择诊断检查、解释检查结果以及选择处理方法。诊断决策过程包括三个步骤:聆听和产生诊断假设、收集资料检验假设、评价假设。这三个步骤必然引出下一步,即采取处理行动,这一步实际上是关于治疗或处理决策,因此不包括在诊断决策过程中。诊断决策过程是一个循环过程,在各种诊断假设被考虑、拒绝、确定或被放在一边等待进一步的检查的过程中,这三个步骤会重复很多次,在查体过程中,步骤2和步骤3需要反复使用。如下图 10-1,是对龋病诊断及预防的决策循环过程。

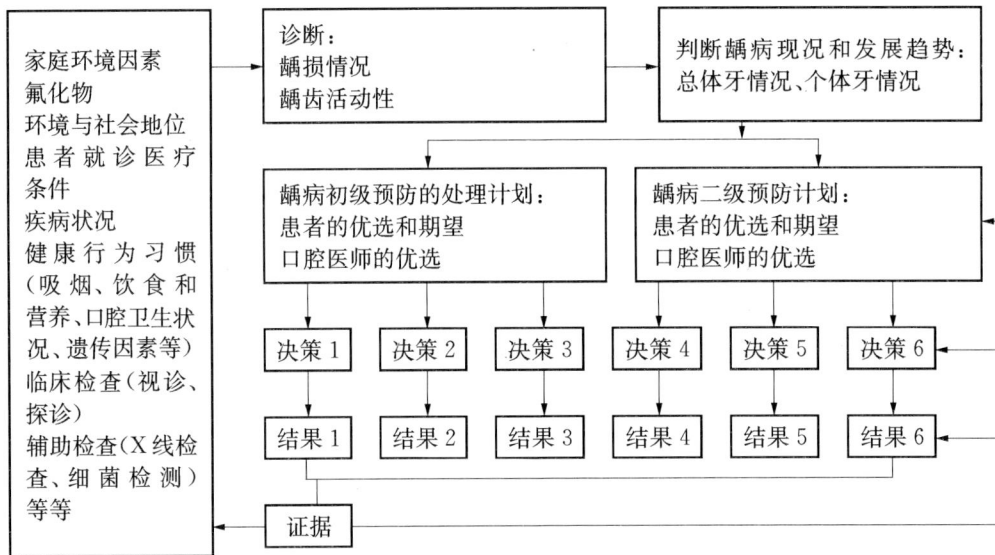

图 10 - 1　龋病诊断及预防的决策

决策分析过程中必须明确所有与策略有关的参数，而这些参数大多是从已有的研究结果中得到的估计值，可能是有争议或可修改的。因此，决策分析的主要目的并非要解决某个具体的临床问题，而是帮助口腔医师做出有利于患者的决策。所有涉及分析临床医师所面临决策问题的研究都可称为"临床决策分析"，例如是否应对某种疾病进行筛选，对某种疾病的诊断方法和治疗措施的选择等。

我们所说的决策分析着重于对拟订的方案进行评价，指应用合理的定量分析方法估计并比较各种策略或方案的预期结果，帮助决策者做出选择。表 10 - 1 的每一步骤都应强调以有效的研究结果和临床实际情况为基础。又如上述隐裂牙的例子中，保守治疗可能出现的后果以及这些转归的概率等等，都应根据已有的临床研究进行估计。决策分析要求决策者全面考虑影响结果的各种因素，并使决策过程直观化。

三、进行决策分析的时机

决策分析的第一步是判断所面临的问题是否适合用决策分析来解决。进行决策分析的前提有两个，第一是对于患者的某种健康状况，在采用何种处理方案的问题上存在不确定性。有些情况下，已有的临床证据已经非常明确某种疾病的最佳处理方法，这时就没有必要进行解决策分析，如：完全纵裂牙伴有牙龈反复脓肿者，以往临床证据表明保留患牙可能性几乎没有的就必须拔除。而对无牙龈脓肿的意外发生在短时间内的完全纵裂牙，就应该根据不同特征人群（如年龄、牙周状况、牙列情况、后期修复因素等）出现不同结果的概率，评价具体的治疗方案。第二在选择用何种方案的同时存在权衡得失（trade-off）的问题。决策分析必须是对两种以上的方案进行比较，其中一种方案应有某些优势，往往是疗效好或诊断准确率高等，但该方案同时又存在一些缺点，如费用高、不良反应重或有创伤等。如果两种方案的有效性和结果相当，那就没必要进行决策分析。

大多数临床决策是在处于难于确定用何种方案的情况下，在权衡了竞争收益和风险后做出的选择。临床决策分析应建立在患者的立场上，即应包括所有重要的临床收益和风险。虽然决策模型不可能完全反映"真实"的临床情况，但有效的模型应包含决策问题中最重要的部分。如果决策问题中关键的"权衡"未考虑，该模型不可能达到帮助分析者做出准确决策的目的。

决策分析(making decision analysis)的模型是否有效主要根据两个方面判断:第一,分析所用的模型是否合理,即是否能反映患者病情及处理结果的情况,如在慢性病的长期研究中 Markov 模型比决策树更适合。第二,分析中所用各种来源于其他研究结果的参数是否真实可靠。很多临床决策都是在存在"不确定性"(uncertainty)的情况下做出的,如果已有的研究结果提供了直接相关的、可靠有效的证据,不确定性的程度就小些。相反,如果发表的证据不充足,其有效性(真实性)值得怀疑,不确定性就上升。

在选择决策模型时,有些情况下复杂的模型可能更接近实际的临床情况,如从理论上研究慢性疾病的治疗时,用 Markov 模型更能反映疾病的过程,但也应考虑参数的可获得性。例如,在 Markov 模型分析中,各状态间的转移概率是分析中必不可少的重要参数,通常来源于相关的流行病学研究中得到的发病率、病死率、治疗的有效率等等,在缺少所分析疾病或治疗方案相关的可靠研究结果的情况下,用简单的分析模型如决策树模型可能更有效。

在用决策分析比较不同的方案时,必须根据具体的分析内容和临床疾病的特征设定时间框架(timeframe)或分析期。如对慢性疾病的预防或治疗方案的分析,应设定较长的分析期,而对急性病或短期疗效的方案,则应设定较短的分析期。例如,在比较纵裂牙的治疗方案时,时间框架通常为半年至 1 年,而在比较窝沟封闭预防六龄牙龋齿时,时间框架需设为 5 年或更长。在确定分析期限和选择分析模型一样应权衡方法的合理性和参数的可得性。大多数临床试验的研究期较短,即使对慢性疾病的临床研究也很少超过 5 年。在决策分析时,应考虑如果将这些短期的临床试验或流行病学调查的结果,用于分析期较长的决策模型中是否合适,对分析结果会有什么影响,并且应进行相应的敏感性分析。

四、临床决策的风险

口腔医疗是一种比较特殊的事件,除了如浅龋、牙石等少数病种外,大多数口腔疾病的诊断处理都是在一定的风险中进行的。临床决策过程中风险的产生主要来自三个方面。

(一)不确定性

让我们回顾前述的患者,当患者主诉牙齿疼痛时,口腔医师首先想到的牙齿疼痛种类就有多种:咬合痛、冷刺激痛、热刺激痛、夜间疼痛等。不同疾病疼痛性质不同,通过与患者的交谈、询问病史和查体,口腔医师把疾病的可能性缩小到两类疾病。风险虽然缩小,但并没有消除,当口腔医师从诊断经验所获得的新信息中修改了诊断假设的不确定性,风险却仍然存在。即使是开始了对患者的治疗或处理,口腔医师仍然面临治疗中的风险。除了有时候诊断还没有明确就不得不开始处理以外,临床的治疗、尤其是存在不同的治疗方案时也面临许多不确定性。例如 1998 年春季我国部分城市感冒流行,许多患者表现出比较长时间的咳嗽,换用好几种抗生素类药品都没有明显效果,直到流行后期,来自张家口的报道才称经过病原微生物的分离和药敏试验,病因是一种对红霉素敏感的细菌。可见在诊断、治疗等临床决策的过程中,不确定性是造成决策风险的根本原因。

(二)经验和概率估计

口腔医师总是要想尽办法减少不确定性带来的困难,当口腔医师获得一定的临床信息后,通过经验判断或(和)概率估计使不确定性尽可能地减小,从而获得治疗处理的成功。经验是对临床上反复发生的同类事件的定性总结,概率估计是利用经验、资料和一定的方法技术所得到的定量判断,对于一个具体的患者来说,不管是口腔医师的经验还是概率估计,在治愈患者之前都不能完全确定患者的诊断和治疗效果,所以才有医师的特殊用语"可能患有"、"不能排除"等。经验和概率估计并不能完全消除口腔医师所面临的风险。

(三)诊断检查的判断

诊断检查是临床上帮助提高诊断正确性的重要方法,但是正如信息节中所述,诊断检查往往不仅存在难以判断的正常人和患者重叠的检查结果区,而且还有假阳性和假阴性的问题。诊断检查只能起到降低诊断中的不确定性的作用,出错的风险仍然存在。

五、重要的概念

风险几乎存在于临床诊断、治疗和处理的各个环节中,临床决策是风险型决策。在临床决策分析中,必须弄清几个有关决策的重要概念。

(一)风险型决策

如上面所述,口腔医师对不同的诊断和处理问题进行决策时,必然面临许多不确定因素,这就使决策处在风险之中。对于一个决策问题,可以提出多个决策方案,如果每一个决策方案可能出现的结果不止一种,而是有两种或两种以上,并且能够知道每一种结果发生的可能性(概率),这样一类问题的决策被称为风险型决策。这里,每一种结果发生的概率可以通过事先的估计或利用历史资料来测算等途径获得。但是,无论选择哪一种决策方案付诸实施,由于事先无法确切知道将会出现哪一种结果,因此都可能冒一定的风险。临床绝大多数的决策属于这种类型。

(二)不确定型决策

与风险型决策相似,当口腔医师遇到了过去经验中没有遇到过,并且也没有在文字资料中看到过的新问题时,也能对这个决策问题提出多个决策方案,每一个决策方案可能出现的结果也不止一种(可能出现两种或者两种以上的结果),但是他们却无法知道每一种结果发生的可能性(概率),即对于每个方案的各种可能出现的结果都无法估计其发生的概率,也不宜凭经验对概率做出主观上的估计,这样一类问题的决策被称为不确定型决策。处理这类临床决策问题比风险型决策面临的风险更大。从方法学的角度,把每一种结果发生的可能性(概率)视为相等,这类决策就可以用解决风险型决策的方法来解决。

第二节 常用决策分析模型简介

可用于临床决策分析的模型有多种,以下仅简要介绍目前临床决策分析中应用较多的决策树模型和 Markov 模型。

一、决策树模型

决策树(decision-tree)是一种能够有效地表达复杂决策问题的数学模型,是临床决策分析中最常用的决策分析模型,它要求决策者改变传统的凭自觉进行决策的习惯,建立全新的思维方式,将整个决策过程用图示表达,使分析过程直观而有条理,便于分析者明确各种决策的预期结果。进行决策树模型分析的步骤如下。

(1)明确分析目的。

（2）确定备选方案。

（3）列出每一方案所有可能出现的重要的临床结局。

（4）建立决策树模型。

（5）确定分析时间框架和决策的评定标准。

（6）确定每个方案的各种临床结局发生的概率。

（7）明确结果指标及各种临床结局的损益值。

（8）综合分析并评价方案。

（9）对分析中所用参数可能存在的不确定性进行敏感性分析。

分析者首先应明确所遇到的临床问题以及该决策问题的重要性，了解疾病的自然发展过程和可能的转归，明确什么是期望得到的临床处理结果，即明确研究目的。随即确定进行比较的各种方案以及相关的可能出现的各种临床结局。各种方案的临床转归实际上取决于一些临床事件的发生与否，怎样准确估计这些临床事件的发生概率是比较重要但也是比较困难的，往往需要根据患者的特征结合以往的临床研究结果进行估计。

决策树由一些决策点、机会点和决策枝、机会枝组成。一般用圆圈"○"表示机会点，发生的结果不在医师的控制之下；小方框"□"表示决策点，医师必须在几种方案中选取一种；决策点相应的分支称为决策枝；机会点相应的分支称为机会枝。

我们以不完全纵裂牙治疗的例子来说明决策树的结构以及建立决策树的要点。如图10-2。

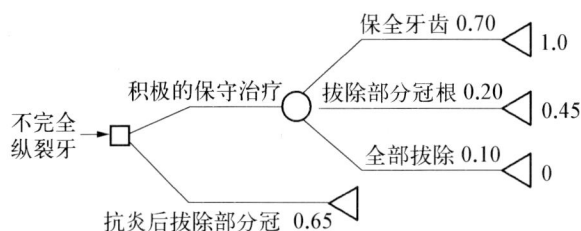

图10-2 对不完全纵裂牙治疗患者的诊断决策树

按时间顺序从左到右建立树状结构，每个分支代表在一段时间内的一个临床结果或决策，用不同的节点代表决策、临床转归或最终结局。通常用小方格表示决策点，代表决策者欲比较不同的方案，如"积极的保守治疗"与"抗炎后拔除部分或全部"两种方案。圆圈所示节点常称为概率节点（chance node），代表按一定概率可能出现的几种情况，概率节点发出的分支代表可能出现的事件或临床结局。应注意，每个概率节点发出分支所代表的几种临床结局的概率之和为1。如保守治疗的可能结局有两种，这两种情况发生的可能性之和为1（0.75＋0.25）。最右端的三角形表示最终结局，所有方案可能发生的临床结果都应在决策树上表达出来且不能重叠使用。建立决策树的最后步骤是确定各种临床结局的损益值，既对各种结果进行量化，最常用的结果指标是生命年、质量调整生命年（QALY）和费用等。在口腔领域中可用患牙的保存年和质量调整保存年及费用表示。因为纵裂牙尽管保留下来，但咀嚼功能会有一定的影响。

建立决策树后，将计算各种方案的期望效用值进行评价。期望效用值的计算是从决策树分支的最右端开始，将概率和效用值相乘，再将一个节点上各分支的数值相加，从右到左逐级进行，直到最后计算出每个方案的期望效用值。如图中积极的保守治疗各分支的概率分别为0.7，0.2，0.1，效用值分别为1.0，0.45，0。那么保守治疗方案的期望效用值为0.7×1＋0.2×0.45＋0.1×0＝0.709，而抗炎后拔除冠部分的期望效用值为0.65×1＝0.65，可见保守治疗的方案更好。

缺少有效的相关研究提供分析所需的参数是引起决策分析不确定性的主要原因，也是影响临床决策结果可靠性的重要因素。决策分析的最后步骤应进行敏感性分析以观察不确定因素在一定范围内变化对预期结果影响，以此作为决策的依据。敏感性分析可以每次仅对一个因素的作用进行分析（单因素敏感性分析），也可同时分析两个以上因素的共同作用（多因素敏感性分析）。一般所有估计的概率都应进行敏感性分析,分析的范围应根据数据的来源而定,如果证据来源于大样本的临床随机对照实验,估计的概率有较狭窄的可信限,那么对于该因素进行敏感性分析的范围也可较窄。相反,如果得到该概率的研究方法有缺陷或可信度较差,或样本量较小精确度较差,则在分析中应用较宽的范围。对效用值也应进行敏感性分析,如果效用值来自对患者的大样本研究或有代表性的人群研究,或不同的研究得到的效用值结果很接近,则可采用较窄的敏感性分析范围。如果效用值的测定是来源于小样本的研究,或不同研究的测定值的变化很大,在敏感性分析中就要设定较宽的范围。

决策树模型具有简单直观、易于掌握、计算相对简便等优点,受到广大临床工作者的欢迎,是临床决策分析中最常用的分析模型。但如果分析中有的临床事件可能反复发生或因分析期较长有较多的临床事件或结局时,整个决策树可能非常繁杂而不便于分析。同时,因决策树不能考虑事件发生的时间因素,而在慢性疾病的分析中有较大的局限性。

二、Markov 模型

因为慢性疾病的自然发展过程往往是不同程度的病变之间的转换过程,总的趋势是病情逐渐加重,产生并发症最终导致死亡。病情的自然波动或有效的治疗措施可能使疾病好转或延缓疾病的进程,或使病情停留在某一阶段。用传统的决策树方法对一种疾病的治疗措施进行评价时必须固定分析期限,以便计算在此期间内不良事件发生的平均概率和患者的平均效用值。决策树模型分析时通常将所研究疾病发生不良事件(不完全纵裂牙的发生到患牙完全纵裂以至需拔除)的中位时间或平均时间作为所有病例发生该事件的时间,用平均的发生概率进行分析。但在慢性疾病过程中不良事件在何时发生通常是不确定的,而事件发生的早晚直

接影响到干预期结果的效用值。例如,在有关如牙周病导致患牙松动甚至拔除这个过程中,我们无法确定一个研究对象何时会发生重度松动,而现在发生和几年后才会发生对一个患者的健康影响差别很大。另外从经济学角度来说,费用和效果还存在贴现(discount)的问题,不良事件发生得越早对患者的影响越大。还有些不良事件在整个疾病过程中可能不止出现一次。而有些疾病发生不良事件的概率可能随时间而变化,如牙周脓肿可能随患者的年龄和口腔卫生变化而变化。在这种情况下,许多研究者提出用 Morkov 模型来模拟疾病的过程并进行决策分析比一般的决策树模型更适合。Markov 模型在卫生领域的应用始于 20 世纪 80 年代,用于模拟慢性疾病的发展过程,20 世纪 90 年代以来,逐渐应用到决策分析和卫生经济评价中。随着疾病谱的变化及人们对卫生经济学评价作用的认识,Markov 模型在决策分析中的应用越来越广,目前 Markov 模型在临床医学中的研究内容包括对疾病筛检、临床诊断、干预和治疗措施的评价等等。

Markov 决策分析的原理是将所研究的疾病按其对健康的影响程度划分为几个不同的健康状态,并根据各状态在一定时间内相互间的转换概率,结合每个状态上资源消耗和健康结果,通过多次循环运算,估计出疾病发展的健康结局或费用。应用 Markov 模型进行决策分析的步骤如下。

(一) 设立 Markov 状态

根据研究目的和疾病的自然转归设立 Markov 状态,确定各状态间可能存在的相互转换。

根据研究目的和疾病过程划分为不同的健康状态,即所谓的 Markov 状态(Markov states)。所有可能发生的事件模拟成从一个状态向另一个状态转换的过程。并将所要分析的期间分为相同的时间周期,称为 Markov 循环周期(Markov circle)。在每个循环中,患者都有可能从一个状态转换到另一个状态。图 10-3 为用 Markov 模型进行决策分析的原理图,图中三个 Markov 状态分别为健康、患病和患牙拔除。

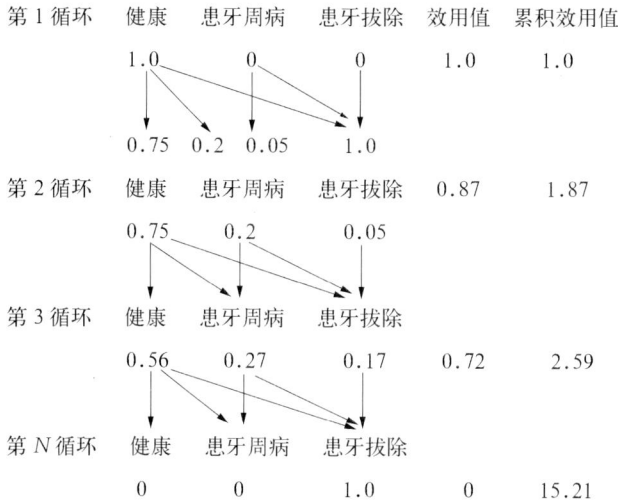

第1循环	健康	患牙周病	患牙拔除	效用值	累积效用值
	1.0	0	0	1.0	1.0
第2循环	健康	患牙周病	患牙拔除	0.87	1.87
	0.75	0.2	0.05	1.0	
第3循环	健康	患牙周病	患牙拔除		
	0.75	0.2	0.05		
	0.56	0.27	0.17	0.72	2.59
第N循环	健康	患牙周病	患牙拔除		
	0	0	1.0	0	15.21

图 10-3　Markov 模型分析原理示意图

(二) 确定循环周期和每个周期中各状态的转换概率

Markov 循环周期的时间长短通常根据临床意义设定。例如在有关口腔溃疡的分析中,由于溃疡能在 1 周左右愈合,并有可能很快又复发,这时,可以 1 周作为循环周期。而对大多数慢性疾病而言,其不良事件在整个生命周期内都可能发生,但发生的频率相对较低。确定了 Markov 状态及循环周期后,结合有关的临床研究或流行病学调查结果,估计出患者在各状态上停留的时间或转换到另一个状态的可能性。图 10-3 中带箭头状态的初试概率为 0。在第一个循环中,健康者患病的概率为 0.2,发生死亡的概率为 0.05 所以在第 2 个循环初期,三个状态的概率分布为 0.75,0.2 和 0.05。以后每个循环中状态间的转换概率可以是固定不变的,但也可根据疾病的实际情况而设定不同的转换概率,如随着年龄的上升,牙周发病率增加,尤其

是在牙列不完整,戴了不良修复体以后,在后面的循环中健康到牙周病发病的转换概率可能比开始循环中所设定的要高。

(三) 确定各健康状态的效用值

同样可根据具体疾病对患者的影响,以患牙存活年数或口腔质量生命年作为结果指标,在进行经济学评价时,成本或费用也是主要指标。图 10-3 例子中假定健康、患病和死亡的健康效用值分别为 1,0.6,0,第 2 个循环初期的效用值为 $0.75 \times 1 + 0.2 \times 0.6 + 0.5 \times 0 = 0.87$。

通过运算整个分析期的效用。首先计算出每个循环内各状态的分布概率。设共有 N 个状态,则研究对象在每个周期内存活的时间为 $\sum Ts, ts$ 为停留在牙齿非拔除状态 S 上的时间。在达到终点之前,所有循环周期上的存活时间之和即为研究对象的期望寿命。结合各状态的健康效用值 U_S 和费用 C_S,计算出每个循环周期内的质量调整生命年数 $OALY = \sum T_S \times U_S$ 和消费的费用 $C = \sum T_S \times U_S$ 和消耗的费用 $C = \sum T_S \times C_S$。累计分析期内所有循环上的值,即可得到研究对象在整个过程中的质量调整生命年或费用。和决策树分析一样,Markov 模型分析也应在基线分析的基础上进行敏感性分析,以判断分析结果的稳定性以及影响分析结果的主要不确定因素。

一项临床干预措施,可能影响患者在各状态上的分布,也可能影响状态间的转换率,即疾病的进程,这时可分别用不同的 Markov 模型估计和比较不同的干预措施下的患者的期望寿命或质量调整生命年,以此选择最佳的干预方案,同时还可估计资源消耗如成本或费用,进行相关的成本-效果、增量分析等等。

Markov 决策模型可看作是一种递归的决策树模型,用于临床事件可能反复发生的慢性疾病,可使问题清晰明了,在用于模拟慢性疾病过程的模型

中被认为是最合理且易于理解的方法。许多的决策分析将决策树与 Markov 模型相结合,用决策树表示前面的方案选择和相应的结果,再用 Markov 模型表示随后较长时间里可能重复发生的各种结局。通常 Markov 模型的分析需要进行大量的计算,对一般临床医师来说有一定的难度,所幸目前已有专门用于决策分析的软件问世,如 DECISION MARKER 和 DATA(DECISION ANLYSIS BY TREEAGE),为进行较复杂的决策模型分析提供了方便。Markov 模型分析的主要局限性是分析所用的参数的准确性和可得性,特别是转换概率的估计有赖于设计完善的流行病学研究和临床试验,如果没有相应的研究结果提供准确的转换概率,分析的可靠性就无法保证。

第三节　临床决策分析的应用

一、疾病诊断决策

准确治疗的前提是要有一个比较明确的诊断。口腔科医师经常会遇到患者大量的主诉,有时仅靠主诉和临床口腔检查不一定能明确患牙部位,而需要一些合理的辅助诊断措施,如 X 线检查,牙髓活力测定等。X 线检查中又有全景片、牙片、口腔侧位片、口底咬合片、颞颌关节片等。如何选择诊断措施、进一步明确诊断,就需要临床医师对诊断试验的规律有充分的认识。口腔科医师除了应熟悉各种诊断试验的敏感度、特异性等主要指标,还应了解自己所在的医疗环境中疾病的患病率(验前概率)和诊断试验阳性或阴性的概率(又称验后概率)。另外,在选择诊断措施时还应考虑患者的可接受性、安全性和花费等,同时还要能合理地解释结果。如在不完全纵裂牙的处理中,X 线检查通常不会显示牙纵裂的部位,除非是严重的或来源与颊舌向的牙纵裂,而此时通过口腔内视诊就能得出诊断结果。因此牙隐裂时,选择 X 线检查就不是最佳决策。

对于用计量指标表示结果的诊断试验,如果仅仅利用截断值判断阴性或阳性,会损失很多信息。在进行诊断试验时,应取不同截断值计算敏感度、特异性、作成 ROC 曲线,根据临床患者具体测定值及其对应的敏感度、特异度值,用拟然比推算其相应的验后概率,以便临床诊断决策。如在根管长度测量的过程中,我们可有多种选择:手感法,X 线片法,电测法等。每种方法都各有优缺点:手感法是通过术者的手感和患者的痛觉来确定根管的工作长度,此法要求术者有丰富的临床经验,且不适合过大或狭窄的根管,准确性较低。X 线片法由于投照角度不准确而造成的牙齿长度失真。或临床上牙根偏离长轴,投射角度的改变,骨性结构的影响都会造成 X 线片结果的误差增大。另外,由于 X 线的存在,会对患者和医师有一定的放射性损害。电测法测量根管长度操作简单易掌握,准确性较高,但其测量结果受根管条件如根管口大小和根管内干燥程度的影响。黄力子等人通过实验研究认为,根管长度电测法的准确性决定于两个因素:一是根尖孔直径的大小,另一是根管的干燥程度。因此,在根测仪敏感度确定时,要分析根管口大小、根管的干燥程度、牙髓活性等因素的影响,以便取得更高质量的根测仪。临床上也常常是通过综合判断,如手感法虽准确性欠佳,但经济方便,常与 X 线法及电测法同时应用以提高根管长度测量的准确性。

口腔科治疗中如果某病已很明确诊断,那就没必要进行诊断决策。

二、疾病治疗决策

临床上处理患者时,常遇到这样几种情况:① 不必做检查,也不必治疗,暂时观察;② 先做检查,根据其结果酌情处理;③ 不用检查,直接给予治疗;④ 已做各方面检查,但仍难以确诊。对患者是否做进一步治疗,目前往往靠医师的经验。现介绍阈值分析法即用定量分析方法判断治疗与否会更全面和准确。

使用该法的前提是:只考虑一种疾病,患者患有该病或不患该病,虽经各种检查,但目前仍难以确诊;现有一种疗效肯定的治疗方法可供采用。如果不及时治疗,可能有发生并发症的危险,而治疗就肯定会带来好处。阈值分析法原理:如果患者患某病的概率大于治疗阈值,则应给予治疗;如果该病概率小于治疗阈值,则可暂不治疗做进一步检查。

根据可靠的病史资料,诊断检查的准确性,治疗的效果以及检查、治疗的潜在危险性,可以算出两个阈值概率,即检查阈值概率(T_1)和治疗阈值概率(T_2)。

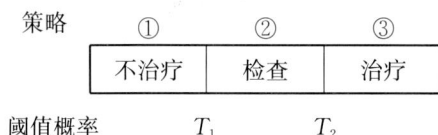

策略	①	②	③
	不治疗	检查	治疗
阈值概率		T_1	T_2

图 10 - 4 阈值概率与决策(李良寿. 1987)

根据病史和一般检查结果估计患病概率 P,假如某患者的患病概率 P 小于 T_1 则选策略①,暂先观察;P 大于 T_2 则选策略③,直接给予治疗;P 介于 T_1 和 T_2 之间,则选策略②,先做检查。

根据以往资料得到治疗的效益(B),治疗的危险性(R_2),检查的危险性(R_1),检查的真阳性率(TP),真阴性率(TN),假阳性率(FP)和假阴性率(FN),按下式计算 T_1,T_2:

$$T_1 = \frac{(FP) \times (R_2) - R_1}{(FP) \times (R_2) + (TP) \times (B)}$$

$$T_2 = \frac{(TN) \times (R_2) - R_1}{(TN) \times (R_2) + (FN) \times (B)}$$

例:男性患者,60 岁,上腹部疼痛,呕血,上消化道钡餐检查提示胃大弯有一个 2 cm 大小溃疡。面对患者,医师需作临床决策,即:

下一步处理是胃镜检查,还是剖腹探查术,或者两者均无必要?结合病史及钡餐检查结果,再根据以往的经验,胃镜科医师与放射科医师认为患者胃癌的概率约 0.1。另外,年龄 60 岁其剖腹探查术死亡率(R_2)为 2%。早期手术的效益(B)为生存率提高 33%,胃镜检查死亡率(R_1)约 0.005%,真阳性 TP 为 96%,假阳性 FP 为 2%。即已知 $B = 0.33$,$R_1 = 0.00005$,$R_2 = 0.02$,$TP = 0.96$,$FP = 0.02$,$TN = 0.98$,$FN = 0.04$。

把上述数据代入公式:

$$T_1 = \frac{(0.02 \times 0.02) + 0.00005}{(0.02 \times 0.02) + (0.96 \times 0.33)}$$
$$= 0.0014$$

$$T_2 = \frac{(0.98 \times 0.02) - 0.00005}{(0.98 \times 0.02) + (0.04 \times 0.33)}$$
$$= 0.60$$

算出 $T_1 = 0.0014$,$T_2 = 0.60$,患者的患病概率为 0.1,处于 T_1 和 T_2 之间,选策略②,因此患者的处理应是先做胃镜检查。

由上述可见,医师在作出临床决策之前,要设法了解各种状态下发生的概率,从而使其所采取的策略更为合理。目前,临床决策分析仍处于起步阶段,临床医师一般习惯于根据自己的知识经验和习惯来作出临床决策。随着微型计算机在临床上的应用日益普遍,临床信息的储存和处理在各医院广泛开展,将使临床决策分析会得到不断完善和发展。

第四节　临床决策分析文献的评阅

对决策分析文献的评价与其他方面的研究一样,应从分析的结果及其真实性和是否能应用于自己的患者等几方面进行综合考虑。

一、研究设计的合理性和分析结果的真实性

该问题强调分析结果所建议的"较好"的临床方案是否确实能给患者带来益处,和其他研究一样决策分析的真实性、有效性主要取决于分析所用的方法是否科学。

(一) 所评价的方案是否包括了所有的重要策略和临床结局

首先我们应明确文献分析的主要目的,分析所用的模型或方法是否能解决所面临的临床决策问题。

(二) 是否考虑了所有有关的临床结果

真正有助于临床医师和患者的决策分析模型应包括与该患者的患病情况相关的所有临床结果。显然应根据具体的疾病确定哪些临床结局应在分析中,如果分析的是急性、危及生命的疾病,生存情况或生存率是重要的结局指标,但如果分析非致命的慢性疾病时,对临床结果的测量不仅应考虑生命的数量还应考虑质量。在口腔癌前病变(如白斑)的治疗中,除研究患者发生癌变的存活时间外,还可结合生命的数量和质量调整生命年(QALY)作

为结果指标,因为口腔黏膜癌变是一种病程较长的慢性进展性疾病,整个疾病过程可能会明显影响患者的生命及质量,在这种情况下用 QALY 作为结果指标更能反映治疗措施的效果。

临床决策分析应建立在患者的立场上,既应包括所有的临床收益和风险。对决策分析模型中所设结果及不同策略间结局的比较,可以发现模型中所反映用的权衡。临床决策分析就是通过权衡各种得失以做决定,应确信模型中所反映的权衡符合你的临床观点。

(三) 是否用明确的、合理的方法确定分析所需的参数

进行决策分析必定综合大量的信息,研究者需检索文献、咨询专家和访问患者。像其他综合分析一样,决策分析者也应用合理的、无偏倚的方法检索文献,评价这些研究的真实性、有效性和一致性等,并进一步用定量分析方法(如 Meta 分析等)估计事件发生的可能性或概率,并将这些概率分配到分析模型中各节点的分支上。在文中作者应报告所用概率的文献检索情况、来源和推算方法,并将有关文献列出。

(四) 效用值的设定是否合理,来源是否可靠

效用值代表了决策分析中各种结局的定量测定值。效用值的测定和表达有多种方式,作者应在文中说明赋值的方法。通常效用值有三种来源:对一组决策分析中所研究患者疾病的调查测定;从已发表的有关 QALY 的研究结果中得到;对大量

的普通人群的调查测定。不论用上述何种方法,对可能的结局和效用值设定的情况了解得越清楚,效用值的赋值方法越可靠。

(五)在证据的确定上是否存在任何可能影响结果的不确定因素

因决策分析所用的参数大多来自已发表的研究结果,这些结果常存在估计不精确的问题,通常表现为可信区间很宽。应仔细了解作者对哪些因素和在哪些范围内作敏感性分析,并确信这些分析是合理的。

二、决策分析的结果

在确定文献中决策分析的方法合理结果可靠的基础上,应进一步明确该研究所建议的方案可能给患者带来多大的净效益,及该收益的可信度如何。

(一)在基线分析中得到的评价结果是什么

基线分析指在分析中设定的概率或其他参数是分析者认为最佳的估计值,即最接近总体水平的估计值。决策分析是通过比较各方案可能获得的总的"期望效用",取效用最大的方案作为最佳方案。读者在了解了决策分析的结果是怎样得到后,并判断结果的临床意义如何。决策分析中得到的结果是不同方案间的平均差别,而不是每个患者可以得到的结果。对个体患者而言,某种结局的出现可能发生在整个观察期的开始也可能在结束时。

(二)在分析中所用的证据强度如何

证据的不确定性是否会影响决策分析的结果;大多数用于决策分析的概率是根据已发表的、被认为是最佳证据的研究结果而定,但它们不可避免地存在潜在的错误。减少这种错误的方法是以研究设计较完善、方法可靠、质量较高的研究结果作为估计值,分析者应在文中解释怎样评判所用证据的质量以及怎样选择这些证据,应提供有关的参考文献。如果个别参数的估计缺乏质量好、可信度高的研究或综合分析的结果,则应在文中说明并进行敏感性分析。如果敏感性分析的结果对基线分析的结果影响不大,则可认为决策分析的结论较可靠。

三、研究结果的应用

如果文献所提供的决策分析的结果是有效的和重要的,读者还应评价该结果是否能应用到自己的临床实践中,即确定该决策分析的实用性如何。

(一)临床患者情况是否与文献分析中的研究对象相符

决策分析的文献中均应对分析所用患者的详细情况进行描述,读者还应确信提供分析所用概率的研究中的患者与自己临床患者的情况是否相似,如果没有对该方面的详细描述,应查询提供参数的参考文献。如果这些研究中的患者与你临床中的患者不同,则应注意敏感性分析的结果。如果你仍无法确定,可注意一下分析中的患者与你的患者之间的不同之处是否足以让你放弃应用该决策分析的结果。如果不是则可以谨慎地使用。如果决策分析的结果对某个因素敏感,读者应注意你的患者在该因素上是否适合文中分析的范围,以及判断和估计你的患者在应用该方案后的结果可能是更好或更坏。

(二)分析中设定的效用是否反映临床患者的情况

因为对各种结局赋予的效用值对整个决策分

析的结果影响很大,因此应判断自己患者的健康状况是否与文献中的一样。基于单个患者的决策分析,效用值通常来自直接对该患者的测定,这些赋值可能完全根据患者的具体设定,你的患者很可能与之不同。但其他决策分析的效用一般根据一组患者或一般人群测定,你的患者可能是其中的一种,这种效用值的范围很广,但也有较大不确定性。这时也应根据效用值所作的敏感性分析的结果进行判定。如果想用文献中的效用值赋予的方法对你的患者健康状况或临床结局进行评价,则应详细了解原文中确切的效用赋值方法。

彭春梅　李　刚

参 考 文 献

1　Miltion C. Weinstein 等. 临床决策分析. 上海:复旦大学出版社,2005

2　陈洁主编. 临床经济学. 上海:上海医科大学出版社,1999

3　B. Alex White, Gerardo Maupomé. Clinical Decision-Making for Dental Caries Management. Journal of dental education, 10:1121 - 1125,2001

4　Christopher D. Lynch, Robert J. McConnell. The Cracked Tooth Syndrome. Journal of the Canadian Dental Association, 2002, 68:471 - 475

5　黄力子. 根管长度电测法及其原理. 中华口腔医学杂志, 1988, 23:297 - 300

6　黄力子. 根管长度电测法新原理及三种新的口腔科电子仪器. 口腔医学, 1989, 9:121 - 123

第十一章　序贯试验与成组序贯试验

序贯试验设计（sequential experiment design）是将受试者配对后随机分配到两个处理组，或同一受试者先后接受两种处理；每得到一对试验结果就进行一次统计分析，直至以一定的检验水准得出拒绝或接受零假设的结论，即可结束试验。这是一种样本量不固定的试验方法，和通常的样本量预先固定的试验方法相比，其优点是当两种处理组间确实存在差异时可较早地得出结论，从而可减少样本量，缩短试验周期。特别在临床试验中它可尽早地使受试者停止接受较差的处理，符合医学伦理学的要求。

序贯试验的特点是逐一试验逐一分析，一旦得出接受或拒绝试验假设的结论，立即停止试验，属非固定样本的试验。它比固定样本试验平均可节省 30％～50％ 的受试对象。序贯实验的分类：按观察指标的性质（定性或定量）分为质反应与量反应序贯试验，质反应性序贯试验观察指标是计数资料；按样本含量有无上下界分为闭锁型和开放型，开放型序贯试验不预先确定最多样本数；按单侧或双侧检验分为单向序贯试验和双向序贯试验。

第一节　序　贯　试　验

序贯试验（sequential trial）是每次做小量的成对比较试验，将比较结果记于事先设计好的表格中，连续不断地分析获得的资料，一旦达到统计上的显著性，试验就可以停止。这种可以没有预先估计的样本含量，每下一步由上一步结果决定的设计称为序贯分析。通常的临床试验总是根据事前试验设计的要求，全部取得试验结果后，再进行统计处理，检验研究假设的正确性。序贯检验则不同，它是根据序贯试验的各种要求，对受试对象进行逐个（或逐对）的试验并在每一次试验结果出现后就以累计的信息进行一次检验，一旦可以作出拒绝或不拒绝检验假设的判断时，即可停止试验对整个试验结果作出结论。这样就可以避免由于不切实际地增加样本量或研究对象数量过小造成的缺陷。

目前序贯检验已在临床试验中广泛运用。现将序贯试验的原理和方法介绍如下。

一、序贯试验的用途

序贯试验常用于控制临床试验、药物评价或药物筛选。每试验一个患者及时进行分析，如果药物无效，就可及早避免以后的患者接受无效的药物，因此很适用于临床药物评价。当试验某种少见病的药物疗效时，一个患者试验后，再试下一个可能会间隔一段时间，这时也符合序贯试验的要求。

（一）序贯试验的优点

序贯试验的优点是：① 适合于临床应用；

② 节省研究对象人数；③ 计算方便。

（1）由于序贯试验是逐一进行，与用两样本进行分析的方法相比，用少于后者 30%～50% 的样本含量便可达到同样的检验效能，因而特别适用于某些罕见疾病的临床试验。对于这些疾病，临床工作者往往难以在较短的时期内取得足够的观察例数以保证较高的检验效能，而序贯试验则在这方面有着明显的优点。

（2）在某些临床试验中，某种药物的副作用不够清楚，或者虽然毒性较大，但目前尚无理想的药物代替，就必须对该药进行研究。这时可采用序贯试验对受试对象进行逐个试验，一旦发现毒性过大，有可能造成较大的损害时，则可立即停止试验。

（3）序贯试验能够节约样本含量，所以在某些试验药物昂贵或者试验中要求较高的技术条件等时使用则更为适宜。由于在新药试验时除了需要判断其疗效是否有统计学意义外，还必须观察药物的毒性、依从性等，因此样本例数太少不可能对上述因素作出结论，限制了序贯试验的应用范围。但是作为药物的预试验和某些罕见疾病的疗效观察还是可取的。

（二）序贯试验的适用条件和注意事项

（1）序贯试验是逐一对受试对象进行试验，因而要求能在较短时间内观察到试验效应的结果，所以对某些疗程较长的慢性疾病的临床试验不宜采用序贯试验。

（2）序贯试验适用于单一指标试验，如用治愈率（或病死率、缓解率等）反映治疗效果的临床试验。

（3）序贯实验的标准：① 试验的灵敏度；② 有效与无效水平；③ 第一类错误的概率（分单侧和双侧）。

（4）序贯试验在规定试验标准后，利用不同类型的序贯分析方法的公式和工具表绘出序贯试验图，然后逐一将试验结果在序贯图上绘实验线，根据实验线触及不同界限作出相应的结论。

（5）经典的序贯分析仅适合于短期内很快获得试验结果的急性试验，并要求前后两个受试者进入试验的间隔不宜太长。序贯实验的缺点是：① 只适用于单指标试验；② 不适用于大样本试验和慢性病疗效观察。

二、序贯试验的设计类型

根据统计资料的性质和假设检验的基本原理，序贯试验可以分作若干设计类型。

（一）根据观察指标的性质可分为质反应与量反应序贯试验

质反应序贯试验（用定性指标，如治愈与否、病死与否、缓解与否等）；量反应序贯试验（用定量指标，如体重、胆固醇含量等）。质反应性序贯试验观察指标是计数资料；量反应性序贯试验观察指标是计量资料。

（二）根据是否对样本含量有所限制分为开放型与闭锁型序贯试验

（1）开放型序贯试验，即设计时对样本数不加任何限制，逐一试验直到取得统计结论为止。

（2）闭锁型序贯试验，即设计时预先规定最大样本含量，研究者可以肯定不超过规定的样本含量必然取得统计结论。开放型序贯试验不预先确定最多样本数，而闭锁型试验须预先确定最多样本数，防止样本过大，迟迟做不出结论。

（三）根据单侧检验和双侧检验的原理可以分为单向和双向序贯试验

当比较两个药（A 与 B）的疗效时，第一种情况是只要求回答 A 药是否优于 B，结论可以是 A 药优于 B 药，或 A 药不优于 B 药，这种情况属单向序贯试验。第二种情况是不但要求回答 A 药是否优于 B 药，而且要求回答 B 药是否优于 A 药。这种情况属双向序贯试验。以上情况可归纳为许多类型的序贯试验。例如根据研究假设，欲了解新药是否优于旧药为单向序贯试验，了解两药的效果何者为优应为双向序贯试验。

上述三种分类还可以互相结合应用，例如开放型单向质反应序贯试验；开放型单向量反应序贯试验；开放型双向质反应序贯试验；开放型双向质反应序贯试验；质反应闭锁型序贯试验；量反应闭锁型序贯试验等。

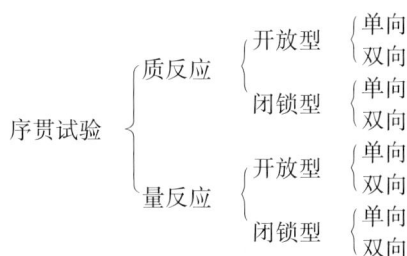

```
                      ┌ 开放型 ┌ 单向
              ┌ 质反应 ┤        └ 双向
              │        └ 闭锁型 ┌ 单向
序贯试验 ─────┤                 └ 双向
              │        ┌ 开放型 ┌ 单向
              └ 量反应 ┤        └ 双向
                       └ 闭锁型 ┌ 单向
                                └ 双向
```

图 11-1　序贯试验的设计类型

[例 11.1]　如周伟等对石家庄市传染病医院用两种疗法治疗重症肝炎。治疗组 30 例，存活 16 人，死亡 14 人；对照组 30 例，存活 9 人，死亡 21 人。根据国内外治疗重症肝炎生存率现状，将其治疗结果做一开放型单向序贯试验，其标准为：

试验组存活率（P_1）≥50%，认为新疗法可接受。对照组存活率（P_0）≤30%，认为原综合疗法无优势。假阳性率 $\alpha = 0.05$，假阴性率 $\beta = 0.05$。当试验组治疗完 18 名患者后，就得出了接受新疗

法的结果，而且对照组试验到 25 人时就得出原综合疗法无优势的结果。

而如果将上述资料用 χ^2 检验则要将试验延续 1 年后，试验组增到 58 例，对照组增到 40 例，对照组增到 60 例时，方得出试验组存活率显著优于对照组的结论。所以序贯试验可节省病例、节省时间。但对慢性病及一种新药物需要大量筛选时就不宜用。

每一种序贯试验都有其专门的设计和要求，研究者可以根据需要参考有关书籍加以选用。这里仅以开放型单向质反应序贯试验为例说明其用法。

开放型单向质反应序贯试验：

总体 π 的检验：首先规定试验标准：① 若有效率 $\pi \geq \pi_1$，结论为处理有效；② 若有效率 $\pi < \pi_0$，$\pi_1 > \pi_0$，结论为处理无效；③ I 型错误的概率 α 及 II 型错误的概率 β 的水准，根据上述条件，可以通过下面的直线方程求得有效和无效的两个界限值。

上界（有效）U：$Y = a_1 + bn$

下界（无效）U：$Y = a_2 + bn$ 　　（公式 11-1）

式中　$a_1 = \lg \dfrac{1-\beta}{\alpha} / \lg \dfrac{\pi_1(1-\pi_0)}{\pi_0(1-\pi_1)}$

$$a_2 = \lg \dfrac{\beta}{1-\alpha} / \lg \dfrac{\pi_1(1-\pi_0)}{\pi_0(1-\pi_1)}$$

$$b = \lg \dfrac{1-\pi_0}{1-\pi_1} / \lg \dfrac{\pi_1(1-\pi_0)}{\pi_0(1-\pi_1)}$$

将两直线方程在方格坐标纸上作图，横轴 n 代表试验例数，纵轴 Y 代表有效例数。试验进程为：若第一例有效则从原点（0,0）起，划一格东北方向的斜对角线段，若无效则划一格正东方向的水平线段；第二例试验结束时则按相同规定紧接第一例线段的终点再划一线段，如此序贯进行，各线段可连成一条试验线。当试验线触及上界 U，试验结束，结论为该试验措施有效；当该线触及下界 L，试验亦结束，结论为该试验措施无效；当试验线不触及任一界限，表示结论尚不肯定，试验还需继续进行。目前，在某些临床试验中，

还采用了成组序贯试验,它除了具有成组比较的特点以外,还能作出阶段预报,便于监测试验的进展情况,及时加以改进。

[例 11.2] 口腔扁平苔藓(oral lichen planus, OLP)目前仍缺乏特效药物和满意的治疗方法。华中科技大学同济医学院附属同济医院口腔医学中心李明等对左旋咪唑与泼尼松联合用药治疗顽固性糜烂型 OLP 的序贯分析。

方法

患者口服左旋咪唑片 50 mg×3 次/d;口服泼尼松片 5 mg×3 次/d,连服 3 d 后停药 4 d,共服用 1 个月。患者局部注射泼尼松龙混悬液(含 25 mg/ml 泼尼松龙 2 ml+2%利多卡因 1 ml+维生素 B_6 25 mg),1 次/周×4 周。按序贯实验设计要求患者口服实验药泼尼松片和左旋咪唑片 1 个月,局部注射对照药泼尼松龙混悬液 1 个月,用药先后次序随机安排,中间间隔 1 个月作为洗脱期。疗效标准按照序贯分析要求,本院高年资医师根据患者的主观症状和客观表现(糜烂面缩小、斑纹减少)判断哪一个月情况较好。可能出现四种情况:口服实验药泼尼松片和左旋咪唑片优于局部注射对照药泼尼松龙混悬液记作 SF,口服实验药泼尼松片和左旋咪唑片劣于局部注射对照药泼尼松龙混悬液记作 FS,两者均优记作 SS,两者均差记作 FF。SS 和 FF 略去不计,只比较不同对数。

统计学处理

规定 θ 值:θ 为 SF 数与总的不同对子数的比值。$\theta = SF/(SF+FS)$。规定 SF 是 FS 的 4 倍时(即 SF∶FS=4∶1)或 FS 是 SF 的 4 倍时(即 FS∶SF=4∶1)分别为口服实验药泼尼松片和左旋咪唑片优于局部注射对照药泼尼松龙混悬液或相反。规定假阳性率 α 和假阴性率 β:$\alpha=0.05$,$\beta=0.05$。$\alpha=0.05$,即口服实验药泼尼松片和左旋咪唑片与局部注射对照药泼尼松龙混悬液效果相同时,错误判断检验出口服实验药泼尼松片和左

旋咪唑片比局部注射对照药泼尼松龙混悬液好或相反结论的可能性为 0.05。

根据"质反应双向序贯试验用表"确定直线方程的参数:

取 $\alpha=0.05$,$\beta=0.05$,$\theta=SF/(SF+FS)=4/5=0.80$,故可求得四条直线方程:

$$U:y=a_1+bx=5.248+0.322x$$
$$L:y=-a_1-bx=-5.248-0.322x$$
$$M:y=a_2+bx=-4.285+0.322x$$
$$M':y=-a_2-bx=4.285-0.322x$$

以 $SF+FS$ 数为 x 轴,$SF-FS$ 数为 y 轴作图,绘制双向序贯边界图,按以上四条直线方程绘出。

进行实验并绘制实验线,("同对"除外,只计"不同对")。在实验中,若得一个 SF,在坐标图上向右上方移动一个单位描点,获得一个 FS,在坐标图上向右下方移动一个单位描点。凡结果一致病例弃去不绘制实验点,将各点连接成直线。

试验线若触及上界 U 线时,表示实验药泼尼松片和左旋咪唑片优于局部注射对照药泼尼松龙混悬液;触及下界 L 线时,表示局部注射对照药泼尼松龙混悬液优于实验药泼尼松片和左旋咪唑片;触及 M 线或 M′线时,表示疗效无差别。

结果

实验至第 14 不同对时,实验线触及上界 U 线,因此实验结束。计 $SF=12$,$FS=2$,$SS=2$,$FF=2$。共有 18 名患者参与本实验。

实验药(左旋咪唑与泼尼松联合用药)有效率:$SF+SS/18=77.8\%$;对照药(泼尼松龙混悬液局部封闭)有效率:$FS+SS/18=22.3\%$。

按照 $\theta=0.80$,$a=0.05$,$\beta=0.05$,认为实验药(左旋咪唑与泼尼松联合用药)优于对照药(泼尼松龙混悬液局部封闭)。结论的假阳性概率不超过 5%。见表 11-1、图 11-2。

表 11 - 1　实验药与对照药效果比较

实验例数	1	2	3	4	5	6	7	8	9	10	11	12	13	14
结果较优者	P	P	P	P	C	P	P	P	C	P	P	P	P	P

注：P代表口服实验药泼尼松片和左旋咪唑片，C代表局部注射对照药泼尼松龙混悬液

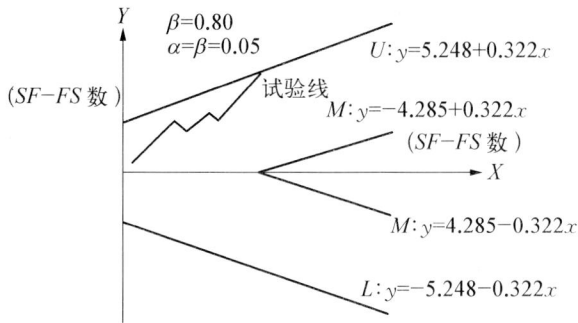

图 11 - 2　实验药与对照药比较的序贯实验

（资料来源：临床口腔医学杂志，2003，19(12)：742）

本实验采用序贯分析，比较两者的疗效，研究至第 18 例时即达到实验预期，实验结束。认为左旋咪唑与泼尼松联合用药治疗顽固性糜烂型 OLP（按 $\alpha = 0.05$ 的标准）较泼尼松龙混悬液局部封闭差别有显著性（$P < 0.05$），值得临床推广。为临床治疗顽固性糜烂型 OLP 提供了一种新方法。至于其毒副作用，远期疗效还需进一步观察。

序贯试验有开放型和闭锁型。前者先不规定样本量，后者则规定。不论是哪一型，序贯试验均可分为单向或双向试验。前者得出新药是否优于老药的结论，后者则除上述外，还要得出老药是否优于新药的结论，序贯试验按资料性质分为质反应和量反应两类。序贯试验也可配对以缩小误差，可自身前后配对，也可用条件相同的两个个体配对。在设计时还要规定观察指标的有效和无效水平，以

及假阳性率和假阴性率。再查阅序贯试验边界系数表绘制序贯试验边界图，后者包括接受界限（u）和拒绝界限（l）。试验开始后，实验在边界图内游动，直至接触 u 界限时，表示接受试药，试验结束。若接触 l 界限时，表示拒绝试药，试验也结束。若实验线不接触 u 或 l 界限时，表示尚不能得出确切的结论，试验尚须继续，如图 11 - 3 所示。

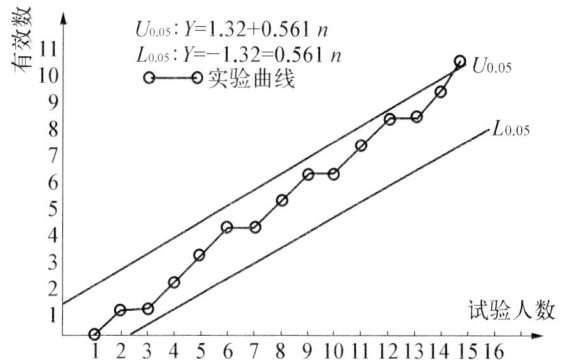

图 11 - 3　迪维胶囊治疗口腔扁平苔藓疗效的序贯试验图

（资料来源：广东牙病防治，1999，7(增刊)：351 - 352）

序贯试验常用于控制临床试验，药物评价或药物筛选。每试验一名患者及时进行分析，如果药物无效，就可及早避免以后的患者接受无效的药物，因此很适用于临床药物评价。当试验某种少见病的药物疗效时，一名患者试验后，再试下一名患者可能会间隔一段时间，这也符合序贯试验的要求。

第二节　成组序贯设计

成组序贯设计（group sequential design）是在　传统序贯方法的基础上发展起来的。传统的标准

序贯方法是将受试者配对后随机分配到两个处理组,或同一受试者先后接受两种处理;每得到一对试验结果就进行一次统计分析,直至以一定的检验水准得出拒绝或接受零假设的结论,即可结束试验。这是一种样本量不固定的试验方法,和通常的样本量预先固定的试验方法相比,其优点是当两种处理组间确实存在差异时可较早地得出结论,从而可减少样本量,缩短试验周期。特别在临床试验中它可尽早地使受试者停止接受较差的处理,符合医学伦理学的要求。然而,传统的序贯方法要求受试者逐对进入试验,并且只有当得到该试验结果并统计分析之后才可确定结束试验还是继续下一阶段试验。当得到试验的结果较长时,例如数周或数月,这种序贯方法就不适用了。此外,在某些情况下也不可能每得到一对试验结果就进行一次统计分析,而是希望每隔一段时间把以前所积累起来的资料进行一次统计分析。在此情况下可采用成组序贯试验方法。

一、基 本 原 理

成组序贯方法首先由 S. J. Pocock 于 1977 年提出,O'Brien 和 Fleming(1979)在其基础上提出了递增名义检验水准法(O-F 法)。其基本方法是将整个试验划分为 N 个连续的时间段。每个时间段内都有 $2n$ 个受试者加入试验并随机分配到两个处理组,每个处理组中均为 n 个。当第 i 个阶段($i=1, 2, \cdots, K$)试验结束后,得到 $2in$ 个观察值,进行一次统计分析。若不拒绝无效假设,且 $i<K$,则继续进行第 $i+1$ 阶段试验;若拒绝无效假设,则停止试验;整个试验最多进行 K 个试验段,若 $i=K$,仍然不拒绝无效假设,也要停止试验。在这一过程中要进行多次的重复显著性检验(repeated significant test)。而重复显著性检验将增加犯 I 类错误的概率,使总的检验水准 α 上升。例如,对于 10 次检验水准均为 0.05 的重复显著性检验,总

的检验水准上升到 0.19。为了使重复显著性检验总的检验水准等于 α,必须使每个阶段的检验水准小于 α,称为名义检验水准(nominal significance level),用 α_i 表示,其对应的检验界值用 b_i 表示。根据每次分析时所得检验统计量 U_i 与对应界值 b_i 的关系,得出统计学结论。附表 1 给出了对于已知方差的正态变量进行双侧检验,不同分析次数 K 时所对应的名义检验水准及界值。

二、试 验 设 计

(一) 确定名义检验水准和检验界值

(1) 根据以往的文献、经验和试验的具体要求确定第 I 类错误的概率 α、把握度 $1-\beta$ 和试验段 K。

(2) 根据 α 和 K 查表 1 得到每次分析时的名义检验水准 α' 及对应界值 b_i 的值。

(二) 样本例数估计

(1) 确定容许误差 δ 和总体标准差的估计值 S。

(2) 用公式(1)估计每个试验段内 n 的大小:

$$n = 2S^2 \left(\frac{\Delta}{\delta}\right)^2 \qquad \text{(公式 11-2)}$$

Δ 的取值由 α、$1-\beta$ 和 K 查附表 2 得到。

三、统 计 分 析

(一) 计量资料

设 A、B 两种处理,观察指标 X_A 与 X_B 分别来自两个正态总体 $N(\mu_A, \sigma)$ 与 $N(\mu_B, \sigma)$,无效假设 H_0 为 $\mu_A = \mu_B$,备择假设为 $\mu_A \neq \mu_B$。

1. U 检验

每次分析时计算标准化检验统计量：

$$U_i = \frac{\overline{d}_i}{\sqrt{2\sigma^2/in}} = \frac{\sqrt{in}}{\sqrt{2}}\frac{\overline{d}_i}{\sigma} \qquad (公式 11-3)$$

$$\overline{d}_i = \frac{1}{i}\sum_{j=1}^{i}(\overline{X}_{Aj} - \overline{X}_{Bj})$$

$\overline{X}_{Aj}$ 和 $\overline{X}_{Bj}$ 分别表示第 i 个时段 A、B 两处理组均数，$\overline{d}_i$ 是累积样本均数之差。

2. t 检验

当总体标准差 σ 未知时，可用到第 i 次分析时的样本标准差 s 来估计，代入公式(11-3)计算 t 值，查 $v = 2(in-1)$ 的 t 界值表，得出 P 值，作出结论。

$$t_i = \frac{\sqrt{in}}{\sqrt{2}}\frac{\overline{d}_i}{s} \qquad (公式 11-4)$$

3. 秩和检验

当资料不满足近似正态条件时，可采用秩和检验，计算近似 U 值。

$$U_i = \frac{\left|R_A - \dfrac{1}{2}ni(2ni+1)\right|}{ni\left(\dfrac{1}{6}ni + \dfrac{1}{12}\right)^{\frac{1}{2}}} \qquad (公式 11-5)$$

R_A 是到第 i 次分析时 A 处理组的秩和。通过每次分析时得到的检验统计量与界值相比，得出相应的统计学结论。

（二）计数资料

当资料为两分类资料，反应变量为阳性、阴性结果时，可采用以下两种方法计算每次分析时的检验统计量。

1. U 检验

当 n 较大时根据近似正态原理计算 U 值。

$$U_i = \sqrt{2}\,\frac{\{r_A(ni - r_B) - r_B(ni - r_A)\}}{\{ni(r_A + r_B)(2ni - r_A - r_B)\}^{1/2}}$$

$$= \frac{\sqrt{in}(p_{Ai} - p_{Bi})}{\sqrt{2p_C(1 - p_C)}}$$

r_A、r_B 表示到第 i 次分析时，A、B 各组 in 例患者中阳性数，p_{Ai}、p_{Bi} 表示到第 i 次分析时，A、B 各组累积阳性率，p_C 为合并阳性率，H_0 成立时，U_i 近似服从 $N(0，1)$ 分布。

2. χ^2 检验

每次分析时用 χ^2 检验进行两率比较。

每次分析时若：$\left(\dfrac{i}{K}\right)\chi_i^2 < C_B(K，\alpha)$，则：不拒绝 H_0，试验继续，若 $\left(\dfrac{i}{K}\right)\chi_i^2 \geqslant C_B(K，\alpha)$，则拒绝 H_0，接受 H_1，停止试验。

i：分析次数，$i = 1，2，\cdots，K$，χ_i^2 是根据到第 i 次分析时的累积资料计算所得 Pearson χ^2 值，$C_B(K，\alpha)$ 是 χ^2 检验时的 O-F 常数，可通过迭代计算得到，附表 3 给出了 α 取不同水平，$K = 1，\cdots，5$ 时的 $C_B(K，\alpha)$ 值。

［例 11.3］ 计量资料：有一试验，比较 A、B 两药作用于不同处理组的疗效，已知用 A 药治疗后某指标的标准差为 8 mmol/L，期望 B 药的疗效平均比 A 药高 4 mmol/L，试用成组序贯法进行设计和分析。

（1）设计阶段

拟进行五次统计分析（包括最后一次分析），$K = 5$，取 $1 - \beta = 0.9$，双侧 $\alpha = 0.05$，采用 O-F 法。查附表 1 得，$K = 5$ 时每次分析时的检验界值为：4.877，3.360，2.681，2.290，2.031。查附表 2 得，$\Delta = 1.466$，每组所需样本数 $n = 2\Delta^2 \times (\sigma/\delta)^2 = 2 \times 1.466^2 \times 2^2 = 18$（人），即：每次分析之后，各组需 18 人进入试验。每组最大样本数为 90 人。

（2）分析阶段

各阶段两组样本均数 $\overline{X}_{Ai}$ 和 $\overline{X}_{Bi}$ 相减得到样本均数之差 $\overline{d}_i$，然后代入公式(11-2)，可计算得到每次分析时检验统计量 U_i 的值。本例各阶段试验结果见表 11-2。

表 11-2　方差已知两样本均数比较成组序贯试验结果

时间段 i	累积样本量	$\overline{X_{Ai}}$	$\overline{X_{Bi}}$	$\overline{d_i}$	U_i	结　论
1	36	21.1421	21.2458	0.1037	0.039	不拒绝 H_0，试验继续
2	72	20.7642	22.7874	2.0232	1.073	不拒绝 H_0，试验继续
3	108	20.6312	23.8780	3.2468	2.109	不拒绝 H_0，试验继续
4	144	20.1201	23.6138	3.4937	2.620	拒绝 H_0，结束试验

由表可见，前三个阶段，U_1、U_2 和 U_3 均小于界值 b_i，所以，不拒绝 H_0，试验继续；到第四阶段时，$U_4(2.620) > b_4(2.290)$，$P < \alpha_i'$，拒绝 H_0，接受 H_1，结束试验，得结论为 B 药优于 A 药。此时两组实际样本数为 144。若本例采用固定样本设计，则每组所需样本数为 $n = 2(Z_{1-\alpha/2} + Z_{1-\beta})^2 (\sigma/\delta)^2 = 84$，两组共需 168 例。虽然成组序贯试验所需最大样本数比固定样本设计多，但当两组效应确实存在差异时，成组序贯试验可较早结束试验，实际所需样本数比固定样本设计少。

如果本例方差未知，则在试验阶段首先计算总体方差的估计值，代入公式得到最大样本数的估计值同前，用两样本比较的 t 检验公式 (11-3) 可计算各阶段的 t 值和 P 值，各阶段试验结果如表 11-3。

表 11-3　方差未知时两样本均数比较的成组序贯试验结果

时间段 i	累积样本量	$\overline{X_{Ai}}(s_{Ai})$	$\overline{X_{Bi}}(s_{Bi})$	t_i	P_i	结　论
1	36	21.1421(10.3225)	21.2458(10.0321)	0.0305	0.7264	不拒绝 H_0，试验继续
2	72	20.7642(9.7231)	22.7874(9.5441)	0.8624	0.38914	不拒绝 H_0，试验继续
3	108	20.6312(9.1325)	23.8780(9.3021)	1.8303	0.0669	不拒绝 H_0，试验继续
4	144	20.1201(8.764)	23.6138(8.557)	2.4203	0.0153	拒绝 H_0，试验结束

由表可见，到第四阶段时，拒绝 H_0，接受 H_1，试验结束。

第三节　总　结

当两种不同药物需通过随机化临床试验判断两疗效的差别是否存在统计学意义时，统计学常用的有三种设计方案：

（1）固定样本设计　事先固定所需受试患者数，搜集到所有患者的资料后，进行一次分析。其缺点是：不能在试验过程中监测处理效应，因此不能早期发现两处理组间差别。

（2）序贯设计　每搜集到一例患者即进行统计学分析，以判断是否早期停止试验。其缺点是：要求能很快观察到患者的反应，否则影响下一名患者的治疗；同时，该设计过程复杂，实际运用不便。

（3）成组序贯设计　在试验过程中定期对累积数据进行统计学分析，该法不仅易于实现，而且提供早期终止的机会，在减少试验样本数及缩短研究周期等方面获益。该法是临床试验设计和分析的一个新发展。

重复检验次数的选择：成组序贯设计分析次数

K 的选择与临床试验本身所需时间及受试者进入试验的速度有关。分析次数一般不需要超过 10 次,因为当 $K>10$ 次以后,所需平均样本数的减少甚微,且没有多少统计学、伦理学或实际方面的价值,因此,除非处理组间效应差别特别大而希望早期终止试验,一般分析次数 $K \leqslant 5$。

成组序贯设计分析步骤:① 根据试验目的及资料类型确定所采用的成组序贯方法。② 根据 K、α 确定每次分析时的名义检验水准 α_i 及其对应的界值 b_i。③ 根据 K、α、$1-\beta$、δ 及 σ 确定试验所需最大样本数和每次分析时所需样本数 $2n$。④ 根据每次分析时累积资料计算检验统计量。⑤ 根据检验统计量和界值的关系作出统计学推断,得出相应的结论。

附表 1　K、α 取不同值时 O-F 法名义检验水平及界值

K	i	$\alpha=0.01$		$\alpha=0.05$		$\alpha=0.10$	
		α_i'	b_i	α_i'	b_i	α_i'	b_i
2	1	0.0001	3.801	0.0031	2.963	0.0112	2.538
	2	0.0100	2.578	0.0500	1.969	0.1000	1.662
3	1	0.0000	4.723	0.0002	3.710	0.0014	3.200
	2	0.0012	3.246	0.0121	2.511	0.0328	2.141
	3	0.0100	2.589	0.0500	1.993	0.1000	1.695
4	1	0.0000	5.493	0.0000	4.333	0.0002	3.750
	2	0.0001	3.802	0.0031	2.963	0.0111	2.540
	3	0.0024	3.045	0.0193	2.359	0.0473	2.016
	4	0.0100	2.603	0.0500	2.014	0.1000	1.720
5	1	0.0000	6.168	0.0000	4.877	0.0000	4.229
	2	0.0000	4.286	0.0079	3.360	0.0039	2.888
	3	0.0006	3.444	0.0762	2.681	0.0228	2.299
	4	0.0034	2.947	0.0244	2.290	0.0569	1.962
	5	0.0100	2.615	0.0500	2.031	0.1000	1.740

附表 2　α、β 取不同值时 O-F 法成组序贯设计 Δ 值

K	$\alpha=0.05$					$\alpha=0.01$				
	$(1-\beta)$					$(1-\beta)$				
	0.5	0.75	0.9	0.95	0.99	0.5	0.75	0.9	0.95	0.99
2	1.587	1.867	2.299	2.553	3.035	1.822	2.299	2.724	2.986	3.468
3	1.140	1.531	1.883	2.093	2.488	1.491	1.881	2.232	2.442	2.882
4	0.991	1.331	1.636	1.818	2.160	1.295	11.633	1.937	2.119	2.460
5	0.889	1.193	1.466	1.630	1.936	1.160	1.463	1.735	1.898	2.081

附表3 α、K取不同值时的 $C_B(K, \alpha)$ 值

α	K				
	1	2	3	4	5
0.5	0.462	0.656	0.750	0.785	0.819
0.1	2.670	2.859	2.907	2.979	3.087
0.09	2.866	3.031	3.073	3.147	3.283
0.08	3.077	3.197	3.240	3.338	3.467
0.07	3.294	3.363	3.437	3.546	3.663
0.06	3.576	3.652	3.683	3.853	3.889
0.05	3.869	3.928	3.940	4.170	4.149
0.04	4.289	4.231	4.264	4.477	4.584
0.03	4.800	4.722	4.700	4.964	5.045
0.02	5.490	5.392	5.462	5.555	5.789
0.01	6.667	6.574	6.503	6.864	6.838
0.005	7.855	7.818	7.442	7.890	8.037
0.001	10.062	10.240	10.202	11.062	10.602

李 刚

参 考 文 献

1 倪宗瓒主编. 卫生统计学. 北京: 高等教育出版社, 2003

2 李明, 逄爱慧, 陶学金等. 左旋咪唑与泼尼松联合用药治疗顽固性糜烂型 OLP 的序贯分析. 临床口腔医学杂志, 2003, 19(12): 742-743

3 苏葵, 吴纪楠. 迪维胶囊治疗口腔扁平苔藓的临床研究, 广东牙病防治 1999, 7(增刊): 351-352

4 山西医科大学公共卫生学院卫生统计学教研室. 序贯试验与成组序贯试验设计. [G/OL] 医学统计在线, http://www.sxmu.edu.cn/gwxy/stat/jichu.htm

5 何清波, 苏炳结. 成组序贯试验的原理和方法. 现代预防医学. 1999, 26(3): 310-312

第十二章 预后判断

在临床工作中,疾病的预后是医师、患者及其亲属最为关心的问题之一。患者或家属都急切地想知道病情是否严重?有无特效疗法?会导致什么样的后果?医师也时常碰到一些涉及患者预后的问题。首先,医师接诊患者,作治疗决策时,需要根据疾病的诊断和临床指标判断其预后,以选择恰当的治疗方案;其次,医师进行治疗决策时,还需要了解哪些因素会影响疾病的预后,以便在临床治疗中设法降低甚或消除这些因素的影响,以改善疾病的预后;此外,随着医学的发展,各种新的治疗手段与措施不断用于临床,有关预后的研究越来越受到学者们的重视。

第一节 概念和意义

一、预后的概念

预后(prognosis)是对疾病发病后转归的预测,即某种疾病发生以后,可能出现的各种情况,包括痊愈、缓解、复发、恶化、伤残、并发症和死亡等。预后研究则是关于疾病各种结局发生概率及其影响因素的研究。对于不同的疾病,预后研究的内容有所不同。有些疾病目前尚无特殊治疗措施,对这类疾病预后的研究主要是观察疾病的自然转归。但对一些拥有有效治疗措施的疾病,则要研究不同干预措施(药物、手术及放射治疗)实施后的转归,探讨影响疾病预后的重要因素,其中包括影响疾病预后的一些共同因素,也包括不同疾病特有的特殊预后因素。此外,还要探索改善预后的措施,对疾病进行有效的干预,使患者预后获得改善。综上所述,疾病预后研究至少包括两个方面:① "率"的估计,即疾病各种结局发生概率的估计,它包括了发病率、存活率、治愈率、复发率、死亡率等等。② 研究探讨影响预后的因素,它根据疾病不同亚型和一些临床指标,判断疾病的预后,以及筛选影响预后的指标。

二、疾病预后研究的目的和意义

无论医师或患者都希望对所患疾病的将来作出客观的估计与判断,临床上由于疾病性质不同,预后则各异。预后研究的目的和意义众多,主要有以下几点。

(一)目的

(1)研究疾病对人类的危害性 疾病预后研究的首要目的是要研究各类疾病发生、发展的规律,充分认识疾病对人体可能造成的影响和危害,为有效地干预疾病的进展提供科学的依据,以便更好地治疗和预防疾病,并改善疾病的预后。

(2)研究影响疾病预后的各种因素　任何疾病发病以后,都要经历长短不等的疾病过程,逐渐发展为痊愈、缓解、复发、恶化、伤残、并发症和死亡等预后。在此过程中有很多因素可以影响疾病的预后,如年龄、疾病性质、自身免疫力、生活习惯和嗜好等等。通过对这些因素的研究和探索,寻找出影响疾病转归的不良因素和有利因素,以便采取有效措施,促使疾病向好的方向转归。

(3)研究改善疾病预后的措施　了解了影响疾病预后的各种因素后,我们可以对不良因素进行干预,通过采取何种措施、如何干预等的研究来改善疾病的预后。如牙菌斑是牙龈炎的主要病因,能否控制牙菌斑影响着牙龈炎的预后。控制牙菌斑的方法很多,包括物理方法、化学方法等。通过对这些方法的研究,学者们寻求出一种最简单、有效的控制牙菌斑的方法——刷牙,又通过对如何刷牙、刷牙频率的探索来改善牙龈炎的预后。

(二)预后研究的意义

(1)为临床决策提供依据　疾病预后研究有助于临床医师了解疾病的发展趋势和后果,正确评定某项治疗措施的效果,从而选择科学的治疗方案,如采用何种治疗措施、治疗迫切性如何、应采取何种社会心理治疗等,提高临床诊疗水平,促进临床医学的发展。

(2)改善疾病的结局　预后因素的研究有助于临床医师进行医学干预,包括筛选、及时诊断、积极治疗和改变患者影响健康的不良行为,从而为改善患者疾病预后而做出努力。

(3)克服凭临床经验判断预后的局限性　由于临床观察缺乏系统性、观察的病例数有限性以及病例的选择性等原因,使得单纯以临床经验判断预后具有诸多局限性,产生很大偏差。通过对疾病预后的研究,对此可以加以克服。

第二节　影响疾病预后的因素

任何疾病发生之后,都要经过长短不等的疾病过程,逐渐发展为痊愈、缓解、复发、恶化、伤残、并发症和死亡等不同结局。在这一过程中,有许多因素将对其产生影响,发生不同的结局。这些影响疾病结果的因素均称为预后因素(prognostic factors)。应注意预后因素与危险因素的不同。危险因素(risk factors)是指作用于健康的人,能增加患病危险性的条件,而预后因素是指在已经患病的患者中研究的与疾病结局有关的因素。影响疾病的预后因素很多,常见的有几方面。

一、疾病本身的特点

疾病本身的特点包括疾病的性质、病程、临床类型与病变程度等,是影响疾病预后的重要因素。认清疾病的特点,对各种疾病的预后判断都很有帮助。

(一)疾病的自然史

疾病的自然史(natural history)是指在不施行任何治疗或干预措施的情况下,疾病从发生、发展到结局的整个过程。它包括以下四个时期:

(1)生物学发病期(biologic onset)　病原体或致病因素作用于人体引起有关组织的生物学反应性病变。这种病变有着复杂的病理生理学特点,但主要是微观的,如分子细胞水平或组织学上的病变,很难被临床检查手段发现。

(2)亚临床期(sub clinical stage) 病变的组织损害加重,出现了临床前期的改变,患者通常没有或仅有轻微的症状、体征,但如采用某些实验室或特异性高的诊断手段检查,则可以发现疾病所引起的损害而被早期诊断。

(3)临床期(clinical stage) 患者的病变组织损害更重,临床上出现了症状、体征和实验检查异常的指标,此期临床医师易于作出诊断。

(4)结局(outcome) 疾病经历了上述过程,发展到终末结局,患者可表现为痊愈、残废或死亡等。

由于各疾病自然史不同,生物学特性不同,其预后亦不相同。对于感染性疾病,由于病原体侵入的数量、种类、毒力、繁殖、侵袭力等的不同其预后存在差异。如龋病和牙周病是口腔科最常见的两种疾病,两者都是感染性疾病,但两者预后有着明显的差异。对于非感染性疾病同样如此,如舌癌与唇癌,因癌瘤大小、倍增时间、生长部位不同,其预后亦不相同。

(二)临床病程

临床病程(clinical course)是指疾病的临床期,即首次出现症状和体征,直到最后结局所经历的全过程。临床病程不同于疾病自然史,它可受各种医疗干预措施的影响而发生改变,从而使疾病预后发生改变。病程早,受医疗干预措施影响大,预后好;病程晚,进行医疗干预措施的效果就不那么明显,疾病预后就比较差。如牙龈炎,早期通过有效的口腔卫生措施或洁治即可有效地控制;若发展为重度牙周炎再进行医疗干预时,其预后就相当差。因此,任何疾病能否得到早期正确的诊断、及时合理的治疗,是影响预后的重要因素,临床医师可尽早采取医疗干预措施来改

变病程,改善疾病预后。

(三)临床类型和病变程度

同一疾病,临床类型不同、病变程度不同,其预后也有所差异。病情较轻的患者预后较好,病情较重者预后较差。如患者甲和患者乙,同样患有舌癌,但他们的预后会因 TNM 分期、发生部位、浸润深度、组织学类型等不同以及是否有淋巴结转移而大不相同。

二、患者本身的情况

(一)一般情况

患者年龄、性别、营养、免疫和精神心理状况、并发症等对疾病预后有影响。同一疾病,患者年龄不同、身体素质不同、心理状况不同,预后差别可能很大。通常,体育锻炼多,体魄强健,营养状况好,免疫功能正常者对疾病耐受力较好,反之则较差;心理脆弱、敏感多疑的人,患病预后较差。

(二)文化程度

文化素养高,接受能力强,医疗卫生知识较丰富者,其疾病预后较好;反之,文化素养较低,医疗卫生知识较贫乏之者,不能接受有益的防治措施,则疾病的预后较差。

(三)患者的依从性

许多慢性疾病需要长期治疗,常需医师和患者的相互理解和合作。患者依从性好,能充分配合医师的治疗,则预后较好;患者依从性差,不能有效地执行医嘱,预后则较差。

三、医 疗 条 件

医疗条件的优劣可直接影响疾病预后的好坏。医疗条件,包括医疗设备的完善程度、医护人员专业知识与技能、科学管理水平等,都是提供优良医疗措施的必要保证。医疗条件好的医院,不仅医疗设施好,还拥有经验丰富的专科医护人员以及许多有效的治疗措施,其医疗质量高,防治效果好,则疾病总的预后就较好。如根尖周炎在偏远基层医院,一般仅做干髓术,预后较差;但在条件较好的专科医院,结合 X 线片,进行根管治疗,预后则较好。再如:在基层医院,牙周炎的治疗可能仅局限于洁治、甚或就抗生素治疗,预后差,而在条件好的医院则可以通过牙周手术改善疾病的预后。

四、医 学 干 预

医师为改善患者疾病预后所从事的一切活动,包括筛检、诊断、治疗及为改善患者不良行为的劝告等,是影响预后的重要因素,在一定的条件下,也可能起到决定性作用。如牙周病患牙经牙周手术治疗后预后大为改观,早期龋通过再矿化治疗可改善其预后,而化学机械去龋法、激光去龋等微创牙科手术方法的应用保存了尽可能多的健康牙体组织,延长天然牙的寿命,亦可改善患牙预后。

五、社会、家庭因素

社会经济水平、医疗保健制度、医疗设施的布局、家庭经济条件等都会影响预后,例如:公费医疗与经济困难的自费就医预后不一样。

第三节　疾病预后的评价

疾病预后评价既包括用疾病各种结局的发生概率来描述疾病的预后,也应包括生命质量的评价。

一、常用的疾病预后评价指标

用疾病各种结局的发生概率来描述疾病的预后,是最简单的评价预后的方法。用来描述、估计、比较预后的指标称为预后指标,选择有效而可靠的预后指标,是研究预后的前提。但值得注意的是,尽管反映预后的指标相当广泛,但各个指标的侧重点并不相同。因此,应根据不同性质的疾病以及研究的重点来选择相应的预后指标。对于病程短,可以治愈的疾病,其预后

指标多用治愈率。病程长、不易治愈的病可用复发率、缓解率等。对于严重的疾病多用病死率(或存活率)、致残率等。

(一)病程短不易引起死亡的疾病

常用治愈率(cure rate)表示预后,指经治疗后某病患者中治愈者所占的百分率,即:治愈率 = 治愈者人数/接受治疗的患者总数×100%。

(二)短病程易引起死亡的疾病

以病死率表示预后,指在某病患者中死于该病

者所占的比例,即:病死率＝死于该病患者数/患该病的患者总数×100％。

(三) 长病程低死亡性的疾病

多数的慢性非传染性疾病属于此类。病情复杂,预后多样,临床表现缓解、复发、好转、恶化、死亡等。预后指标即为上述各情况发生的概率。

(1) 缓解率 病情缓解至已不再检出该病的患者数占观察患者总人数的百分率。

(2) 复发率 疾病经过一定的缓解或痊愈后又重复出现的患者总数占观察患者总人数的百分率。

(3) 功能丧失率 发生肢体或器官功能丧失者占观察患者总人数的百分率。

其他结局,均可用百分率表示。

(四) 长病程致死性的疾病

如各种癌症,一般用存活率表示预后,如 5 年存活率等。某年存活率:是指从病程某时点起存活某年者占观察者人数之百分率。

$$n 年存活率 = 活满 n 年的病例数 / n 年观察的总病例数 \times 100\%$$

应当指出的是,以病死率或存活率反映预后,虽简单明了,但只是提供了某一个时间点的预后信息,并未反映预后的全貌。对大多数疾病特别是慢性疾病,单个时间点存亡的比较是相对片面的,正确的方法是进行存活率分析,而且在分析过程中应着重注意准确规定观察的起止时间,正确处理失访病例与死亡病例,并选用恰当的统计方法。

二、生命质量评价

生命质量(quality of life)是指不同文化和价值体系中的个体对与他们的目标、期望、标准以及所关心的事情有关的生命的体验。这一术语最早应用于社会学领域,主要是研究群体的生活质量和个体及其家庭生活质量。生命质量引入医学领域后,多以患者为研究对象,研究生理、心理、社会等方面的状态水平,评估健康相关生活质量,目的是从医学角度评估疾病和手术治疗对个体生活及群体状况的影响。世界卫生组织已将生命质量列为新一代健康标准,它代表了所有健康干预手段的最终目标。对患者的生命质量进行测评,有助于了解疾病对患者生活各个方面的影响,全面反映其生理及心理健康状况和需求,为改进临床治疗措施,提高疗效水平提供了重要依据。可以说,生命质量评价作为一种新的疾病预后评价方法,得到了越来越多的学者的认同和重视。

生命质量的评价主要是通过量表的测量来完成的,量表应该根据研究目的和研究对象来选用。可以选择已经被广泛应用的国内外现成的量表,也可以自己制订量表,但自行制订的量表要通过信度、效度的考核。如 SF－36,NHP(Nottingham health profile)等反映较好的普适性量表,上海交通大学口腔医学院建立的汉语语音清晰度测试字表;还有一些常用于肿瘤研究的量表,如癌症患者生活功能指数量表(FLIC)、Karnofsky 体能状态量表(KPS)、华盛顿大学量表(UW－QOL)等。生命质量在疾病预后评价中多采用单一具体疾病量表。

生命质量不仅可以作为预后评价内容,客观反映机体生活状况,还可以作为疾病预后的预测因素。例如,国外有学者随访心脏移植患者的生命质量,建立 Cox 回归模型,并估计患者的相对死亡危险度,结果表明,随着移植前患者生命质量降低,死亡相对危险度也增加。

第四节　疾病预后的研究方法

一、研 究 方 法

疾病的预后研究包括预后的评价及预后因素的研究。

疾病预后的评价：包括两部分，① 率的估计：可用描述疾病的病死率、治愈率、缓解率、复发率、致残率、存活率等客观频率指标表示；可以对研究对象进行长期随访，纵向调查，获得所需数据资料，其基本设计方案是纵向的描述性研究。② 生命质量的评价：生命质量是一个相对概念，随时间、环境和个体主观感受等改变而不同。因此可以通过对比的方式，对个人的、群体的生命质量作出比较性评估，尤其在疾病治疗及预后领域应用广泛，通过比较不同观察对象的共性因子得到生命质量中一般状况的程度差别，比较特殊因子得到疾病状况的评价。

疾病预后因素的研究：为了有效地指导临床决策，我们需要知道某个因素是否存在？对预后又有什么影响？这就是预后因素分析，这个因素就是研究因素。疾病有多种转归，转归又受多种因素的影响，所以疾病预后因素研究是多因多果的研究，宜采用多因素分析的方法。而因果研究的基本方法则是从果溯因研究和从因索果研究。

从果溯因研究是按疾病的不同转归分组，来研究其与研究因素的联系，即病例-对照研究。这种方法可查单因素与果的联系，也可同时分析多因素与果的联系，作多因素分析。这种方法耗费少、出成果快，但对因的回忆存在遗忘或记错，从而有回忆性偏倚，论证力稍差。

从因索果研究是随访患者，了解单因素或多因素与患者转归结局的联系，即定群研究。这种方法可查多果与因的联系，由于记录客观、论证力强，但随访需多年，故费时较长。若失访较多，也会产生失访性偏倚。如果有多年定期健康体检资料，进行回顾性定群研究，则可在短期内完成论证力强的定群研究成果，此法值得大力提倡。

在预后的研究中，对预后的判断要明确、客观，可采用盲法判断，定性结局（比如残疾）要有公认的标准，定量结局（如 5 年存活率）要有科学的统计分析方法。近年来随着统计学方法的发展和计算机的应用，多因素分析方法，如多元线性回归、逐步回归、Logistic 回归及 Cox 模型等分析方法得到了广泛的应用，其中尤以 Cox 模型应用最广。

预后研究的样本大小，因研究因素数量多少而定，通常样本量宜为研究因素的 5～10 倍，一般要在 40 例以上。

二、疾病预后研究常用设计方案

根据研究的目的及可行性的原则，可以选择有关的研究设计方案，包括描述性研究、病例对照研究、队列研究（回顾性、前瞻性）等。

（一）队列研究

在临床流行病学的研究策略中，最常用于疾病预后研究的是队列研究（cohort study）。一方面由于队列研究有一段足够长的随访时间，可以较客观地确定研究因素对预后的影响，也可以清晰地显示疾病的时间存活率，如舌癌的 1 年、5 年、10 年存活率等；另一方面，时间对于预后因素的研究是重要的。例如以死亡为研究结局,活 1 年后死亡与活 10 年后死亡,显然是不一样的结局。如果不考虑时间的话,1 年也是阳性结局,10 年也是阳性结局,就变成"一视同仁"了。而队列研究考虑到了时间的因素,所以更适合于疾病预后的研究。此外,队列研究可以采用多元回归的方法进行统计分析,从多个研究因素中筛选出可以影响或预测疾病的转归和预后的因素,同时校正各因素之间相互混杂的影响。

(二)随机对照试验

在评价某项干预措施对疾病预后的影响时,随机对照实验是较好的设计。主要是通过随机化的原则,将研究对象分为试验组和对照组,使非研究因素在试验组和对照组尽可能保持一致,给试验组施加干预措施,对照组同时给予安慰剂或不予处理,观察两组的结果差异,评价干预措施的效果。

(三)描述性研究

如前所述,在进行疾病预后评价时,常采用纵向的描述性研究。

(四)横断面研究

横断面研究难以胜任疾病预后研究。因为它是一次性获取全部研究资料,不能计算时间存活率,一般来说也难以验证暴露因素与结局之间的关系。只有当暴露因素一旦出现,长久不变者,如血型、基因位点、某些微生物感染后出现的终身抗体等,而且是以患某一不可治愈性疾病为结局的研究,方可以用横断面研究策略来推断暴露因素与结局之间的关系。否则患病死亡者无法被纳入研究样本,患病已痊愈者也难以准确归类。

(五)病例-对照研究

病例-对照研究也不能计算时间存活率。在推断研究因素与结局的关系时,不能顾及时间因素。因此,病例-对照研究在作疾病预后因素分析时,只能用在那些时间不重要的研究。例如危重病的预后因素分析,我们关心的是"全或无",进入重症监护室的患者,10 d 后死亡者的预后并不一定就是优于 2 d 后的死亡者,这种情况下大家关心的是结局,而不是时间。这种情况下所进行的病例-对照研究,由于对照组也是在同一大组患者中的阴性结局者,因此这种研究称为"范围内的病例-对照研究"(nested case-control study)。

三、疾病预后研究设计注意事项

(一)队列研究的起始点

首先,在研究设计时就需明确研究的起始点,即从病程的哪一点开始进行观察;其次,每一个研究对象都要采用同一起始点进行追踪、观察及预后的比较;此外,对于预后研究,要尽可能地选择疾病的早期,但起始点必须有明确的标准,不能含糊不清。

(二)研究对象的来源和分组

一项预后研究中所观察到的病例仅是样本,而研究的目的是将结论推至它的总体,因此研究对象的来源要具有代表性,能代表目标患者人群。最能代表总体的样本,应该是从它的总体中随机抽取的。研究对象的分组原则也必须遵循非研究因素在两组分布相同、有可比性的原则。

（三）随访和失访

随访工作在预后研究中十分重要,应注意建立

健全随访管理制度,由专人负责;对患者及其家属加强随访意义的宣传,提高随访的依从性;注意随访期限、随访间隔,降低失访率;对失访者要及时采取追踪措施等。

第五节 存活率分析

一、存活率分析方法

肿瘤及其他慢性疾病的预后不是在短期内就能决定的,通常需要运用统计学方法计算其在一定年限以后的存活或死亡情况,以判断预后的情况,此即存活率分析。存活率的分析方法有多种,常见的有直接法和间接法两种。

所谓直接法也称粗存活率,因其简单易算而被广泛采用。若病例数较多,抽样误差较小,可获得较满意的结论。若病例数较少,抽样误差较大时,则可出现后一年比前一年存活率高的不合理现象,应引起重视。研究者可根据实际情况来规定存活期限。临床上,评价癌症治疗效果常采用 5 年存活率。其意义为:癌症患者经治疗后,如能存活 5 年,就认为已经治愈。直接法通用公式:n 年存活率$(_nP_0)$＝活满 n 年的人数/n 年内观察人数。前标 n 为随访时间长度,后标 0 为观察起始点。5 年存活率$(_5P_0)$＝活满 5 年的人数/5 年内观察人数。

间接法也称寿命表法,是应用定群寿命表法的基本原理,先求出患者经治疗后不同阶段的存活概率,然后根据概率乘法定律,将逐年的存活概率相乘,即可得出一定年限的存活率(累积存活率)。若将治疗后第 x 年开始再存活 n 年的存活概率记为$_nP_x$,则$_nP_x＝_1P_x×_1P_{x+1}×_1P_{x+2}×\cdots×_1P_{x+n-1}$。

如 100 例手术患者术后第一年内死亡 11 例,年末存活 89 例,则术后第一年的存活概率$_1P_0＝$

89/100＝0.89;第二年此 89 例有 13 例死亡,76 例存活,则第二年的存活概率为$_1P_1＝76/89＝0.85$;第三年此 76 例又有 15 例死亡,61 例存活,则第三年的存活概率$_1P_2＝61/76＝0.80$。三年累积存活率$_3P_0＝(100-11-13-15)/100＝_1P_0×_1P_1×_1P_2＝0.89×0.85×0.80＝0.61$。

进行存活率分析时,收集资料应首先注意要明确观察期限的起止点。起点可为诊断日期、开始治疗的日期或出院日期,终点可为死亡日期或症状复发日期。其次,应注意规定观察期间的记录内容。如果在观察期间患者还存活,则要继续进行随访。对失访者要确定最后一次的随访时间,以便计算总的观察时间。如果死亡是观察的终点,则应分析其死因,这时只能收集死于该疾病的患者资料,而在观察期间死于其他疾病的患者则不应该视为本次研究的预后。

寿命表法不仅可用于生命分析,还可用于对其他结局:如肿瘤的复发、排斥或再感染等任何定期随访获得的事件的计数资料指标的分析比较。这时,对这些被观察和随访的患者判定的终点不是死亡,而是某些事前明确规定的症状的出现。如我们可以观察或随访癌症患者术后复发时间的长短,用复发率取代死亡率。只要该事件是两分的(即不是……就是),而且在随访期间只发生一次,均能用寿命表法加以研究。

经寿命表法计算出的各种阳性结局发生率资料可以制作成曲线,使得我们可以一目了然地估计

不同时间阳性结局的发生率。除了计算各时间点阳性结局发生率,临床研究更重要的是比较各组间的差异,存活分析在此有独到之处。国内许多临床研究论文只运用 t 检验或 χ^2 检验比较前后或某个点上两组间的区别。对于随访资料,这显然是不科学的。生存分析可以比较两条或多条存活曲线间的区别,如采用 Log-rank 检验等。

二、存活分析和 Cox 回归模型在预后研究中的应用

一个人从出生到死亡的时间称作存活时间,存活时间的长短与多种因素有关,狭义的存活分析就是研究在人存活过程中各种因素与存活时间有无联系、联系程度又如何的一种方法。如果改变出生和(或)死亡的含义,存活分析可得到更广泛的应用,研究者可以从某个规定的时刻开始对研究对象进行随访,一直到某种规定事件发生为止,如从疾病的诊断到死亡、从疾病的症状消失到复发、婴儿出生到乳牙萌出、出生到囟门闭合等等。因此,广义的生存分析可理解为研究各种因素与某种规定结局间的联系、联系程度又如何的一种方法。

广义的存活分析是预后研究常用的统计学方法,主要用于队列研究的随访的资料。在临床研究中,随访的起点往往不在同一个时间,因为不可能所有研究病例同时起病,研究对象是逐渐入组;同样随访终点(阳性结局)也不可能发生在同一个时间,由于种种原因,随访可能中止,一部分人或中途失访或到观察结束时仍未出现阳性结局。对于结束研究时尚未达到阳性结局者的删失病例不能简单地理解为阴性结局,因为我们不知道他会不会在结束研究后,马上出现阳性结局。这部分资料被称作截尾资料,它提供的是不完全的信息。因此,这类资料不能简单地将结局按阳性和阴性进行计算,而必须采用存活分析的方法。存活分析的原理是

将整个随访期分成许多小的时段,根据每个时段内总的人数、终点人数和删失人数等,推算删失资料中有多大的比例归入终点,以校正该时段内的阳性结局发生率。

1972 年英国的 Cox 提出了同时对有确切结局的数据和没有确切结局的截尾资料进行处理的存活分析方法,这样可充分利用资料的信息,此即 Cox 模型。该模型具有较直观的意义,而且在使用时有很大的灵活性,能有效地处理随访迟早不一、随访时间长短不一及资料失访等临床预后研究中经常碰到的问题,它也可同时分析众多因素对生存时间的影响。因此,目前 Cox 模型已成为存活分析应用最普遍的方法之一。如果时间因素不重要,也可以建立 Logistic 回归模型。Cox 回归与 Logistic 回归的主要区别在于:前者与时间有关,后者与时间无关;前者计算 RR 值,后者计算 OR 值。

在建立回归模型时,要先对各个研究因素进行单因素分析。对于连续性的数值变量和有明确等级关系的有序分类变量,可以直接进行回归分析;无序分类变量和等级关系不太明确的有序分类变量,则须采用分层回归分析的方法。通过单因素分析一方面可初步筛选出可能与预后有关的因素;另一方面可去除那些根本不相关的因素,以减少建立多元回归模型时的"压力"。习惯上,人们多将单因素分析中 P 值 $\leqslant 0.2$ 的因素,以及虽然 P 值 > 0.2,但结合专业知识可能有关的因素,均作为待选变量引入到回归方程中去筛选。在建立多元回归方程时,待选变量的标准应该放宽一些,以免遗漏那些由于混杂的影响,导致在单因素分析中被"埋没"的有意义的因素。在建立了 Cox 回归模型后,我们需要将相关强度的计算值从计算机上选到研究论文中去。Cox 回归模型有两种表示方法,RR 值(也称 HR 值)和回归系数。两者任选一个都没错,翻阅国内期刊,见不少学者喜欢用回归系数,列一条数学方程式。

但是,数学方程式并不能清晰地告诉人们其因果关系的程度,而且留意一下国际上重要医学期刊的论文,多是选用 RR 值,很少人用回归系数,因为 RR 值可以使临床医师更一目了然地清楚该因素的存在与否,阳性结局的危险性增加几倍。值得一提的是,别忘了将 RR 值的 95％可信区间写在论文里头,因为范围的估计往往比统计学意义更重要。早在 1986 年,Gardner MJ,Altmen DG 等就强调了可信区间的重要性,国际上重要期刊的论文均有注意标明 95％可信区间。可是在国内医学期刊中,仅少数的临床研究论文对相关强度的运算结果时,给出了 95％可信区间。

第六节　预后因素研究所需要的资料和数据库的建立

在对预后研究的方法有初步了解之后,还有一个关键的问题就是预后研究需要哪些资料和如何建立可研究的数据库。通常情况下,预后因素分析的研究资料需要三大要素:研究因素、时间和结局。

(一) 研究因素

也称暴露因素,是预后因素研究的主要内容。可影响疾病预后的因素很多,不同的疾病不尽相同,应结合专业知识,尽可能将各种可能与预后有关的因素,均纳入研究因素,这样预后因素的分析才不会遗漏。一般来说,与疾病关系密切的临床指标,往往比较受研究者的重视。预后因素的研究须注意下列几个方面的因素:

(1) 人口学和社会学因素,如性别、年龄、种族、职业、受教育程度、经济状况。

(2) 生活习惯与嗜好,如烟、酒、茶、饮食习惯等。

(3) 疾病的亚型、症状、实验室检查和其他辅助检查结果。

(4) 各种治疗措施。

(5) 各种并发症等等。

(二) 结局

结局(outcome)包括研究终点(endpoint)和删失(censoring)。

(1) 研究终点即随访的终点　又称阳性结局。根据具体的研究,阳性结局必须有一个明确和客观的定义,可以是死亡、致残、脏器功能衰竭、疾病的缓解等。如果阳性结局的判断受主观因素的影响,必须采用盲法。

(2) 删失　也称终检,在结束研究时,由于失访、改变治疗方案、研究工作结束等情况,使得部分患者不能随访到底,称之为删失。删失原因必须与阳性结局无关,多数情况是在结束研究时还未出现阳性结局者为删失。删失代表不确定性结局,而不是阴性,因为我们不知道结束研究后患者的进展结果如何,要不是结束研究,再随访若干时间,可能就达到随访终点,出现阳性结局了。研究中须特别注意临床失访病例的处理,如果失访的原因与结局无关,可以记录从随访起点到失访的时间,并将失访归入删失病例。但是如果失访与结局有关,如因疗效欠佳而失访者,住院患者因病重而放弃治疗者等等,不宜轻率地将其归入删失,否则会导致偏倚。

（三）随访时间

是指从研究起点至研究终点（出现阳性结局）或删失点的时间。预后研究需要随访时间，因为时间代表着预后。随访的时间必须足够长，使大部分可能会出现阳性结局的患者能够达到研究终点。由于队列研究的病例，入组时间不一致，各个病例到达研究终点的时间也不一致，尽管结束研究的日期是固定的，但由于入组时间不一致，使各个病例从起点到达删失的时间也就不同。因此在队列研究，各研究病例间的时间是不一致的。也正因为如此，才需要运用存活分析的方法。

当然，有时候时间并不重要。例如：手术前对手术成功与否的预测，只是从术前到术后，时间不一定重要；进入 ICU（重症监护病房）的患者，我们关心的是患者能不能活下来，如果以死亡为结局，我们很难说 10 d 后死亡者的预后比 2 d 后死亡者好，这种研究可能不一定需要时间。

以"口腔黏膜白斑癌变的危险因素分析"为例，讨论数据库的建立。

研究起点是从确诊为口腔黏膜白斑时起，研究终点是白斑癌变。这样在数据库中，第一列为结局（outcome），发生癌变者为阳性结局，用 1 表示；到停止研究时尚未出现癌变者为删失，用 0 表示。第二列为时间（time），从起点至阳性结局或删失的时间，用月（或年）表示。第三列以后，则是研究因素，如年龄（岁）、性别（男为 1，女为 0）、吸烟（有为 1，无为 0）……

建立数据库以后，根据研究的需要和你所掌握的统计软件，在计算机上进行统计学运算，以获取所需要的运算结果。如：1 年、3 年、5 年、10 年口腔黏膜白斑癌变的发生率；筛选出与白斑癌变相关的危险因素，及其 RR 值和 95% 可信区间；可以用存活曲线描绘该研究样本总体癌变的发生率；也可以针对某个研究因素，用存活曲线描绘是否存在该研究因素（如有、无吸烟）的两条或多条曲线，可以对曲线进行假设检验，以了解这些曲线之间是否存在显著性差异等等。具体的运算方法，可以参考有关的统计学教科书。

第七节　预后研究中常见的偏倚及控制

在预后研究可产生许多偏倚，这些偏倚的产生和偏倚的大小足以影响临床结论的真实性，所以在研究中应予以高度重视。

一、预后研究中的常见偏倚

（一）集合偏倚

或称分组偏倚、就诊偏倚，这是一种选择性偏倚。指纳入研究的患者存在一些除研究因素以外的其他因素的不一致，而这些外部因素本身将对结果产生影响，如疾病的严重程度、病程的长短、诊疗条件的优劣等。如在教学医院或省级医院所收留的患者，他们通常病情比较重或复杂，他们的预后往往比一般基层医院中的患者较严重一些。选择这些患者做样本而将其预后来推至其他患者就会有很大的偏倚。

（二）失访偏倚

在研究过程中，某些选定的研究对象可因种种原因脱离了观察，令研究者无法继续去随访他们，由此所造成的对结果的影响称为失访偏倚。

（三）"零时刻"不当的偏倚

零时刻是指被观察的疾病的起始时刻,全部观察对象虽不可能同时得病,但对每个对象观察的起始时刻应当是该疾病发展的同一起始阶段,否则预后的结果就会产生偏倚。

（四）迁移偏倚

患者的各种变动引起的偏倚,如一个队列中的患者离开原有队列,移到另一队列或退出试验。如果发生的例数足够大,将影响预后结果的真实性。

（五）测量偏倚

观察与判定结局过程中发生的偏倚称为测量偏倚。如调查表的设计是否具有科学性,记录是否完整,终点判断的标准不明确从而影响研究结果等。此外,所用仪器、设备校正不准确,试剂不符合要求,使用方法的标准或程序不统一,分析测试条件不一致及操作技术不熟练等均会产生测量偏倚。

（六）附加因素不同造成的偏倚

即使"零时刻"相似,但结局并不一定相同。因为结局和患者精神心理状态、治疗条件、有无合并症、原来的健康状况和性别、年龄等因素均有关。

（七）随访时间、对象不同造成的偏倚

随访的目的是确定每一研究对象在观察期内的结局。如只研究经常回医院治疗的患者预后情况,就无法得到全面结论。必须对所有的治疗的患者组织较好的随访,才可以了解较确切的预后。如对肿瘤治疗疗效的预后观察一般也要随访 3 年或 3 年以上。

二、偏倚的控制

（一）随机化方法

随机化方法（randomization）是唯一能将已知和未知因素在组间达到平衡的一种方法,是消除选择性偏倚最好的方法。但在预后研究中常常不可能使用,仅在某种特殊情况下,如在研究某项治疗措施对预后的影响时采用。

（二）限制

限制（restriction）即增加排除标准,将已知存在的混杂因素的对象不纳入研究,规定各比较组在人口学特征上近似或疾病特征上相同,以保证其一致性。但这种方法损失了代表性,使研究结果有很大局限性。

（三）配比

配比（matching）就是为观察组的每一个研究对象匹配一个或几个具有同样特征的对照,然后比较两组的预后因素。配比的方法常能消除某些潜在的混杂因素,但仅限制在能配对的因素中,配对因素不要太多,一般不超过 3 个,配对比例不要太大,以 1：2 最为常用,即一个病例,两个对照。千万不能把研究因素作为配对条件,否则就不能观察该研究因素在两组中的差异。

（四）分层

分层（stratification）是最常用的检出和控制偏倚的方法之一,特别是在有潜在的混杂偏倚时,应用分层方法控制偏倚主要是在临床科研资料的分析阶段。

分层是指将科研资料按某些影响因素分成数层(亚组)进行分析,观察研究因素是否在每层内两组间均有差异,以明确该研究因素是否系独立的预后因素。

(五)标准化

当比较两个率时,如果两组对象内部构成存在差别足以影响结论时,可用率的标准化(standardization)加以校正,即使可能影响结果的因素受到同等的加权,则这两个率可比。

(六)多因素分析方法

临床预后研究中因素常比较复杂,可有多个预后因素相互作用,从而影响结局,应用单因素分析还不能将各预后因素对结局的影响分析清楚,此时应借助多因素分析方法。多因素分析可以同时处理许多因素,可以从中筛选出与疾病结局有关的主要预后因素,及这些因素在决定预后中的相对比重。在预后因素研究中以 Cox 回归分析方法最为常用。

(七)减少测量偏倚的方法

一是确保观察者的盲法;其次是对结果事件的判断要有明确、仔细的尺度;再次是在研究的全过程中,对所有的患者均要同样努力地去发现结果事件。

第八节 疾病预后研究的评价原则

对有关疾病预后研究的质量及其研究结论是否真实可靠,应进行评价。评价的原则和标准如下:

(1)患者的诊断是否明确和公认。

(2)观察对象的代表性是否好。不同级别医院所诊治的患者,其疾病的构成与严重程度并不完全相同。因此,其结论只适用于级别与条件相似的医疗单位。另外,应有严格的纳入与排除标准,由于疾病的分型、病程、病情影响预后,在研究中应限定明确的范围,或将其也列入被研究因素。

(3)疾病预后研究的起止点是否明确。被研究对象是否都处于疾病的早期或处于疾病的同一阶段,观察疾病的预后是否都采用统一的起始点或零点时间等。

(4)样本大小是否充分。预后研究的样本大小,因研究因素数量多少而定,通常样本量宜为研究因素的 5~10 倍,一般要在 40 例以上。

(5)是否随访了全部病例纳入研究的患者。对失访的数量、原因及所引起的偏倚大小是否作了分析。如果失访病例达 10%,对该研究的疾病预后结论应持怀疑的态度,如果失访达 20%,则该疾病的预后结论将不可信。

(6)明确疾病预后研究的客观标准和观察预后的终点,观察预后的终点是否明确及判断结局的指标和标准是否准确。判断结局应有客观、特异、明确、具体的标准。

(7)判断结局是否采用了盲法。如果预后是死亡或残疾,可不用盲法,而对于体检、X 线照片、心电图、实验室检查等作为预后结局的重要诊断指标时,对结局的判断应采用盲法,由不知病情的其他医师判断,以避免疑诊偏倚和预期偏倚。所谓疑诊断偏倚,是指研究者在观察组中竭力去寻找与被研究预后因素有关的疾病的证据而产生的偏倚。

而期望偏倚,是指凭主观印象判断预后而产生的偏倚。医护人员根据文献知识和自己的经验,对某些影响疾病预后的因素和疾病预后形成了固定概念,可干扰对疾病预后作出正确判断。

(8)排除影响预后的其他因素,影响预后的因素多种多样,在进行某预后因素研究时须通过校正处理或多因素的统计分析,降低甚或消除其他因素对结果的影响,增加结论的可靠性。

(9)预后估计的精确度怎样。是否采用了科学、合宜的方法分析。是否报告了预后结局概率的95%可信区间,让读者可以判断预后估计的精确度;是否报告了整个病程的预后结局,而不是某一时点的结局。

(10)研究结果是否有助于对临床治疗作出决策,是否有助于对患者及其亲属进行解释。

(11)明确预后因素与危险因素的异同。

汪　俊

参 考 文 献

1　黄悦勤主编. 临床流行病学. 北京:人民卫生出版社,2002

2　邱蔚六,蒋灿华.疾病预后的评价及统计学处理.上海口腔医学,2004,13(6):473 - 475

3　杨岫岩.疾病预后研究的设计与分析方法.中华风湿病学,2002,6(2):140 - 141

4　Gardner MJ, Altmen DG. Confidence intervals rather than P values: estimation rather than hypothesis testing. Br Med J, 1986, 292:746 - 750

第十三章　问　卷　调　查

调查研究(survey research)或简称调查,是临床流行病学研究中一种最常见的研究方式。问卷(questionnaire)是为调查研究设计的,以提问的方式表达问题的内容,是记录调查内容的原始表格,故又称调查表。临床流行病学研究中通过问卷可以既迅速又容易的收集可靠信息、资料,并进行统计分析,它的作用就是把问题量化。通过问卷收集到的信息的质量直接影响到整个调查研究工作的质量与水平,所以说,调查表拟定的质量优劣是涉及流行病学调查成败的关键,故需精心设计。

第一节　问卷调查的作用和类型

一、问卷调查的作用

(1) 了解研究对象的基本情况　包括人口统计方面的内容,比如:性别、年龄、职业、婚姻状况、文化程度等;同时也包括生活方面的内容,比如:家庭构成、居住形式、社区特点等。

(2) 了解研究对象的行为方式　现在、过去和在特定的情景中在做什么? 是如何去做的?

(3) 了解研究对象对某些事件的态度和感情对某些事件的态度、评价、意见和情感。

(4) 了解研究对象做某些事件的动机　为什么去做某些事?

二、问卷调查的类型

问卷没有固定的格式,内容的繁简、提问和回答的方式应根据调查的目的而设计,并适应整理和分析资料的要求,不同的调查方式需要不同的设计方式的问卷。从调查实施上分类有自填式问卷和代填式问卷;从结构上分类有开放型问卷、封闭型问卷、混合型问卷和图画型问卷。

(一) 从调查实施上分类

有自填式问卷和代填式问卷(访问式问卷)。

1. 自填式问卷

自填式问卷(self-administered questionnaire)是按照统一设计的问卷进行调查,由调查者组织调查对象,将问卷交到被调查者手中,由被调查者自行填写。其优点是调查者可以对问卷进行必要的讲解、调查集中、实施方便、省时、省力、省费用,保密性好,适用于对一些个人隐私或不易公开的项目(如性知识、性生活、性病、婚姻状况等)的调查。缺点是应答率较低,准确性差。自填式问卷有两种:一种须在调查者或其他监督人员在场的情况下完成;另一种被调查者完成问卷时不应有调查者或其他监督人员在场。自填问卷可通过调查者直接发放、报刊发行、邮局传递、网络传递等方式交到被调查者手中。

2. 代填式问卷

代填式问卷(inquirer-administered questionnaire)是由调查者按照统一的问卷向被调查者当面提出问题,再由调查者根据被调查者的口头回答来填写。优点是获得的信息资料准确性较高,资料收集较快。缺点是费时、费力、费经费。代填问卷多用于面访、电话访问中,故又称访问式问卷。

(二) 从结构上分类

有开放型问卷(无结构型问卷)、封闭型问卷(结构型问卷)、混合型问卷(半封闭开放型问卷)和图画型问卷。

1. 开放型问卷

开放型问卷(open-ended questionnaire),又称无结构型问卷。是指在问卷中只列举问题,不设立备选答案,被调查者根据自己的情况作自由发挥、自由回答。这种形式比较适合于有深度的、调查人数较少的、资料不必量化的调查。例如:

(1) 请问在过去的一年里,您到医院看牙病的次数是_____次。

(2) 您对公共场所禁止吸烟有何感想?

(3) 您如何看待目前的医疗保险制度?

开放型问卷的优点有:① 适用于探索性研究。由于研究者并未设计问题的答案,被调查者可自由回答,有时可以达到研究者意想不到的结果;② 使用灵活,回答者有较多的报告或自我表现的机会。③ 可用于多种答案的问题,当答案很多,可能超过10个以上时,难以逐一列举,而开放式答案易于解决这种情况。

开放型问卷的缺点主要有:① 所获得的信息差异有时会很大。由于被调查者文化水平、知识层次不同,对问题的认识存在着较大的差异,无法保证所得信息都能使用;② 调查结果的差异较大,不标准化,较难进行统计分析,也不易进行相互比较;③ 花费时间较多,易产生较高的拒答率;④ 适用范围有限,对有一定文化者可能适用。

2. 封闭型问卷

封闭型问卷(closed-ended questionnaire),又称结构型问卷。是指在问卷中不仅列举问题,而且问卷的设计是有结构的,并按一定的提问方式和顺序进行安排,每个问题的后面附设备选答案,被调查对象可根据自己的情况选择填写。这种形式的问卷适合于大规模的调查或研究。

例1:过去的一年里,您是否有过牙痛?

① 有 □   ② 无 □

例2:如果您有牙痛,您会_____(可选多个答案)

① 吃药 □   ② 去看牙医 □   ③ 任蛀牙自然好转 □

例3:请问您孩子出生后 4 个月内喂养的方式?

① 完全母乳 □   ② 母乳喂养为主 □   ③ 完全奶瓶喂养 □   ④ 奶瓶喂养为主 □   ⑤ 混合喂养 □

封闭型问卷的优点有:① 回答是标准化的,易于统计分析;② 回答简单,只需调查对象在备选答案上打"√",问卷应答率高;③ 调查问题明确单一,结果的可信度较高;④ 容易询问,容易回答,节省了调查时间,加快了调查速度。

封闭型问卷的缺点主要有:① 由于事先设立了备选答案,被调查者的创造性被限制不利于发现新问题;② 容易造成研究对象盲目回答。当所列举的问题,研究对象不理解或不完全理解时,或者是没有适合于被调查者的答案时,他们可以盲目填写,易使资料产生偏倚;③ 填写时容易出现笔误,错用一个代码，会造成不易觉察的错误，给资料分析带来困难。

3. 混合型问卷

在混合型问卷（mixed questionnaire）中既附有备选答案的问题，又有开放性的问题。吸收了封闭型问卷和开放型问卷的优点，克服了两者的缺点。

例1：您认为通过控制孩子的餐间甜食和甜饮料对防止蛀牙是有益吗？请在适当的空格内打"√"。

① 有益 □　　② 无益 □　　③ 说不清 □
如您认为有益，请举例说明＿＿＿＿＿＿＿

例2：您认为使用牙线对预防蛀牙有益吗？请在适当的空格内打"√"。

① 有益 □　　② 无益 □　　③ 说不清 □
如您认为有益，请举例说明＿＿＿＿＿＿＿

例3：您是否患有牙病？请在适当的空格内打"√"。

① 有 □　　② 否 □　　③ 不知道 □
是什么牙病？（如实记录）＿＿＿＿＿＿＿

4. 图画型问卷

图画型问卷是以生动、形象的图画形式向被调查者提出问题，被调查者根据自己的情况选择合适自己的图画。这种形式，花样新颖，能引起被调查者的兴趣，便于填写。适合于小范围、问题少的调查。

第二节　问 卷 的 内 容

一份完整的调查问卷一般由标题、说明信、填表说明、问题和答案组成。如果问卷的结果需进行计算机处理则还需加上计算机编码。有些问卷还需要在封面上写上访问员姓名、问卷发放和回收日期、审核员姓名等有关资料。

一、问卷的标题

概括说明调查的研究主题，使被调查者对所要回答的问题有所了解。标题不宜过长，简明扼要，语言生动，能引起被调查者的兴趣。如"2005 年第三次全国口腔健康流行病学调查问卷"。

二、问 卷 说 明

问卷说明（questionnaire specifications）又称说明信，是指在问卷的首页上常以简短的信的形式附给调查对象。用来说明调查者的身份、调查的目的、意义、内容和要求等，消除被调查者的顾虑和紧张，希望得到被调查者的真诚的合作。有的问卷通常还把填答问卷的方法、要求、回收问卷的方式和时间等具体事项写进说明信中（如例1）。说明信的文笔要求简明、亲切、谦虚、诚恳，切忌啰嗦。它的内容和作用是：

（1）说明调查者的身份　即说明"我或我们是谁"。一般附有调查机构和调查者的署名，可使被调查者增加安全感，较易合作。

（2）说明调查的目的和意义　即"为什么调查"。其作用为激励被调查者的社会责任感，使其乐于合作。

（3）说明调查的大致内容　即"调查什么"。调查内容的介绍不能欺骗被调查者，用一两句话概括地、笼统地介绍此次调查的大致内容。如"为了调研目前我市牙科人力的现状，想了解您所在单位口腔人力方面的一些具体情况"。

（4）请求被调查者合作　用真诚、中肯的语言，如"问卷不多，不会占用您过多的时间，衷心希望得到您的帮助"等，希望被调查者合作。

（5）被调查者的选取方法和匿名的保证　问卷中的一些问题可能会涉及个人敏感内容。为了不使被调查者产生畏惧心理，应在说明信中告诉被调查者，他之所以被调查是因为随机抽样而被抽中，不必有过多顾虑，一般调查不需要填写姓名和单位等，使匿名得以保证。

（6）致谢。

（7）留下调查者的单位、通讯地址　欢迎被调查者对调查者或调查问题提出异议与评价，便于日后的联系，同时，表明调查者是认真负责和值得信赖的，同时也体现了调查的正式性。

下面就是说明信的两个实例：

［例1］　儿童口腔患龋因素的调查问卷

尊敬的家长：您好！

我们是××医院口腔预防科的医师，为了进一步了解儿童患龋的因素，以便更好地进行龋病的预防，故想了解您家孩子口腔保健的相关情况，我们衷心希望得到您的帮助，请您花一点时间填写这份问卷，填写时不必填写姓名，答案也没有对错之分。请您根据自己的实际情况，在每题的答案中选择一个打"√"（如没有特别说明，每题都只选一个答案）。遇到有划线的问题，就请直接在划线上填写。您不必有任何顾虑，我们对您提供的所有信息给予保密。谢谢您的合作！

我们的联系电话是××××××××

年　　月　　日

［例2］　口腔科人力资源现况调查问卷

尊敬的同志，您好！

为了调研目前我市口腔科人力的现状，想了解您所在单位口腔人力方面的一些具体情况，我们想请您参与这次调查，问题不多，不会占用您过多的时间。希望您能按题目要求，作出自己的选择。我

们将对您及您所在单位的信息保密。真诚希望得到您的支持，谢谢！

送给您一件小小的礼物，作为这次调查的纪念。

联系电话：××××××××

联系人：××

××医院口腔科

年　　月　　日

三、填表说明

填表说明即用来指导被调查者如何正确填写问卷，解释问卷中一些不易搞清楚或有特殊含义的指标，对填写要求作出说明，对复杂的问卷填写作出示例。这就好比一部新机器的说明书，其作用是对填表的要求、方法、注意事项等作出一个总的说明。比如："请根据自己实际情况，在合适答案号码上打'√'或在空白处直接填写。"简单的问卷填写可不必单独写出填表说明，可在说明信中一并表达，如上面"说明信"例1中。而复杂的问卷则需写出详尽的填表说明。填表说明有卷头和卷中之分。卷头填表说明一般以"填表说明"的形式出现在说明信之后、正式调查问题之前。卷中填表说明一般是针对某些特殊的问题所作出的特定指示。如"可选多个答案"、"请按重要程度排列"、"若不是，请跳过12～14题，直接从15题开始答题"等。总之，问卷中每一个有可能使被调查者不清楚、不明白、难以理解的地方，一切有可能成为被调查者填答问卷障碍的地方，都需要给予指导。指导语最主要的标准就是要简明易懂。

填表说明一般包括下列内容：

（1）对选择答案所用符号进行规定　如请您在所选答案后面的"□"中打"√"。

（2）对开放性问题回答的规定　如请将您的实际年龄填写在"_____"中。

（3）对计算机所用代码表格的解释　例如在某调查中，性别编码同所在标准答案前的括号，如

性别(2)女,编码为 2;年龄编码同所填周岁数,如年龄为 45 周岁,编码为 45;体重编码同所填体重数,如体重为 50 kg,编码为 50。

(4)对某些指标含义的解释 例如问卷中婚姻状况一栏,设有① 未婚;② 初婚偶全;③ 再婚偶全;④ 丧偶独居;⑤ 离婚独居;⑥ 偶全分居等 6 个备选答案,对每个答案都有解释,如初婚偶全是指调查时有配偶且为第一次结婚者,包括事实婚姻。

(5)对访问、自填或邮寄等有关方面的特殊说明 这些说明不必过多,以免分散被调查者的注意力。如在邮寄问卷(mail questionnaire)填表中说明:"为了减少您的麻烦,我们为您准备了一个写好地址、贴好邮票的信封,请您填完问卷后,将它放入信封,封好口,投入邮筒就行了。务必将问卷在×月×日前填完寄出。"

下面是填表说明的实例:

问卷填表说明:

(1)对有备选答案的问题,只需在你选择的答案编号上面打钩。

例如:孩子几岁时开始替他刷牙?

① 牙齿萌出时 □✓　　② 1～2 岁 □
③ 2～3 岁 □　　④ 3 岁以上 □

(2)在答每道题时,请用 1～5 进行打分。"1"表示非常同意,"5"表示非常不同意。如果您对问卷提到的某个说法"非常同意",请在"1"上面打钩,如果您"同意",请在"2"上面打钩,以此类推。

	非常同意	同意	中立	不同意	非常不同意
乳牙蛀牙是个严重问题	1✓	2	3	4	5
孩子使用氟化物牙膏可以防止蛀牙	1✓	2	3	4	5
蛀牙对孩子的身体健康有重大影响	1✓	2	3	4	5

(3)对没有备选答案的问题,在问题下的横线上填写简单数字或文字:

例如:您的年龄?　35　岁。

您的性别:　女　。

(4)问卷每页右边的数码及短横线是计算机处理用的,您不必填写。

(5)填写问卷时,请不要与他人商量。

四、问题和答案

问题和答案是问卷的主体,也是问卷设计的主要内容。可以说被调查者的各种情况正是通过问题和答案来收集的。

(一)调查对象的一般情况

主要是对调查者的一些主要特征的调查。如年龄(出生年月)、出生地、性别、民族、家庭人口、婚姻状况、文化程度、职业、单位、收入等方面的信息。通过这些项目的调查,可对后面资料的分析提供必要的信息,便于分类汇总和相互比较,在具体设计时,列入的调查项目的多少和内容应根据调查的目的来设计。

(二)调查的主题内容

调查的主题内容是调查者最关注的内容,同时也是调查的目的所在。它是问卷的核心内容,这部分的内容主要以提问的方式出现,它的设计关系到整个调查的成败。

(三)问题的分类

1. 从提问的方式上分类

包括开放式和封闭式问题。开放式问题不需要提供答案,只需要留出足够空格供被调查者回答或调查者填写。封闭式问题需要提供各种答案,回答格式的设计要复杂得多。十分重要的问题是怎样有效合理利用纸面,合理布局,既节省版面又要清晰明了,使被调查者在回答和选择答案时,不容易产生混淆。

在问卷设计中,常常会遇到这样的情况:有些问题只适用于样本中的一部分调查对象。比如,"你有几个龋齿"这一问题,就只适用于部分调查对象。因此,为了使问卷适合每个调查对象,我们在设计时必须采取相倚式问题(或称为后续性问题)的办法。

所谓相倚式问题,指的是前后两个(或多个)相连的问题中,被调查者是否应当回答后一个(或后几个)问题,要由他对前一个问题的回答结果来决定,即前一个问题作为"过滤性问题"。在问卷设计中,可以采取下列两种不同形式的相倚问题:

例:你有龋齿吗?

① 有　→请问你有几个?＿＿＿＿个。

② 没有 □

例:你有龋齿吗?

① 有 □

② 没有　→请跳过问题3～6,直接从问题7回答。

2. 从提问的内容上分

有事实性、行为性、态度性和动机性问题。对事实的调查如被调查者的年龄、性别、单位等。对行为的调查如被调查者是否干过某事,是否常干某事等等。对态度和情感的调查如被调查者对某些事赞成、不赞成;喜欢、不喜欢;愿意、不愿意;同意、不同意等等。对原因、动机的调查如被调查者为什么这样、为什么去干某些事等等。

调查者可根据调查的目的选择该用何种类型问题开展调查。

3. 从提问的角度上分

有直接性、间接性和假设性问题。

直接性问题:是指在问卷中能通过直接提问方式得到答案。这类问题通常询问个人的信息或意见。如:"您的年龄?"

间接性问题:指那些不宜于直接询问的问题,如敏感问题(sensitive problem),采用间接提问可得到所要调查的内容。

假设性问题:是通过假设某一情景或现象而提出问题。如"假如孩子拒绝治疗牙病,在放弃治疗和坚持治疗中选择,您会选择哪一种?"

五、编　码

所谓编码(coding)就是赋予每个问题及其答案一个数字作为它的代码,便于计算机处理,常在每项数据后留出编码用方框,以便于编码输入。问卷的编号应考虑到抽样的信息。如预留出省(市)、地区等编码的填写位置。

(一)编码方式

调查后的资料均须使用计算机处理,将各种文字变为计算机能识别的阿拉伯数字或英文字母,这个过程称为编码过程。

常用的编码方式有两种,即先编码(precoding)和后编码(post-coding)。

先编码是指在设计问卷时,就对回答的种类指定好编码。

例1:您的性别　男 □　　　女 □

编码:男—1　　　女—2

例2:您是否每天刷牙?　　是 □　　否 □

编码:是—1　　　否—2

先编码适用于封闭型问题;后编码,是在问卷回收后,每发现一种回答,便指定一种编码,主要针对开放性问题和封闭型问题中的"其他"一项。这种方法费时、费力。

（二）编码原则

1. 编码必须单一

每个编码只代表1种特殊的回答,不可重复代表不同的回答。

2. 编码必须包容各种情况

每种回答应有自己的编码,并且是唯一的编码。

例如：文盲＝1　　小学＝2　　初中＝3

　　　　高中＝4　　中专＝5　　大专＝6

　　　　本科＝7　　硕士＝8　　博士＝9

3. 编码必须简单并符合逻辑

有些问题,本身即为数字,比如年龄、身高、体重等可以用它们原有的数值编码。

例：问题　　　回答　　　编码

您的年龄是___45___周岁,　45

您的体重是___50___kg,　　50

4. 对无回答的编码的处理

无回答,或拒绝回答,本身就是一种答案,应给予它特殊的编码,不可出现空格。一般以9或0表示。

例1：您的婚姻状况。

（1）未婚 □　　　（2）初婚偶全 □

（3）再婚偶全 □　　（4）丧偶独居 □

（5）离婚独居 □　　（6）偶全分居 □

拒答　　编码9

例2：您是否有口臭?

（1）有 □　　　（2）无 □

拒答　　编码9

（三）编码表格

在问卷设计时要考虑到编码问题,只需在问卷上留出一些编码表格。一般将表格留在问卷旁边的空白处,其注意点有：

（1）编码设置　编码表格应设置在相应问题的右边,并对齐,便于调查者操作。有时还用一条竖线将它与问题及答案部分分开。

（2）预留编码格数　应考虑问题回答可能出现的数字或最多的分类数。

下面是先编码的一个例子。

（1）您的年龄：____岁	1～2 _____
（2）您的性别：男 □　　女 □	3 _____
（3）您的文化程度：	4 _____
① 文盲□　② 小学□　③ 初中□　④ 高中□	
⑤ 中专□　⑥ 大专□　⑦ 本科□　⑧ 硕士□	
⑨ 博士□	
（4）您每月的收入为多少? _____元。	5～9 _____
（5）您的家庭人口数：_____。	10～11 _____

对于第一个问题,一般人们的年龄在100岁以内,故编码中给出两栏,序号为1～2(对于超过99岁的人记为99岁)。第二、第三个问题都只可能选择一个答案,且答案数目小于10,故编码中只给出一栏。第四个问题的答案往往处于10000之内,故给五栏。第五个问题答案最多也不会超过99人,故只需留两栏。

周岁　编码为 45

（四）编码表

将答案与相应的编码值排列成一份"字典"似的对照表，就是编码表，又称编码簿。它是编码工作的工具。

例如：性别编码　同所在标准答案前的括号。如性别　（2）女　编码为 2
年龄编码　编码同所填周岁数。如年龄为　　45

六、调查者的签名

在问卷的最后，常需附上调查者的姓名和访问日期。如有必要还可附上被调查者的姓名、单位或家庭住址、电话等，这些信息的获得需征得被调查者的同意。这些信息可便于核查和随访调查。当匿名调查时则不宜有上述内容。

第三节　问卷的设计

一、问卷设计程序

（1）接受课题　课题的来源有多种。一般有向国家或政府部门申请的，如国家自然科学基金等，也有根据自己的研究兴趣和研究内容等自行选题。

（2）初步调查　接受课题后，就应围绕研究目的进行初步调查，它是一种探索性的活动。主要是了解与背景有关的信息，为确定研究目标，界定总体范围等提供依据。

（3）设计问卷的初稿　经过探索性工作后，就可以动手设计问卷的初稿了，这一阶段主要是确定问卷的结构，拟订并编排问题。问卷应将调查内容尽可能地包括，不要遗漏项目，要反复推敲，进行修改、讨论后形成一个问卷的雏形。

（4）预调查　问卷的初稿设计好后，不能直接将它用于正式调查。需在几十人的小范围内进行试用和修改。试用这一步在问卷设计的过程中至关重要。其作用是：既可以找出问卷中存在的问题，又可以测试问卷的信度与效度。问卷中存在的问题，哪些是不合理的，哪些问题不明确，选择的答案是否合适，有无遗漏，问题的顺序是否符合逻辑，以及在实际应用中可能遇到的问题等，对问卷做适当的调整和修改，使问卷更完善。

（5）定稿　将预调查中遇到的各种问题和不妥之处进行调整、修改后，可以定稿。将定稿的问卷交与印刷部门印刷，将问卷制成正式问卷。使用吸引人的字体及印刷，最好用有颜色的 A4 纸，问题应印在纸的一边，不能把同一问题分成 2 张纸。一旦定稿，便无修改可能，无论是版面安排上的不妥，还是文字上、符号上的印刷错误，都将直接影响到最终的调查结果，故应在定稿前尽量完善。

二、问卷调查设计

一份好的问卷设计制定需要相当的经验和技巧，并需几经试用和修改才可正式使用。

（一）问题的数目和顺序

问卷中题目的数目不能一概而论，也没有统一的规定，应根据具体的调查目的、内容、样本的性质、分析的方法、拥有的人力、财力等多种因素,设置适当的问题数目。总的来讲,回答的时间不宜过长,问题不宜过多,一般以 30 min 左右为宜。问题太多,易造成被调查者厌倦心理,出现漏答和不准确答案,影响调查的顺利进行;问题太少,可能不足以得到所需的信息。原则上讲,为达到调查目的所需的项目一个不能遗漏。

问卷中问题排列的顺序也有一定的规则,其目的是使问卷条理清晰,便于回答者思考,便于调查后资料的整理和分析,减少拒答率,这些规则有:

(1) 按问题的性质或类别排列　同类问题,有关联的问题应系统整理,放在一起,不要不同类性质的问题混杂在一起。

(2) 按问题的复杂程度或困难程度排列　如先易后难,由浅入深;先熟悉、轻松,后生疏;先事实、行为问题,后观念、情感问题;先一般性质的问题,后特殊性质的问题等。可能的话,以被调查者感兴趣的问题开头,这样可以通过比较轻松的问题在调查者和被调查者之间建立一种互信关系。

(3) 按问题的时间顺序排列　或由近至远,或由远至近。

(4) 封闭性问题在前,开放性的问题一般放在后面提问　通常封闭性问题回答容易,多放在前面;开放性的问题需要思考和组织语言,花费较多的时间,一般放在后面。

(5) 按一定的逻辑顺序排列　这种程序一是要考虑事情发展的先后顺序;二是要考虑问题的内容及其相互关系,相关的问题应当放在一起。例如:问及患病及就诊关系时,应该先询问是否患病,然后再询问患什么病,是否就诊,在哪里就诊,在什么科就诊,就诊费用和不去就诊的原因等,这种排列程序不能颠倒。

(6) 提问先后　调查的核心问题应在前面提问,专业性强的具体细致问题尽量放在后面。

(7) 敏感问题尽量放在后面　例如:政治观点、个人隐私等方面的问题如放在前面,回答者可能会产生反感,因而拒绝回答。

(8) 个人的基本信息在前　如:姓名、年龄、性别、职业、文化等。

(二) 问题的语言

对问卷问题的理解、回答取决于问题的语言,设计时应注意使用被调查者熟悉和易理解的词语。一般有以下要求:

(1) 语言清楚简洁明了　应使被调查者易于理解,易于回答。避免使用专业术语、行话和俚语。如不得不使用这类语言,必须给出定义。过于专业化的语言易造成理解偏差,不易回答,或拒答。例如"您的孩子是否有反殆?"有很多家长不知道"反殆"为何意,故难以回答。一个问题过于复杂、冗长,将很难得到满意的应答。如"您是否有过刷牙、吃东西时或平时牙龈(牙床)出血? 当您牙龈(牙床)出血时,是否采取止血措施?"这个问题应分成 2 个小问题,易得到满意的应答。

(2) 问题的语言要精确、具体　避免使用模糊的限定词,如"你刷牙时经常出血吗?"回答者可能回答"经常",或者不知道该如何回答,因为对"经常"这个词含义模糊,没有定量规定,应规定 1 周中出血几次为"经常"等。

(3) 一个问题不要询问两件事,或一个事情的两个方面　如"你是否有龋齿和牙周病?"对只有龋齿或只有牙周病的患者就难以回答了。

(4) 问题的提法应肯定且具有客观性,不要有倾向性和引导性　在提问时,引导式的提问会引起偏性,一是被调查者不加思考就同意暗示的结论,再者对被调查者有着引导倾向。应保持中立的提问方式,使用中性的语言。此外,也不能引用或列举某些权威的话,或者运用贬义或褒义的词语。如"您刷牙吗?"和"您不刷牙,是吗?"这两种问法就有所不同。前者是人们日常生活中习惯的问法,而后者则带有一种希望被调查者回答"是的,我不刷牙"的倾向。

(5)避免提断定性的问题 例如"你1周刷牙出血几次?"在未询问是否刷牙出血的情况下,就去询问1周刷牙出血几次,如被调查者刷牙不出血,则无所适从,不知如何回答。

(6)避免提令人难堪、禁忌和敏感的问题 在调查中,由于风俗习惯或涉及个人的利害关系、个人隐私这类问题,容易引起被调查者反感和拒答,在问卷设计时应尽力避免。如是调查中必不可少的则要注意提问的方式,可采用在问卷前明确保密的原则或采用间接提问、假定的方式去询问,这样可消除顾虑,得到比较可靠的资料。

(7)不要用否定形式提问 在日常生活中,除了某些特殊情况外,人们习惯用肯定形式提问,如"你是否赞同孩子使用氟化物牙膏可以防止蛀牙?"而不习惯用否定形式提问,如"你是否不赞同孩子使用氟化物牙膏可以防止蛀牙?"中的"不"字容易漏掉,则意愿完全相反。

(8)其他 问句还应考虑时间性,在设计问句时要注意严密。

(三)问卷内容设计时注意"五不问"

(1)可问可不问的问题不问。
(2)复杂或难以回答的问题不问。
(3)被调查者不愿回答的问题不问。
(4)需要查阅资料才能回答的问题不问。
(5)通过其他途径可获得的问题不问。

(四)问题答案的设计

开放式问题不需要提供答案,只需要留出足够空格供被调查者回答或调查者填写。封闭式问题答案的设有多种,答案的设计也有多种。十分重要的问题是要有效合理利用纸面,使被调查者在回答

和圈定答案时,不易产生混淆。

1. 二项选择法

又称二项式或是否式,是指问题的答案仅有两种可以选择,"是"或"否","有"或"无",这两种答案是对立的。

例:您的孩子是否母乳喂养长大?
① 是 □ ② 不是 □

例:您的孩子是否有龋齿?
① 有 □ ② 无 □

这种方式提问的优点是:易于理解并可得到明确的答案,便于统计分析,但这种了解不够深入。

2. 多项选择法

又称多项式,问题下面设立2个以上的备选答案,被调查者可选其一或更多的选项。这是问卷调查中采用最多的一种形式。

例如:您觉得您所在单位口腔科门诊量:□
① 太多 ② 较多 ③ 正好 ④ 较少
⑤ 太少

例如:谁替您的孩子刷牙或清洗牙齿?(可选多个答案)
① 孩子自己 □ ② 家长 □ ③ 不刷牙 □

由于所设答案有时可能没有包括所有的情况,所以在最后通常设有"其他"一项,以便被调查者有不同选择时可以作答。

例如:您过去一年里去看牙的主要原因是什么?
① 补牙 □ ② 拔牙 □ ③ 镶牙 □
④ 牙周炎或牙龈炎(牙龈出血等)□ ⑤ 定期检查预防牙病 □ ⑥ 其他原因_____

多项式的选择较二项式有更多的选择机会,但设计者易出现答案的重复和遗漏,要考虑到全部的可能性,同时也要注意选择答案的排列顺序。

3. 矩阵法

当询问若干个具有相同答案形式的问题时，可将这些问题集中起来回答，用一个矩阵表示。

这种形式的优点是节省空间，使问卷显得紧凑。同时，由于同类问题集中在一起，回答方式相同，节省被调查者阅读和填答的时间。见表13－1、13－2。

表13－1　请您对医院的服务进行评价（在每一行适当的方框内打"✓"）

内　容	满　意	评价一般	不满意
医务人员的服务态度	☐	☐	☐
医院提供的服务项目	☐	☐	☐
在医院的候诊时间	☐	☐	☐

表13－2　对待蛀牙和刷牙的认识和态度（在每一行适当的方框内打"✓"）

	很不同意	不同意	中立	同意	很同意
乳牙蛀牙是个严重问题	☐	☐	☐	☐	☐
如果孩子不愿每天刷牙，我们不该勉强	☐	☐	☐	☐	☐
孩子使用氟化物牙膏可以防止蛀牙	☐	☐	☐	☐	☐
无论我们怎么做，孩子仍可能有蛀牙	☐	☐	☐	☐	☐
蛀牙是遗传的	☐	☐	☐	☐	☐

这类问题可对多个问题同时做出回答，用于多个方面的某项特征的判断。

4. 表格法

它其实是矩阵法的一种变体，形式与矩阵法十分相似。比如，与上述矩阵法对应的表格法。表13－3。

表13－3　对待蛀牙和刷牙的认识和态度（在每一行适当的方框内打"✓"）

	很不同意	不同意	中　立	同　意	很同意
乳牙蛀牙是个严重问题	☐	☐	☐	☐	☐
如果孩子不愿每天刷牙，我们不该勉强	☐	☐	☐	☐	☐
孩子使用氟化物牙膏可以防止蛀牙	☐	☐	☐	☐	☐
无论我们怎么做，孩子仍可能有蛀牙	☐	☐	☐	☐	☐
蛀牙是遗传的	☐	☐	☐	☐	☐

表格法除了具有矩阵法的特点，还具有整齐、醒目的特点，但有呆板、单调的特点。

5. 序列法

指所选的答案具有程度上的差异并可排列。

例如：您对医务人员的服务态度满意吗？
① 非常满意 ☐　② 比较满意 ☐　③ 一般 ☐　④ 不满意 ☐　⑤ 非常不满意 ☐

例如2：经常性洁牙有助于预防牙周炎。
① 非常同意 ☐　② 同意 ☐　③ 中立 ☐

④ 不同意 □　⑤ 非常不同意 □

6. 尺度法

是将答案设计成一段线段,线段的两个极端分别表示两个极端的态度,中间分为3、5或7的心理距离,要求被调查者在其认为适当的地方或程度处打"×",以示回答。

例:您认为糖尿病与牙周病是否有关?

非常有关 ├──┼──┼──┼──┤ 非常无关
　　　　　1　2　3　4　5

例:您认为甜食与蛀牙是否有关?

非常有关 ├──┼──┼──┼──┤ 非常无关
　　　　　1　2　3　4　5

这种方式使答案不局限于分类的答案,测量的自由性更大。

7. 填入式

是指被调查者可直接将答案填入空格中。

例:您所在单位口腔科治疗椅位共有_____台。

例:您每天刷牙_____次。

8. 自由式

是指将问题设计成开放性的问题,被调查者可自由作答,多用于对一些不太清楚的问题做探索性的调查,可对于较重要的问题做深入调查。

例:您认为您的医院里还需要为患者增加哪些医疗服务?

_____。

9. 顺位法

也叫排序法,是列出若干项目,由被调查者对其按某种特征进行排序。顺位法可有两种方式,一种是对全部答案进行排序;另一种是只对其中的某些答案排序。具体排序顺序,由被调查者根据自己的判断进行排序。

例:你认为下列原因中促使你去吸烟,请按原因的重要程度从1(最重要)排列到5(最不重要)。

社会交际 □　　成熟老练 □　　排忧消遣
□　　思考问题 □　　提神振奋 □

例:您认为本单位最紧缺的3个口腔医师专业(请在相应的"□"中写出序号)。

□　□　□

① 口腔综合　② 口腔外科　③ 口腔内科
④ 口腔修复　⑤ 口腔儿童　⑥ 口腔种植　⑦ 口腔正畸　⑧ 口腔预防

10. 比较法

是将若干可比较的事物整理成两两对比的形式,要求被调查者进行比较并作出肯定回答的方法。

11. 半封闭半开放型法

例:您认为通过刷牙对防止蛀牙有益吗?请在适当的空格内打"√"。

① 有益 □　　② 无益 □　　③ 说不清 □
如您认为有益,请举例说明_____。

例:请问您最近一次刷牙用的牙膏品牌是:
_____。(请填牙膏品牌)　属于下列哪种牙膏?(只选一个答案,请在适当的空格内打"√")

不含氟化物及药物的普通牙膏 □

含氟牙膏 □

含中草药牙膏 □

非中草药的药物牙膏 □

不确定牙膏种类 □

刷牙不用牙膏 □

例:请问在过去一年里,您是否带孩子看过牙医?

① 是 □　　② 否 □

看牙的主要原因是_____。

（五）答案设计的基本技巧

答案是问题中非常重要的一半。如何列举答案，关系到被调查者是否能够回答，是否容易回答，还关系到问卷资料价值的大小，因此答案设计时应注意以下几点：

1. 可供选择的答案要穷尽

即将问题的所有答案尽可能列出，才能使每个被调查者都有答案可选。如调查婚姻状况，只列出已婚、未婚和丧偶三个选项，则那些已离婚而未再婚的人就无从选择了，还需设计一项"离异"。答案太多时，除选择几个主要的答案列出外，然后再加上"其他"，以便回答时能将其他未列出的答案归于其中。

例：如果您过去一年里没有去看牙医的主要原因是什么？

① 认为自己牙齿没病 □　　② 路太远 □
③ 就医时等候时间太长 □　　④ 费用太贵 □
⑤ 害怕看牙 □　　⑥ 其他原因_____

2. 所设计的答案要互斥

在设计答案时，一个问题所列出的答案必须互不相容、互不重叠，否则被调查者的选择有可能出现双重选择，不利于分析和整理。在设计答案时，一定要同一标准在同一层次上分类，避免答案之间有交叉和包容关系。如询问一个人每天刷牙的次数，答案为：①不刷牙/每天 □　　②≤2 次/每天 □　③≥2 次/每天 □。假如一个人每天只刷牙两次，就会无从选择，导致分类困难。对此问题答案的设计应：①不刷牙/每天 □　　②<2 次/每天 □　③2 次/每天 □　　④>2 次/每天 □

3. 答案只能按一个标准分类

4. 定距、定比问题的答案设计

一些对数量进行调查的问题在设计答案时需根据研究的具体要求来决定答案的方式。

一般情况下，可直接写出数值。但某些情况下，如对一些敏感问题进行调查时，为消除被调查者的顾虑，常将答案设计成分类或等级资料。

例：您的年收入多少？

① 1000 元以下　　② 1000～2000 元
③ 2000～3000 元　　④ 3000～4000 元
⑤ 4000～5000 元　　⑥ 5000 元以上

5. 答案的设计应符合实际情况

要根据调查的需要来确定变量的测量层次。

6. 程度式答案应按一定的顺序排列

前后需对称，注意等级答案的明确性。

（六）问卷调查中的指数

在问卷调查中，常需对被调查者的态度、意见、感觉等心理活动进行测量和判断，由于这类问题的构成比较复杂，很难用单一的指标进行测量和判断，往往会用到以指数形式出现的复合指标。

指数（index）是由一组有关事物的态度或看法的陈述构成所得的简单累加的分数，故又称总加量表。是由一组有关事物的态度或看法的陈述构成，被调查者分别对这些陈述发表同意或不同意的意见，然后按某种标准将回答者在全部陈述上的得分相加得出对这事物态度的量化结果。

（七）量表

量表（scale）就是通过一套事先拟订的用语、记号和数目，来测定人们心理活动而设计的问卷调查表。

1. 量表的类型

量表根据量表的性质划分不同的类型，可分类别量表、顺序量表、等距量表和等比量表。

（1）类别量表（nominal scale）　是根据被调查者的性质作出的分类，其主要的目的是在分类的基础上，得到并分析各类统计资料。

（2）顺序量表（ordinal scale）　表示各类别之间不同程度的顺序关系。

例：请在下列 1，2，3，4，5……的数字后依次写出你认为谁对孩子的口腔健康影响最大？

①＿＿＿＿　②＿＿＿＿　③＿＿＿＿
④＿＿＿＿　⑤＿＿＿＿……

（3）等距量表（interval scale）　不仅能表示各类别之间不同程度的顺序关系，还能测量各顺序位置之间的距离。各得分之间的距离是相同的。

（4）等比量表（ratio scale）　是表示各类别之间的顺序关系成比率的量表。

2. 调查中常用的量表

在实际的调查中常用评比量表、语义差异量表、瑟期顿量表和李克特量表。

（1）评比量表　是一种顺序量表，这种量表在拟订答案时，两端为极端性答案，两个极端划分为若干阶段，一般为 5～7 个阶段。

例：在过去的 12 个月里，你是否会因为牙齿不美观而影响以下几个方面？

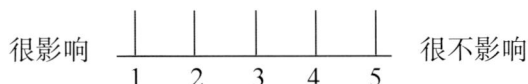

很影响　┃━━┃━━┃━━┃━━┃　很不影响
　　　　　1　　2　　3　　4　　5

① 对外表满意度；② 影响自尊或出现焦虑；③ 影响社交行为或交友；④ 影响工作、求职或聘用等。

（2）语义差异量表（semantic differential）　是用成对反义形容词测试被调查者对某一项目的态度。它主要用于文化的比较研究、个体或群体之间差异的比较，以及人们对事物或周围环境态度的研究。它先将待评价的内容写出，然后将对其加以描述的各种反义形容词列于两端，中间可分为若干等级，一般为 7 个，被调查者按照自己的感觉在每一量表的适当位置作出标记。

例：对周围口腔医疗服务的现况评价中，请您对下面情况打分。

距离	近＿＿＿＿＿＿＿远
牙科服务的价格	低＿＿＿＿＿＿＿高
交叉感染的控制	好＿＿＿＿＿＿＿坏
候诊时间	短＿＿＿＿＿＿＿长
就诊环境	好＿＿＿＿＿＿＿坏
口腔医师治疗水平	高＿＿＿＿＿＿＿低
口腔医师服务态度	好＿＿＿＿＿＿＿坏
医师介绍口腔健康状况	好＿＿＿＿＿＿＿坏
医师介绍治疗方案	好＿＿＿＿＿＿＿坏

（3）瑟斯顿量表（Thurstone scale）　是等距量表问卷中最常用的一种。这种方法是向被调查者提供一系列陈述句，仅要求对陈述句回答同意还是拒绝，而不需要表明感受程度。

例如：请表明您是否同意下列陈述，选择同意或不同意。

	同 意	不同意
无论怎样保护牙齿,都可能出现牙病	☐	☐
定期检查是十分必要的	☐	☐
乳牙坏了不用治疗	☐	☐
保护孩子六龄牙很重要	☐	☐
口腔健康对我的生活很重要	☐	☐
预防口腔疾病主要靠自己,不是靠别人	☐	☐
孩子龋齿的预防应由口腔专业人员来做	☐	☐
吃糖的频率是导致龋齿的主要原因	☐	☐
吃糖的量是导致龋齿的主要原因	☐	☐

(4) 李克特量表(Likert scale) 是问卷设计中衡量态度的运用最广泛的一种量表,要求被调查者表明对某一表达赞成或反对,但不像瑟斯顿量表那样简单的两类答案。而是被分成"非常同意、同意、不知道、不同意、非常不同意"等五类,或"非常赞成、赞成、无所谓、反对、非常反对、不知道"等六类。由于答案类型的增多,人们在态度上的差别就能更清楚地反映出来。

例如:关于对待蛀牙的认识和态度。

	非常赞成	赞成	无所谓	反对	非常反对	不知道
我们有信心减少孩子患蛀牙的机会	☐	☐	☐	☐	☐	☐
定期看牙医将有效防止儿童蛀牙	☐	☐	☐	☐	☐	☐
蛀牙不会自己好转	☐	☐	☐	☐	☐	☐
蛀牙对儿童身体健康有重大影响	☐	☐	☐	☐	☐	☐
孩子的乳牙由于蛀牙而脱落会引起不安	☐	☐	☐	☐	☐	☐

3. 对量表的评价

问卷设计的目的与原则是保证所获得的信息的准确性和可靠性,准确性是指用问卷从研究对象所获得的信息资料的真实程度;可靠性是指在相同条件下,同一问卷重复用于同一研究对象获取相同结果的程度。

(八) 问卷设计中常见错误及其影响因素

一份问卷从开始构思、拟订初稿到定稿、使用、分析结果等各个阶段都可能出现偏差,而每种偏差的出现都可导致调查结果的失真。

1. 选择问题时出现的误差

问卷是为调查研究设计的,作为调查者用来收集资料的工具,故问卷中的问题是根据研究目的选定的,所以既不能遗漏一些必要的问题,也不能包含一些无关问题,或者将问题弄错,都可导致资料不全或无法利用。克服这种误差的方法是,从多学科,多方面加以考虑讨论,尽可能使问题周全以形成初稿,再进行预调查,进一步完善问卷。

2. 选择问卷类型、形式及问题、答案时产生的误差

每次调查研究,采用何种问卷类型,选择什么样的问题形式,都与调查的性质、目的和范围有关。探索性研究宜采用开放式问卷,以便发掘许多新问题。而对于特定目的的调查,则宜使用封闭式问卷。问卷的形式也能给被调查者以心理影响,采用形式不当,就不能使被调查者说真话,甚至说假话。问卷的内容不妥、太多、太长会产生厌倦心理,出现拒答。备选答案的用词不当,也会影响资料的真实性和完善性。

总之,被调查者对所进行的研究的认识与态度,被调查者对调查者的印象与态度,被调查者对调查内容的兴趣,被调查者的智力、学识水平,被调查者对问卷中的问题的理解和熟悉程度等等,都是影响问卷结果的主要因素。

第四节　问卷调查法的优缺点

一、优　点

（1）调查范围广,花费时间短,适用性大。

（2）适用于不便于面对面交谈的问题的调查。

（3）不受样本大小限制。

（4）实施方便灵活,可由调查者访问,也可邮寄调查。

（5）便于被调查者思考,自由表达意见。

（6）可控制调查项目及内容。

（7）资料便于统计分析。

（8）节省人力、时间和经费。

二、缺　点

（1）只能在一定范围内取得资料,弹性较小。

（2）单纯使用问卷,深度常常不够,有一定的局限性。

（3）不适宜于文化程度低的人使用。

（4）问卷的信度较低,质量难以保证。

（5）一旦设计有错,很难更正。

汪　隼

参 考 文 献

1　郭秀花主编.实用医学调查分析技术.北京:人民军医出版社,2005

2　风笑天.社会学研究方法.北京:中国人民大学出版社,2001

3　赵仲堂主编.流行病学研究方法与应用.北京:科学出版社,2000

4　梁万年主编.医学科研方法学.北京:人民卫生出版社,2002

5　姜庆五主编.流行病学基础.上海:复旦大学出版社,2003

第十四章　口腔临床流行病学质量控制

第一节　临床研究中常见的误差

在流行病学研究中，无论应用何种研究方法，均必须考虑是否能得到正确的结果和结论。在研究中应尽量保证研究结果与客观、真实情况一致。但是，由于各种因素的影响，往往使测量结果与事物的真实情况之间发生一定的差异，即出现误差。由于误差的存在，影响了研究结果的真实性，有时还可能导致错误的结论，所以我们必须认识、估计和排除各种误差。进行研究时研究者应进行科学严谨的设计，深入了解、认识各类偏倚产生或出现的原因和条件，在研究中尽量加以避免或控制，才能确保临床科研结论的真实与可靠。

误差是指对事物某一特征的测量值偏离真实值的部分。因此，必须有金标准或相对标准测量真实值才能度量误差。临床研究中常见的误差有两类。

一、随机误差

随机误差（random error）是指样本值与总体之间的差异。它是各种观察所固有的，它既可由于测量方法本身产生的随机变异，也可由于被测量的生物学现象的随机变异引起。由于这种误差是由个体差异造成，受样本大小的个体间差异的离散程度影响，使样本的观察值围绕真值上下波动，或高于真值，或低于真值，故又称为机遇。

二、系统误差

系统误差（systematic error）是指测量值与真实值之间出现了差异。由于这种误差使各种样本观察值呈一定方向偏离，或都偏高，或都偏低，故称偏倚（bias），它是人为造成的误差。偏倚的大小取决于研究的方法和具体的条件，偏倚可以产生于研究过程的任何一个环节，从研究设计到实施，以及最后的资料分析和结论推导，都可能出现偏倚。

系统误差和随机误差相互之间并不排斥，在多数情况下是共存的，由于它们产生的原因和处理方法不同，我们必须要区分它们。前者可通过设计和适当的分析加以消除，而随机误差是不可能被消除的，但可通过适当的研究设计以减少其影响，剩余的误差可用统计学方法作出估计。统计学方法虽然也有助于消除已知的偏倚，但没有一种统计学方法可以校正资料中未知的偏倚。为了保证研究结果的真实性，必须对偏倚的来源及其产生的原因加以识别并通过一定的手段加以防止、控制或消除。

第二节 偏 倚

一、偏倚的概念

偏倚(bias)是指在流行病学研究中样本人群所测得的某变量值系统地偏离了目标人群中该变量的真实值,使得研究结果或推论的结果与真实情况之间出现偏差,这是由于系统误差造成的。它是人为造成的误差,可以通过一定的手段加以防止、控制或消除。

偏倚是事件发生的结果,可以发生于研究设计、实施和分析的各个阶段,可由设计的失误、资料获取的失真、分析方法不正确,或推断不符合逻辑等所引起,从而得出了错误的结果。偏倚是影响研究结果真实性的重要问题,必须认识偏倚的来源及其产生原因,最大限度地减少偏倚的发生,以便取得有价值的研究结果。

二、偏倚的分类

偏倚按其性质和产生的阶段归纳为三大类,即选择偏倚(selection bias)、信息偏倚(information bias)和混杂偏倚(confounding bias)。选择偏倚主要在研究设计阶段产生,信息偏倚主要在研究实施阶段出现,而混杂偏倚主要是由于设计和资料分析阶段未加以控制和消除而影响研究结果的真实性。

(一)选择偏倚

选择偏倚是由于不正确地选择了研究对象组成试验组和对照组,使得从研究开始的时候,两组研究对象就存在除研究因素以外的其他因素分布的不均衡性,因而导致研究结果与真实情况之间产生差异。

在各种临床流行病学研究设计中都可能产生选择偏倚,尤其是在病例对照研究和临床试验中较为常见。选择偏倚对结果的影响是在选择研究对象时出现了系统误差,人为地夸大或减小了研究因素与疾病之间的关联度,是研究设计阶段经常出现的错误。

1. 种类

选择偏倚的种类很多,根据其产生的原因,常见的有以下几类:

(1)入院率偏倚(admission rate bias) 是指在进行病例对照研究、临床防治试验、预后判断等研究时,利用医院就诊或住院患者作为研究对象,由于入院率或就诊机会不同而导致的偏倚称为入院率偏倚。用住院病例进行研究时可能没有包括:① 抢救不及时而死亡的病例;② 距离医院远的病例;③ 无钱住院的病例;④ 病情轻的病例。若只选择住院病例进行研究,则可产生虚假的 OR 值。下面举例加以说明。

假定某人群中患 A 病和 B 病者各为 1000 人,患 A 病和 B 病的人群中各有 20% 的人具有某因素 X,而 A 病和 B 病与 X 因素并无真正的联系,$OR=1$。

设患有 A 病和 B 病的入院率分别为 50% 和 20%,因有 X 因素者的入院率为 40%,则实际入院人数应为:

① 患 A 病又具有 X 因素的 200 人中,因 A 病入院率为 50%,则入院人数为 100 人,余下的 100 人中 40% 的患者因具有 X 因素而入院,即入院人数为 40 人,两者合计入院人数为 140 人。

② 患 A 病而不具有 X 因素的 800 人中，因 A 病而入院人数为 400 人。

③ 按照同样原理计算，因 B 病具有 X 因素的 200 人中入院人数为 104 人。

④ 患 B 病而不具有 X 因素的 800 人中入院人数 160 人。

将上述实际入院人数列入表 14－1。

表 14－1　不同入院率入院患者与 X 因素的关系

疾病	有 X 因素者	无 X 因素者	总人数	X 因素频率（%）
A（对照）	140	400	540	25.9
B（病例）	104	160	264	39.4
合　计	244	560	804	30.4

$\chi^2 = 15.215 \quad df = 1 \quad P < 0.01$

计算 B 病与 X 因素的关联强度比值比 OR 为：

$$OR = (104 \times 400)/(140 \times 160) = 1.86$$

由此可见，由于不同的入院率而使疾病与某特征因素之间造成虚假关联，即 B 疾病与 X 因素并不存在真实联系，而是 A 病、B 病及 X 因素引起的入院率差异，使研究结果产生了偏倚，即入院率偏倚。

（2）检出征候偏倚（detection signal bias）　亦称为揭露伪装偏倚（unmasking bias）。当某一因素与某种疾病无因果联系，但因该因素能促使类似该病的症状或体征出现，因而具有该症状或体征的患者急于求医，结果接受检查的机会增加，使其中患该病的患者检出率被人为地提高了，导致该因素与该病有因果联系的错误结论。

（3）现患-新发病例偏倚（prevalence-incidence bias）　又称奈曼偏倚（Neyman bias），凡因现患病例与新病例的构成不同，只调查典型病例或者现患病例的暴露状况，致使调查结果出现的系统误差都属于本类偏倚。在病例对照研究中的病例组和现况研究中的调查对象一般选择现患病例，而在队列研究中的病例是新发病例，两类病例疾病状况肯定会有差别。所得到的某因素与某病的关系就会出现偏倚，即为现患-新发病例偏倚。此外，某些患者因患病而改变了其原来某些危险因素暴露状况，从而低估了这种危险因素的作用，特别当这种危险因素在社会中广泛存在时，导致错误结论的可能性更大。

例如以喜欢吃甜食与龋病关联的实例来说明患病率与发病率偏倚。在队列研究中，喜欢吃甜食者患龋病的相对危险度为 3.1，而在病例对照研究中，喜欢吃甜食者患龋病的相对危险度仅为 1.3。进一步分析发现，在队列研究中，喜欢吃甜食者占龋病新发病例的 87.3%。而在病例对照研究中，喜欢吃甜食者只占龋病现患病例的 45.9%。这说明部分龋病的现患病例改变了病前生活习惯，故根据他们观察结果所获得的喜欢吃甜食与龋病无明显关联的结论就是不真实的。

（4）易感性偏倚（susceptibility bias）　在队列研究和前瞻性的临床试验中，观察对象可能因为各种主客观因素不同，暴露于危险因素的概率不同，使得各比较组对所研究疾病的易感性有差异，这就可能夸大或缩小了暴露因素与疾病的关联强度，产生易感性偏倚。此外，若两个观察组处于同一疾病的不同阶段或不同的临床类型，这两组治疗效果的差异就不一定是药物疗效的差异，而是易感性偏倚造成的系统误差。

（5）无应答偏倚（non-respondent bias）　在流行病学调查研究中，那些因各种原因不回答或不能回答所提出问题的人称为无应答者，任何一项流行病学调查研究都可能有一定比例的无应答者，无应答者可能在某些重要的特征或暴露方面与应答者有区别。如果无应答者超过一定的比例，将会影响研究结果的真实性，由此产生的偏倚称为无应答偏倚。

造成无应答的原因是多种多样的，有研究结果表明年龄大，文化水平低的对象应答率比较低。国外有学者报道在一次医师的信访调查中，年龄大于 65 岁的医师无应答率为 20%。一般说来，城市居民应答率高于农村居民；关心个人健康的人乐于参加调查研究并愿意接受检查，而对自己健康不重视、或躯体及精神状况不佳的人则不愿意或不主动参加这种研究工作。此外，在不同的疾病各类患者中会出现复杂的无应答偏倚，如有学者报道重度牙周炎的现患率在最愿意接受检查的人中较高，牙龈炎现患率则在不愿意接受检查的人中较高。这种现象常见于慢性病，即那些最易患病的人不十分愿意接受调查和检查，其患病水平则有别于真实情况。

为了满足真实性的标准，应答率要达到的应答率最低限应为80%。

（6）志愿者偏倚（volunteer bias）　与无应答偏倚相对应的是，来自特殊群体的志愿者，其心理因素和躯体状况与非志愿者有差别，且对研究的依从性可能优于一般人群，以该类人群的样本作为研究对象所获得的暴露结局会明显不同于非志愿者，由此影响结果的真实性，就称为志愿者偏倚。

例如，在一次预防龋病的研究中，志愿者非常关注自我健康，能保持良好的口腔卫生，并采用低糖饮食，而非志愿者多是社会经济和口腔卫生状况较差的人群，其中许多人患有口腔疾病，显而易见，志愿者与非志愿者两组人群存在明显差别，由他们组成不同的观察组，其研究结果无疑会产生偏倚。

（7）失访偏倚（withdraw bias）　失访是无应答的另一种表现形式。在队列研究和干预性研究中，由于观察时间较长，研究对象中有人不能坚持而退出队列，有人迁居，有人死亡，有人因药物副作用而停止治疗结果当最后观察终止时，能够分析结果的人数远少于进入观察时的人数，这种现象对研究结果的影响，称为失访偏倚。

以上各类偏倚都是流行病学家总结和加以描述的，其共同特点是在对象选择时出现了系统误差，人为地夸大或减小了研究因素及研究疾病的关联，是研究设计阶段经常出现的错误。深刻地了解这些偏倚的特点和产生的原因，有利于加以控制和防止。

2. 控制方法

选择偏倚主要在设计阶段出现，因此，为了避免和减少产生这类偏倚的可能性，应慎重进行研究设计。具体采用以下几种方法：

（1）随机分配　为尽量使两个比较组除研究因素以外其他各种条件都保持均衡，应采取随机分配的方法，对研究对象进行随机分组。可用单纯随机化、区组随机化和分层随机化的方法使每个研究对象进入各比较组的机会均等。将不同病情、不同特征的研究对象均衡地分配在各比较组中，就可防止选择偏倚。

（2）设立对照　在临床试验中，可立两个或多个对照组，其中之一应来自一般人群，其他对照组可以来自医院，这样既可以代表社区一般人群，又可以代表医院内不同类型的患者。然后对试验组和不同对照组的主要基线状况进行比较，以判断是否有选择偏倚存在。如果采用各种对照组所获得的结果无明显差别，即可表明选择偏倚存在的可能性比较小。同时还要注意考察不同对照组获得相似的结果是否会由于各对照组的选择偏倚程度相同所致，以免影响结果的真实性。

（3）严格诊断标准　在设计阶段应明确研究对象的入组标准和排除标准，尽量选用国内外一致公认的诊断标准，并根据纳入或排除标准选择研究对象。在研究实施阶段，要严格遵守，不能轻易改动。否则要影响入选对象，造成对研究真实性的影响。

（4）提高应答率　在临床研究中应该采取各种措施鼓励应答，尽量提高应答率，防止或减少失访，减少选择性偏倚。如果出现了无应答或失访，要针对产生的原因采取补救措施。如果无应答率或失访率超过10%，研究结果的推论就应慎重。如有可能，应在无应答者或失访者中进行随机抽样调查以获得应答，并将抽样结果与应答者的结果相比较，若结论一致，则表明无应答或失访对结果影响不大；若差异明显，则出现选择偏倚的可能性很大。此外,也可在资料分析时加以处理,即对试验组无应答或失访对象作为无效或阳性事件发生者;对照组中无应答或失访对象作为有效或阴性事件发生者,再经统计学分析,假设两者的结果相近而无显著差异,则无应答或失访对研究无明显影响。否则,要慎重地做出结论。

(二)信息偏倚

信息偏倚又称观察偏倚(observational bias)或测量偏倚(measurement bias),指在收集资料阶段对各比较组所采用的观察或测量方法不一致,使各组所获得的信息存在系统误差。各种类型的流行病学研究中都可发生信息偏倚,可来自研究对象、研究者本身,也可来自测量仪器、设备、方法等。信息偏倚的表现是使研究对象的某种特征被错误分类,如暴露于某因素者被错误地认为是非暴露者,某病的患者被认为是非患者,研究对象不正确地反映某些信息致使研究者判断错误等。

1. 种类

信息偏倚的种类很多,常见的有以下几种:

(1)诊断怀疑偏倚(diagnostic suspicion bias)当研究者事先已经知道研究对象的暴露史,怀疑他们已患有某种疾病,因此在诊断或判定治疗效果时,主观上做出对预期结果有利的判断,故而对暴露者使用多种诊断手段,进行详细的检查,并提高方法的灵敏度,使暴露组的诊断率和检出率提高,而对于非暴露组则因不怀疑他们患有某种疾病而对诊断和检查不够认真,这样各比较组的资料就会出现系统误差,影响结论的真实性,即为诊断怀疑偏倚。

诊断怀疑偏倚多见于队列研究和临床试验,在病例对照研究也可见到,在诊断亚临床病例,鉴别是否存在药物的毒副作用和主要靠临床印象做出诊断的疾病,尤其容易发生这种偏倚。

(2)暴露怀疑偏倚(exposure suspicion bias)

当研究者认为某病与某因素有关联时,主观地采用不同深度和广度的调查或观测方法,对可能有因素暴露的病例组及未暴露的对照组探索可疑的致病因素,由此带来的偏倚称为暴露怀疑偏倚。该偏倚多见于病例对照研究。若调查表设计不完整、一问多答、调查的深度和广度不一致、暗示性启发式询问、记录不完整等,均可出现暴露怀疑偏倚,夸大可疑因子与疾病的联系。

(3)回忆偏倚(recall bias)　回忆偏倚指在回忆过去的暴露史或既往史时,因研究对象的记忆失真或回忆不完整,使其准确性或完整性与真实情况间存在的系统误差。回忆偏倚产生的原因:① 由于调查的因素或事件发生的频率低,未给研究对象留下深刻的印象而被遗忘;② 因调查的事件是很久以前发生的事情,研究对象记忆不清或已经遗忘,例如,一项调查前 10 年口腔治疗情况的研究中,仅 52% 的人回忆完整,而调查前 20 年情况的只有 23% 的人回忆完整;③ 因研究对象对所调查的事件或因素关心程度不同,回答问题的多少及准确性有所不同。此外,在某些研究如病例对照研究中,病例组的患者因患病而对过去的暴露史回忆得比较认真,也比较准确,而对照组的非患者对调查不够重视,未认真回忆过去的暴露史或回忆不完全,因此使病例组和对照组提供的既往史的准确性和完整性有较大的差异。以上种种原因都会导致回忆偏倚,影响结果的真实性。

(4)报告偏倚(reporting bias)　与回忆偏倚不同,报告偏倚是指研究对象因某种原因故意夸大或缩小某些信息而导致的偏倚,因此也称说谎偏倚。如在临床防治试验时,若研究对象知道自己所用的治疗药物是试验药还是对照药,用试验药(新药)的人可能会夸大药物的疗效,而用对照药的人即使药物有效,也可能反映所用药物的疗效不好。有些研究涉及被调查者的隐私以及不愿公开的敏感问题,如研究未婚者人工流产,中小学生吸烟情况等事件,被调查者有意说谎,隐瞒事实。有时在调查涉及收入、福利等问题时,研究对象可能会夸大某些暴露因素的信息;相反,一些研究对象可能会为继续从事该职业而故意缩小某些与患病有关的暴露因素的信息。以上种种原因都会导致报告偏倚,影响结果的真实性。

(5)检出偏倚(detection bias) 实验过程中由于实验的仪器和试剂质量不好及操作人员的操作误差造成的偏倚称为检出偏倚。如测量仪不准确,未经校正,或试剂不准确,批号不统一,实验方法的标准或程序不一致,操作人员的技术不规范等,均可使测量值偏离真实值,产生检出偏倚。

(6)诱导偏倚(inducement bias) 在调查过程中,调查者询问技术不当,或者为取得阳性结论,诱导调查对象作某一倾向性的回答,从而使调查到的结果偏离真实情况,由此产生的偏倚称诱导偏倚。诱导偏倚往往表现为对病例组作诱导而对对照组不诱导或进行负诱导,其结果只能产生虚假的结论。

2. 防止方法

信息偏倚主要是在资料收集阶段由于不正确的测量方法而获得不真实的信息。为防止信息偏倚产生,通常应采取以下方法:

(1)采用盲法收集资料 为消除研究者和研究对象主观因素的影响,可采用盲法,即在病例对照研究中让调查者不了解研究对象的疾病诊断去询问和测定暴露史,在队列研究和临床试验中让观察者不了解研究对象的暴露情况和分组状态,以此收集和测定到的阳性结果就能保证其真实性。此外,尽可能在做出诊断前收集资料,亦可有效地减少信息偏倚。

(2)收集客观指标的资料 在实际工作中使用盲法收集资料有时不可行,因此尽可能收集客观的定量指标,如利用实验室方法,避免开放式问题,以及查阅病历等医学记录,以此减少收集资料中的系统误差。

(3)广泛收集各种资料 在可能的情况下,收集资料的范围尽可能有意识地扩大,不但收集详细的疾病资料,还可收集一些虚变量,即与疾病和暴露因素不密切的资料,借以分散调查者和研究对象对某些因素的注意力,减少主观因素造成的误差。

(4)保证研究人员的科学态度 研究开始之前对调查人员进行统一的培训,并保证其掌握调查方法的一致性。研究开始以后要严格按照调查工作手册收集资料,不能轻易更改标准,操作技术应熟练,记录要准确,最大限度地保证资料的真实性。

(三)混杂偏倚

在慢性疾病病因研究中,当研究暴露于某因素与某疾病之间的关系时,由于一个或多个既与疾病有制约关系,又与暴露因素密切相关的外部因素的影响,从而掩盖或夸大了所研究的暴露因素与该疾病的联系。这种影响所带来的误差称为混杂偏倚或混杂。那些外部因素称为混杂因素。混杂因素是一个与暴露因素和疾病都有关系的因子,它是所研究疾病的独立的危险因子,在非暴露组中也是一个危险因子,并在人群中的分布与暴露因素的分布相关。但因果关系中的中间变量不是混杂因素。

例如,一项高血清胆固醇水平与心肌梗死的病例对照研究,从以往研究得知,心肌梗死的危险性与肥胖症有关,总胆固醇水平亦与肥胖症相关。此项病例对照研究发现,60名心肌梗死的患者中36人有高胆固醇,占60%。而60名对照中仅24人有高胆固醇,占40%。该结果提示总胆固醇水平提高与心肌梗死危险性增加相关。当将肥胖症与非肥胖症者分开后考察两者的关联,结果就随之改变了。在肥胖症者中,40名心肌梗死的患者中34人发现有增高的胆固醇水平,占85%;而20名对照中发现有18人胆固醇水平提高,占90%。在非肥胖症者中,20名心肌梗死的患者中有2人胆固醇水平增高,占10%;而40名对照中有6人胆固醇水平增高,占15%。由此可见,无论是肥胖症者还是在非肥胖症者中,胆固醇水平增高的现象在对照中比心肌梗死患者中普遍(表14-2)。

表 14-2 血清胆固醇水平与心肌梗死危险性的关系及肥胖症因子的混杂作用

分 组	高胆固醇	低胆固醇	合计	肥胖症者			非肥胖症者		
				高胆固醇	低胆固醇	合计	高胆固醇	低胆固醇	合计
心肌梗死患者	36	24	60	34	6	40	2	18	20
对 照	24	36	60	18	2	20	6	34	40
	60	60	120	52	8	60	8	52	60

在此项研究中,60 名肥胖症者中 52 人胆固醇水平增高,占 87%,而 60 名非肥胖症者中仅 8 人胆固醇水平增高,占 13%。显而易见,外部因素肥胖因子对结果起了混杂作用,即满足两个条件:一是在非暴露情况下与研究疾病相关;二是与暴露相关但不是暴露的结果。与选择偏倚和信息偏倚不同,混杂偏倚可以在结果分析时进行评价,通过分析暴露与疾病的关联发生改变而说明混杂作用的存在。混杂作用并不是"全或无"的,它可在不同研究中产生不同的作用。

混杂偏倚的控制:

(1)限制 限制是指对研究对象选择的条件加以控制。限制是控制混杂偏倚的方法之一,当认为某因素可能是混杂因素时,我们在选择研究对象时可以对此加以限制。针对潜在的混杂因素实行限制后,可得到同质的研究对象,从而可防止某些混杂偏倚,有利于对研究因素与疾病之间的关系做出较为准确的估计。

(2)配比 将可疑混杂因素作为配对因素,使各比较组同等分配具有同等混杂因素的对象,以此来消除混杂作用。各种流行病学研究都可用配比的方法消除混杂因素的影响。配比可分为个体配比和频数配比。前者是每一个暴露组或病例组的对象选择一个或几个非暴露或非患者的对照人群的对象作为对照,组成对子,每个对子具有某些相同的特征,在资料分析时亦不拆开对子。后者亦称为成组配比,即在获得暴露组或病例组后,根据可疑的混杂因素在暴露组或病例组中的分布情况,选

择与其相同或相似的对照组,使混杂因素在两组中均衡分布以消除其影响。

通常将年龄和性别作为配比因素,因为这两个因素与许多疾病的发生、发展和预后关系密切。在临床流行病学研究中可根据研究目的和专业知识选择可疑的混杂因素进行配比。但注意在一项研究中配比因素不能过多,其原因一是会增加获得符合条件对象的难度,二是配比因素不能在研究中加以分析,可能会损失信息。

(3)随机化 随机化可分为随机抽样和随机分配两种不同的形式。随机抽样是每个研究对象被抽取的机会均等,从而使研究样本有代表性,可避免因主观地、任意地选择研究对象造成的偏倚;随机分配是每个研究对象有同等的机会被分配到实验组或对照组中,而不受研究者或研究对象主观愿望或无意识的客观原因所影响。随机分配的目的是使各种非研究因素在各组中能均匀地分布,增加实验组与对照组的可比性,提高研究结果的正确性。

(4)分层 在资料分析阶段,将可疑的或已知的混杂因素按其不同水平分层后,再进行统计分析。使用分层分析法,既可以评价在各层中暴露与疾病的联系,又可整体估计在分层排除混杂因素后暴露与疾病总的联系。分层分析的缺点是分层后各层间样本数相差悬殊,有些层样本数过小,为分层分析带来困难。在这种情况下,常使人们不得不减少层数后再作分析,或者直接应用多因素分析的方法。

(5)标准化 按照统计学标准化的方法,将需

比较的两个率进行调整,使可疑的混杂因素在两比较组中得到同等加权从而获得有可比性的标准化率,以此避免混杂因素的影响。

(6)多因素分析 当样本数不够大,不足以进行分层分析时,或者研究多种因素(包括暴露因素和混杂因素)对疾病的综合影响时,可考虑应用多因素分析方法。常用的多因素分析法有多元回归分析、聚类分析、Logistic 回归分析、Cox 回归模型等。随着电脑的普及,多因素分析法已逐渐成为疾病多病因研究中被广泛使用的方法。

第三节 机　　遇

一、机遇的定义与概念

对于一个假定完全避免了偏倚的样本作观察时,所得的结果仍会与真实情况有一定差异。这是由于来自测量过程本身或生物学变异所产生的随机变异造成的,这种单纯由于机会引起的差异称为机遇。换言之,机遇是某种结局可能出现的概率,而非观察本身的原因引起的,与系统误差的性质不同。

在临床研究中,无论何种设计,都不可能在整个人群和全部病例中进行,而只能从中抽取一部分样本进行研究。因此就会不可避免地产生抽样误差,其特点是每次测量结果总是在真实值上下波动而始终不能消除与真实值的差异,这就是机遇。同偏倚一样,机遇在临床研究的各个阶段中广泛存在,是影响研究结果重复性,即可靠性的重要原因。研究应用机遇的规律,了解其在研究设计、测量和评价中的影响,是临床流行病学的重要内容之一。

通常以两种方法检查机遇在临床研究中的作用,第一是假设检验,第二是“估计”。假设检验是 20 世纪初就开始应用的传统的统计学检验,而“估计”的方法是用统计学的技术估计可能包含真实值的范围。由于机遇的影响,使得检验结果除了有真阳性和真阴性两种情况外,还有可能出现假阳性和假阴性。前者称为Ⅰ类错误或 α 错误,后者称为Ⅱ类错误或 β 错误。对于 α 错误和 β 错误的估计,就是检验单纯由于机遇引起错误结果的可能性大小。传统的假设检验是用 P 值来估计发生假阳性错误的可能性,而用“估计”的方法是用可信区间来显示机遇的影响,常用 95% 可信限表示代表真实值的可能性为 95%,也就是错误的可能性小于 5%。用“估计”的方法优点是可估计测量值与真实值之间的差距范围。

影响机遇发生的重要因素是样本量,若在研究中反复抽样,假定没有偏倚影响,随着样本量增加,测量值会越接近真实值。尽管理论上讲为尽可能减少机遇的影响,样本应越大越好,但实际上样本不能无限制地扩大。因此,要在机遇的影响减少到允许接受范围内决定样本量。样本量的决定因素主要为观察对象个体间的差异、研究结果的差异及 α 和 β 错误的可能性,就需要较大的样本量。

二、机遇与偏倚的关系

机遇和偏倚都是影响结果可靠性和真实性的重要因素,但由于它们产生的原因不同,应该加以区别。以流行病学调查为例,以普查的方法可以得到某地区居民口腔疾病的真实情况,但通常只能使用抽样调查法以获得该疾病的间接情况,它与真实值之间的差异即为偏倚。当用抽样调查法进行调查时,尽管认真控制条件,反复测定,但所获得的测量值总有差异，都围绕均数上下波动，在一个范围内变化，这就是机遇的影响。

从理论上讲，偏倚是研究设计不正确以及实施中的不规范等因素所造成的人为误差，因此可以通过完善的研究设计、正确客观的测量方法和适当的分析方法加以控制，对于已知的偏倚可以通过一系列方法加以控制，而对于未知的偏倚，只有通过严格的随机化加以控制，并在资料分析阶段采取有效的方法加以处理，以使偏倚的影响减弱到最低程度。

机遇是所有抽样研究固有的误差，只要不是以全部人群为研究对象，不可能纳入全部被研究的患者，因而机遇总是不可避免地存在。因此，只能通过扩大样本量，用统计学的方法将抽样误差限制在能够接受的范围之内，并估计其大小，评价其对研究结果重复性，即可靠性的影响程度。

三、机遇的控制方法

首先，在研究设计阶段，要根据研究目的与假设，确定 α 和 β 错误，即假阳性和假阴性的允许接受范围，然后来确定样本量。若要限制出现假阳性和假阴性的可能性，就要采用较大的样本量来进行研究。

例如，一项临床研究比较两种药物对抑制口腔肿瘤生长的效果。预期新药疗效为 40%，高于老药 10%，要求有 80% 的检验效能，即把握度（$1-\beta$），故 β 错误为 20%，且单侧检验 α 为 5%，以此条件计算出每组最少需为 280 例，共 560 例患者。因为两比较组差异较小才需要这样大量的样本数。反之，如果比较组差异较大，或提高 α 和 β 错误水平，就可适当减少样本量。关于样本量的计算，应参阅有关统计学书籍。

其次，为控制机遇的影响，应在研究实施阶段严格控制测量条件，尽量使每次测量时的各种因素保持相同，提高研究结果的可靠性。

最后，在资料分析阶段，对研究结果进行统计学处理分析，可获得不同的假阳性和假阴性值，并计算 95% 可信值，准确地估计机遇影响的范围。

第四节　临床依从性和临床不一致性

一、临床依从性

（一）临床依从性的定义及其重要性

临床依从性（clinical compliance）是指患者执行医疗措施的程度，亦即患者执行医嘱的程度。临床医师为了诊治患者的疾病，而为患者开出各种化验单、药物或治疗处方即医嘱。患者能否及时得到正确的诊治，很大程度上取决于患者执行医嘱情况的好坏，即依从性的高低。患者如按医嘱执行，无疑会使患者的病情有所改善，但患者有时因这样或那样的原因未按医嘱行事，则会造成对病情诊断的困难并影响治疗效果。因此了解患者对医嘱的执行情况，分析未执行的原因，研究如何提高依从性，有助于多解除患者疾苦，提高疾病的治愈率。

（二）产生不依从性的可能原因

患者能完全按医嘱要求执行都称为依从性好，否则称为依从性不好。

不依从可有各种原因，其中有些是不可避免的客观原因，不依从性可分以下几种情况：

（1）患者由于病情恶化需采取进一步的治疗措施，如改用其他药物或手术治疗等，从而改变原定治疗方案。

（2）其他原因所造成的患者死亡。

（3）患者因迁居，不能继续按某医师的治疗方案进行。

（4）患者在就诊后，虽得到医师的处方，但因某种原因未能取药。

（5）患者服药后，发现有腹泻、心悸、头昏等药物不良反应而停药。

（6）患者经短期治疗后，症状无明显改善，因而对治疗缺乏信心。

（7）患者不愿意作为受试者，认为多次检查血液或服多种药物对本人健康没有好处，故不再按医嘱进行。

不依从的原因还有医疗服务方面的因素，如治疗措施过繁，患者年老、健忘，不知如何按时服药或作某种治疗需排队等候，占用患者太多时间，影响工作以及医务人员服务态度欠佳，均会不同程度影响研究对象的依从性。

（三）临床依从性的监测

由于依从性在临床工作中的重要性，临床医师对自己所开医嘱在患者中的实际执行情况，及其对治疗效果的影响应有所记录，以便定期总结，改进提高。目前对临床依从性监测可以用以下方法。

1. 直接法

直接法是检测依从性的最基本的方法，准确性高。以测定血或尿中所服药物及其代谢产物来判断患者是否按规定用药。对不能直接测定原药物或代谢产物者，可在原药中加入某种便于检测的指示剂供检测依从性用。

药物水平检测包括：① 药物水平的检测；② 药物代谢产物的检测；③ 标记物的检测。

前两者常常用生化方法来测定患者的血药浓度或者尿药（代谢产物）浓度以确定患者依从性。

目前直接法在临床上应用尚不普遍，这主要与检测方法不简便或所需费用较高等原因有关。

2. 间接法

通过询问患者、药片计数、防治效果三方面进行监测。

（1）直接询问患者　直接询问患者可了解研究对象的依从情况，以便发现问题及时改进。当试验对象复诊时，采取问卷的方式，测定患者的依从性，通常是可行的。约95%患者都能说真话，反映他们服药的真实情况。为防止患者不愿意承认其依从性不好，在询问时必须注意方式、方法和技巧，以获得真实情况。

了解依从性的问题要求简明、准确。如您服何种药物？剩了多少量？未服用的原因？在服药过程中是否有遗漏或停服？要求如实回答不能回避，见表14-3。

表 14-3　依从性记录表

药　物	处方量（片）	剩余量（片）	未 服 的 原 因			
			副作用	忘　记	痊　愈	其　他
A	210	40	✓	—	—	—
B	—	—	—	—	—	—
C	—	—	—	—	—	—

（2）药片计数　在研究对象每次接受询问时，比较患者瓶中实际剩下的药片数和应该剩余的药片数（可以从处方和用药时程推算出），以衡量患者服药的依从性。

$$依从性 = \frac{患者已经服用的处方药物量}{处方的药物总量} \times 100\%$$

按上表结果可计算如下：

$$A\,药依从性 = \frac{处方量 - 剩余量}{处方的药物总量} \times 100\%$$
$$= \frac{210 - 40}{210} = 81\%$$

例如若干高血压患者，随着服用药物量的增加，血压降至正常的患者数渐增。当服药量为处方量的 80% 时，大部分的患者血压已降到正常或达到治疗的目的。因此，可将服用处方量 80%，作为判断依从性高低的标准，服药量≥80%处方药量者为高依从性，否则依从性低。

药片计数法判断依从性高低，要求医师或药片计数者熟知每位患者的处方药量、服用方法及每次给药的日期。

药片计数法在临床实践、科研中是一种较常用的、可行的方法，尤其是实际剩余药量多于应当剩余的药量时，能较准确地了解患者的依从性。但在下列情况下，药物计数可能过高估计患者依从性：① 患者服用的药物可以与他人共享；② 一次吞服不成功而消耗部分药物，此种情况多见于儿童服药；③ 将药物遗忘在他处，或不忠诚的患者甚至可能将药物藏于某处或扔掉。

总的来说，药片计数法比直接询问法简单易行，所得结果也比直接询问法可靠。

（3）防治效果　研究对象的不依从可以导致防治措施无效，但仅用防治效果来衡量依从性也是不够全面的，因为疾病的防治效果还受到其他因素的影响。

（四）提高临床依从性的措施

1. 首要几点

（1）对所研究的疾病，诊断必须正确。

（2）所给予的防治措施应该是有效的，并且没有严重的不良反应。

（3）患者接受防治措施一定要坚持自愿而不能强迫。

2. 措施

（1）使患者充分认识治疗的目的和意义，积极主动接受有效的治疗。

（2）改善医疗的各个环节：医师应向患者交待用药量、方法和次数、复诊时间以及可能的不良反应，尽量降低服药遗忘率。

（3）改善医疗服务质量，保持医师与患者间的良好关系，以提高患者的依从性。

（4）加强社会和家庭的督促和支持。

二、临床不一致性

诊断标准确定后，判定诊断结果时在诸多环节可能出现不一致性，而当诊断错误后又可能严重影响下一步的治疗，以及预后等。

（一）发生临床不一致性的环节

临床意见不一致，可发生于收集病史、体格检查、实验室检查结果的解释以及诊断、治疗等诸多环节。

（1）收集病史　病史是由询问得到。由于询问方法不一致，常易出现不一致性。据某医院两位高年资医师对同一批口腔肿瘤术后患者询问病情，两人的意见一致率尚不足 2/3。

（2）体格检查　将一种体征误作为另一种体

征,从而做出不同的诊断。

（3）实验室检查结果的解释出现不一致性 例如单纯以牙片判断是否有根尖周炎,两位医师判断时很难取得一致结果。两人判断同一批人牙片是否完全正常,符合率仅 77%;同一医师两次读结果,两次符合率为 84%。

（4）诊断和治疗 由于受医学界当时流行的认识的影响而出现诊断结果和治疗的不一致称为预期偏倚。如在 20 世纪 50 年代,医学界认为儿童的扁桃体约 50% 应该摘除。将 389 名儿童带至第一组医师进行检查,174(45%)被诊为应当做扁桃体摘除,其余 215 名不需要做。将这 215 名儿童带至第二组医师检查,99 人(40%)被判定应做扁桃体摘除,116 人不需要做。这 116 人经第三组医师检查,其中 51 人(44%)被判定为应做扁桃体摘除。三组医师都判定自己所诊治的儿童约50%(44%~46%)应做扁桃体摘除术。实际上,第二、三组医师所诊断的儿童已被前一组医师判定为不需要做扁桃体摘除。这种偏倚叫预期偏倚。

（二）产生临床不一致的原因

（1）观察者的原因,如诊断指标、诊断标准不一致,诊断分类不清,不同专业人员偏重从本专业出发考虑诊断标准。观察者(检查者)的感觉上的差异,以及受预期结果影响而产生的预期偏倚等等。

（2）被检查者的原因,如被检查部位不同、时间不同,可以影响测定结果。

（3）检查过程中的原因,诊断仪器性能不良或用法不当造成测定结果不稳定,检查时环境杂乱影响对精密仪器测定结果的判定等。

（三）防止临床意见不一致的方法

（1）安排适当的诊断环境,如安静、光线适当、温度舒适等。

（2）实验室检查结果的报告,应不受临床诊断的干扰(盲法、独立判断),按检查结果做出报告。

（3）核实据以确定诊断的关键性资料,如复查病史、体征,采用适当的实验室检查法,引用旁证资料,请求会诊等。

（4）报告结果时附上客观检查证据,以便别人据以判断。

（5）增用适当的检查设备、技术等。

对临床意见不一致性的分析,最主要的目的是检验用于临床科研资料的质量,据之做出诊断、治疗决策及预后判断的可靠性及重复性。

（四）判断临床意见一致性的符合率——Kappa 值

由临床经验相似的甲、乙两位医师阅读 100 张口腔全景片,两人均诊断下颌骨骨折 46 例,均诊断正常 32 例。观察一致率(observed agreement, P)为：观察一致率 = 46 + 32 = 78%。

两人读片结果如表 14 - 4。

表 14 - 4 甲、乙两医师阅读口腔全景片诊断结果

乙医师诊断	甲医师诊断		合 计
	下颌骨骨折	正 常	
下颌骨骨折	46(a)	10(b)	56(r_1)
正 常	12(c)	32(d)	44(r_2)
合 计	58(c_1)	42(c_2)	100(N)

按上表的分布,两人读片的结果意见相同称为机遇一致率(P_c, agreement expected on the base of chance)如下：

$$P_c = \left(\frac{r_1 c_1}{N} + \frac{r_2 c_2}{N}\right)/N$$

$$= \left(\frac{56 \times 58}{100} + \frac{44 \times 42}{100}\right)/100$$

$$= 51\%$$

非机遇一致率 $=100\%-51\%=49\%$

实际一致率 $(P_o-P_c)=78\%-51\%=27\%$。

$$\text{Kappa 值}=\frac{P_o-P_c}{1-P_c}=\frac{27\%}{49\%}=0.55$$

Kappa 值也可由表 14-4 各数字直接求得，公式为：

$$\text{Kappa 值}=\frac{N(a+d)-(r_1c_1+r_2c_2)}{N-(r_1c_1+r_2c_2)}$$

Kappa 值表示不同人判断同一批结果，或同一人不同时间判断同一批结果的一致性强度。愈高表示一致性愈好。关于具体数值表示的强度，一般认为 Kappa 值在 0.4～0.8 为有中、高度一致，≥0.8 为有极好的一致性。

叶　玮

参 考 文 献

1　黄悦勤.临床流行病学.人民卫生出版社.2002

2　林果为，沈福民.现代临床流行病学.上海医科大学出版社.2000

3　段广才.临床流行病学与统计学.郑州大学出版社.2002

4　陈坤.临床流行病学.浙江大学出版社.2000

第十五章　循证口腔医学在临床中的应用

第一节　概　述

一、循证医学的概念

循证医学，顾名思义是"遵循证据的医学"。循证医学创始人之一 David Sackett 教授在 2000 年版《怎样实践和教授循证医学》一书中，对循证医学定义为："慎重、准确和明智地应用当前所能获得的最好的研究证据，结合医师个人的专业技能和多年临床经验，同时考虑患者的价值观和意愿，将三者完美结合的诊疗决策过程是循证医学的基本要求。"

在这个定义中"最好的研究证据"是指与临床相关的试验研究，通常指以患者为中心的临床研究和临床基础研究，其内容包括诊断实验和临床检查的准确性和精确性，预后指标的可靠性，治疗的效果和安全性等等。通过循证医学的方法，部分以往常规的诊断试验和治疗方法将被更有力的、准确的、有效的和安全的新的临床研究的证据所取代。"临床的专业技能和经验"是指运用临床技能和以往的经验迅速判断每一个患者具体的健康状态并做出明确的诊断，估计可能的干预措施的风险和收益以及患者个体的支付能力。"患者的价值观和意愿"是指每一个体的主观意愿、偏好和关注点。在进行临床决策时，将这三个重要因素有机地结合，才能对诊断和治疗做出最明智的决策，临床医师和患者才能从中获得最好的预期结果和更好的生命质量。循证诊疗模式认为，只要具有可行性，首先应该尊重和考虑的是患者的要求，而不是医师的意见。由于患者的价值观受到他所处的社会环境的直接影响，所以在循证诊疗决策中不能忽视的一个要素是患者身处的"社会环境"。

循证医学从自主学习（self directed）和以问题为本（problem based learning）的学习方法发展而来，摒弃了以往传统的说教式的、以医师为主宰的解决问题的方法。循证口腔医学指导的临床实践要求自觉地将上述四个要素有机地结合起来进行临床诊疗决策，即：① 临床相关的科学证据；② 口腔科医师的经验和专业判断；③ 患者的价值观和需求；④ 所处的社会环境。

将这样的理念用于大众的医疗保健决策就是循证保健，用于公共卫生决策就是循证公共卫生学，还应该包括遵循证据指导一切医疗卫生服务。同样，将循证医学的理念用于口腔医学就是循证口腔医学。

近 10 年来循证医学的发展推动了口腔医学领域临床实践向循证决策的转变。其主要特征是注重口腔医学临床研究证据的质量和应用。循证口腔医学(evidence based dentistry，EBD)是重新构建和解决口腔临床问题的整个过程，是遵循口腔医学研究证据的临床决策方法。

应该指出的是，循证口腔医学临床实践不是创造最佳证据的学问，而是搜寻和利用最佳证据的过程。因此，优质的临床研究成果是循证口腔医学发展和应用的基础。倡导和发展循证口腔医学的同时也对口腔科学临床研究提出了更高的要求。倡导和发展循证口腔医学将帮助广大临床口腔医师将口腔临床医学研究成果尽快应用于临床实践，加速了科学知识向实践的转化，是最大限度利用科学成果，减少医疗决策错误的有效途径。还应该指出，循证口腔医学已经发展成为严格的对研究成果的评价方法，但是这个方法并不直接告诉临床口腔医师什么治疗方法应该采用或不应该采用，而是通过彻底的、不带偏倚的对可以获得的科学证据的搜寻、综述，结合临床资料和患者自主的因素再根据医师的临床经验做出可能的、最恰当的诊疗决策的过程。整个过程都要求口腔医师具备清晰的判断能力。口腔临床科学发展的趋势将要求临床医师具备这样的能力，以指导口腔临床实践。

二、循证医学和循证口腔医学的发展

(一)循证医学的起源和历史

20世纪后半叶，人类的疾病谱发生了变化，从单因性疾病向多因性疾病改变，因此相应的治疗也就变成了综合性治疗。在综合性治疗中，每一种干预措施可能都只产生很小的疗效，因此对其评价就必须要借助特定方法，即大样本多中心临床试验。20世纪80年代以来，西方国家的很多研究发现，对同样一个临床问题，不同国家或同一国家的不同地区甚至在一个州内的不同社区，其处理方法五花

八门。例如在美国四个州的16个社区，颈动脉内膜切除术使用率的差异达20倍;在同一个州内，儿童扁桃体切除率在一个社区是8%，而在另一个社区则高达70%。迅速增长的医学信息也使得临床医师在诊治患者的过程中的临床决策变得越来越困难。不断增多的医疗技术和对同一病症多种诊疗方法的选择使得在临床患者的诊治和政府及医疗机构的医疗决策更为复杂。循证医学是近十几年来在医疗领域中越来越广泛应用的一种新的指导理论。循证临床实践(evidence-based practice)是基于最新、最好研究证据的临床实践，可以缩小不同地区的诊疗差异，规范医疗行为，使患者得到应有的合理的医疗服务。

临床流行病学在循证医学的发展中起了重要作用。在20世纪70年代，英国的内科医师及临床流行病学家 Archie Cochrane(1909~1988)在其著作《疗效与效益:健康服务中的随机反映》中提出"由于资源有限，因此应该使用已被恰当证明有明显效果的医疗保健措施"，"应用随机对照试验之所以重要，是因为它比其他任何证据更为可靠"。他倡导的随机对照试验(RCT)和系统评价成为循证医学的理论核心，Archie Cochrane 成为循证医学创始人，Cochrane 协作网也为纪念他而得名。同一时期，加拿大 McMaster 大学流行病学专家 David Sackett 教授及一些临床医学专家开始培训临床医师及研究生如何阅读临床期刊，并对相关的文献进行严格的评价，然后应用到临床患者的诊疗之中。他们提出了将严格的评价应用于临床的观点(bring critical appraisal to the bedside)。在1990年，同一所大学的医学与临床流行病学和生物学系 Gordon Guyatt 教授在培训临床内科医师的过程中提出了用"循证医学"(evidence-based medicine)来描述这种新的临床培训方法，1992年以第一作者身份在 JAMA(Journal of American Medicine Association)上撰文，首次提出"循证医学"一词。英国的流行病学家 Iain Chalmers 教授，

将 Archie Cochrane 的理念付诸实践,于 1992 年在英国创立了世界上第一个 Cochrane 中心(Cochrane Centre),并任中心主任。随后,循证医学逐渐发展形成了一种更为系统、完善的体系,并逐渐被广泛接受和应用。

(二) 循证医学和传统医学的比较

按照经验医学的习惯,遇到临床问题时医师会从以下这些地方找答案:① 自己的临床经验;② 已掌握的基本理论;③ 教科书;④ 请专家会诊;⑤ 查阅文献。然而,这种寻找答案的行为往往是自发的和不系统的。循证医学进行临床决策时解决问题的思路是:① 患者有什么问题或需求?② 有什么证据能解决这些问题?③ 利用证据提供的方法结合医师的经验并尊重患者的要求解决该患者的问题。循证医学强调,遵循科学证据进行医学实践应该是有组织、有系统、有意识和旗帜鲜明的诊疗实践的主流模式。

循证医学与传统的经验医学相比较,在证据的来源、研究的方法和结果评价的指标等方面都有一些不同之处。

(1) 证据的来源不同 经验医学提倡以个人的临床经验、理论推理、高年资医师的指导、教科书和医学期刊上零散的研究报告为依据来处理患者。循证医学提倡个人经验与现有最佳证据的结合,强调证据的可靠性,即证据必须来源于设计严谨、方法科学可靠的临床报告,这种临床研究应是多中心、大规模、前瞻性、随机双盲、安慰剂对照的随机对照试验,须对成千上万的患者进行长达 3~5 年甚至更长的追踪观察,所得结论将更可靠。

(2) 对研究方法的要求不同 经验医学对临床疗效的研究多属于局部小样本。循证医学要求符合临床流行病学的科学研究方法原则,有足够的样本量,以尽可能将各种偏倚控制在最小范围内,保证研究结果的可靠性和可信性。

(3) 结果评价的指标不同 经验医学以适度疗效指标替代终点指标(surrogate end-point)为主。适度疗效指标是指以症状的改善、实验室结果等指标的变化来评价治疗效果。例如,某些降压药可以降血压,但不一定能有效地防治高血压的并发症;某些药物虽然可以改善患者的临床症状,但长期应用反而会增加病死率。循证医学以预后终点指标(outcome end-point)为主要观察指标,如病死率、致残率、重要临床事件发生率(如心、脑血管事件发生率)、存活质量和卫生经济学指标(成本-效益比)等。

三、循证口腔医学实践的重要性

在生物医学迅速发展的今天,循证医学的产生和发展对口腔临床医师有着客观的现实意义。

(一) 规避医疗风险,提高医疗质量

循证医学一个极其重要的使命是促进医患关系、规避医疗风险。采取循证医学的原则进行医疗决策,不是口腔医师单方面的决策,患者所处的环境和所持的价值观对口腔临床诊疗决策起着重要作用。在当今这个信息化时代,口腔医学专业人员并不享有独占口腔医学研究信息的特权。大量的口腔医学资讯对全社会开放,有专门向患者提供医学证据的大众教育网站,供非医学专业背景的广大民众获取医学诊疗决策的证据。这有利于医患之间的沟通,加强相互之间的理解,缓解医患间的矛盾。面向公众的口腔科学研究证据,为口腔医疗决策的社会监督提供科学性依据,对临床医师的诊疗水平提出了更高的要求。向全社会公开的医学科学证据,还可以用于在医疗纠纷的举证中举出有力的证据,维护医师的尊严和医院的声誉。在口腔科学证据日新月异发展的今天,学习循证医学的方法

为遵循最新、最好的证据、做出最适当的诊疗决策提供了有效途径。

（二）将研究产生的知识及时而明智地用于诊疗实践

循证口腔医疗实践和传统的口腔临床实践都要求口腔医师不但具备高超的临床技能和丰富的临床经验，而且要具备深厚的医学知识。生物医学科学的迅速发展，使得医学科学知识爆炸性增长，但是，医学研究的新成果被编写进教科书通常要经过几年的时间，很多重大研究成果不能很快被用于指导临床诊疗实践。循证诊疗决策解决临床问题和传统医学最大的区别在于要求依据当前最好的、最新的证据，强调要将医学研究获得的最新知识转化为诊疗实践活动，使患者直接受益。

然而在参考临床医学研究的结果时，循证口腔医疗实践提出了更高的要求，这就是对医学研究证据的质量进行评价。系统评价（systematic review）由于采用严格、统一的方法，这种评价更具客观性、更透明，更少偏倚。循证口腔医学不要求系统文献综述必须得出肯定或否定的结论，能够清晰地阐述现有研究对问题回答的不确定程度。常见的结论是现有的科学研究在多大程度上回答了某个具体的临床问题，还需要什么样的研究才能进一步回答这个问题。例如：关于口腔癌的筛查是否值得推广，Speight 等得出的结论是：在全科口腔医疗活动中进行口腔癌的初级保健筛查是具有成本效益的，在 40～60 岁成年人中进行这样的筛查成本效益尤其高。同时指出评价模型中使用的一些参数还存在相当的不确定性，特别是口腔癌恶性转移率、病程进展等。该项研究建议为了明确对口腔恶性病损的治疗效果，应进一步研究口腔恶性病损的转移率。在给出上述结论的同时，对该研究采用的方法、测量指标、结果都作了详细的说明。读者可以考察其方法的科学性和严谨性，对其不足提出质疑，进而可以提出实施新的同类循证研究的必要性。通过这样的途径，所有关心口腔循证医学理论和医疗实践的同仁们，不分国籍，都共同参与到了这门学科的发展中，能够更加明智地利用现有的最新知识。

（三）终身自我专业教育的重要手段

医学生在医学院校里受到的训练是，面对各种各样的临床患者，如何通过对病史、体征检查、临床检验结果和对初步治疗的反应为患者制定诊疗方案。在传统的医学诊疗实践中，我们回答每一个临床问题的依据往往是教科书、临床诊疗规范以及在学校里老师的教导和积累的临床经验。但是，生物医学科学研究日新月异的飞速发展，使得每一个人都难以把握每年发表的最新成果，并及时地应用到临床实践中去。循证口腔医学的发展为我们提供了最为科学、有效的途径获得、分析并利用最佳证据。我们所处的信息时代、高科技时代，为临床医师获得最新、最好的证据提供了可能性。通过高技术支撑的互联网、通过电子信息传播，可以帮助我们越来越快地获得经过全球循证医学专家们采用严谨的科学方法评价总结的研究结果，在浩如烟海科学研究信息中找到可靠的诊疗决策的证据。有效地利用这些信息资源指导日常的临床工作，在实践中对这样的诊疗结果悉心体会评估，不断总结提高，对于医学生毕业之后自我教育，发展和提高临床诊疗水平大有帮助。

四、在口腔临床实践中如何应用循证医学

循证医学的发展为提高临床诊疗质量提供了有效途径。循证医学实践可以分为循证医学最佳证据的提供和最佳证据的使用。科学证据的提供者（Doer）包括各种制作、收集和整理科学证据的专

业人士。科学证据涵盖很广，包括系统评价或 Meta 分析，二次文献数据库，如美国内科医师杂志俱乐部（ACP journal club）及 Cochrane 协作网，还有大型的临床随机试验等等。作为口腔临床医师，并不一定具有制作科学证据的专业知识，但是可以成为科学证据的使用者（user），通过学习如何使用客观的、科学的临床证据来提高医疗质量。

（一）学会做科学证据的使用者

在口腔诊疗实践中使用科学证据需要理解循证医学的基本方法，了解系统评价的基本特征，掌握循证口腔诊疗实践活动必要的基本技能，这些技能主要包括：① 提出具体明确的便于回答的临床问题；② 系统地搜索所有可利用的数据库，寻找相关的研究成果；③ 批判地评价、分析获得的证据；④ 将搜索和分析所得结果用于临床决策；⑤ 对临床诊疗结果进行评价。这是我们成为科学证据的使用者的基础。

（二）学会广泛地搜索、评价文献的质量

在进行系统评价和 Meta 分析的过程中，需要根据不同的临床试验设计进行质量的评价和具体的量化合成。对于特定的问题，某些试验设计优于其他的试验设计方法。对于临床诊疗的临床试验，随机对照试验将是最佳的设计方案，因为随机分组将已知的和未知的影响因素都平均地分到了不同的试验组，使得试验的结果更为客观可信，例如在评价药物缓解口腔正畸治疗中疼痛症状的临床试验中，如果不将试验药物与安慰剂随机分配到试验组与对照组，很难解释患者症状的缓解是试验药物的疗效还是患者的心理作用。当然由于论理学和其他一些实施的可行性的限制，并非所有的临床诊疗试验都可以进行随机分组，这时可以采用前瞻性的试验设计。前瞻性的试验与回顾性试验相比，其结果的准确性和可靠性均优于后者。对于临床干预性试验，其证据的等级由随机试验到非随机试验，从前瞻性试验到回顾性试验有优劣的差别。系统评价或 Meta 分析和随机对照试验是强烈推荐的科学的证据。

（三）学会以患者为中心，将循证医学应用于临床

对于临床医师而言，由于临床工作非常繁忙，他们用于临床研究的时间非常有限，因此在提高工作效率的同时，不断改善临床诊疗质量至关重要。循证医学的学习要与临床工作紧密结合起来，要能切实可行地解决临床中遇到的问题。我们要把临床中遇到的问题转化成 PICO（即患者、干预、对照和结果，详见第四节）的提问方式，以便于寻找更为准确的证据，也利于我们将结论应用到特定的患者群体及个体。在证据的使用中，要懂得自上而下、由好及差的证据的等级。如果可以找到更高层次的证据，要优先选择，如果没有高层次的证据，要学会评价证据的可靠性和应用性。对于系统评价和 Meta 分析，要了解它们实施的过程，要学会读懂发表的系统评价和 Meta 分析，并且将结果应用到临床诊疗的过程中。

（四）如何学习、运用循证口腔医学

目前在我国全面开展循证口腔诊疗实践的条件还不成熟，作为一名口腔医师发展循证口腔诊疗技能，比较可行的办法是充分利用专业协作网络。这些网站由文献系统综述方法学的专家、统计师、临床医师、实施系统文献综述的赞助机构协同工作，提供不断更新的临床研究证据评价，供临床医师学习循证口腔医学的理论、方法及检索研究证据。目前比较常用的网址有：

http：//www. dphpc. ox. ac. uk/cebd,循证口腔医学中心。该网站提供大量的与循证口腔医疗决策有关的信息和链接。

http：//www. update-software. com,该网站首先以发表科考兰图书馆的信息而闻名。网站与众多的工作组合作开展循证医学研究,其中有 9 个工作组与口腔科学有关。

http：//www3. interscience. wiley. com/cgi-bin/home,这是一个与科考兰中心合作,商业化经营推广循证医学研究成果的网站。

http：//www. nelh. nhs. uk,英国的国家卫生电子图书馆网站。这是世界上最著名的提供最好健康信息的网站,很多信息都是免费提供的。

http：//www. nzda. org. nz /evidence/ebd-home. htm,由新西兰牙科学会主办的循证牙医学网站。除了大量的相关信息,新西兰牙科学会在该网站提供了很多免费继续教育课程,供临床口腔医师学习循证口腔医学理论和方法。

http：//www. lib. umich. edu,这是美国密歇根大学牙科图书馆的网站。收录了大量循证口腔医学研究的全文。

http：//www. cebm. net,牛津循证医学中心网站,提供有关循证医疗实践的基本信息。

http：//www. cebd. otg,始建于 1995 年,该网站致力于在世界范围内促进循证口腔医学的教育、学习和实践。

http：//www. cche. net,这个网站是加拿大阿尔伯塔大学的一部分,向患者、合作伙伴和政策制定者提供保健信息。

http：//hebw. cf. ac. uk,英国威尔士加的夫大学提供的威尔士健康证据公告网站。是一个支持循证医学研究的网站。

http：//www. sign. ac. uk,苏格兰院校间指南网。包括关于口腔科学的指南。

此外还有很多关于循证口腔医学和循证医学的杂志,这些杂志也有各自的网站。上述网站不仅提供了循证口腔医学证据,还设有大量供临床口腔医师自我学习的内容。随着计算机网络技术的发展,我国口腔医师学习循证口腔医学理论、获得最好口腔临床研究证据的机会和途径已越来越多,越来越便利。

第二节　系统评价和 Meta 分析

一、系统评价和 Meta 分析的概念

系统评价是循证医学的主要方法之一,是一种全新的文献综合评价方法。在进行系统评价研究之前首先要对研究方案进行评估,以保证系统评价的质量。然后系统、全面地收集全球所有已发表或未发表的临床研究结果,采用临床流行病学评价文献的原则和方法,剔除没有明确结果、研究设计有缺陷、冗余的研究,筛选出符合质量标准的文献,进行定性或定量合成,去粗取精,去伪存真,得出综合的结论。当其他专家采用同样的系统评价方案时可以得出相同的结论。这样的系统评价能够更好地减少偏倚(系统误差),减少由小概率事件(如非治疗干预)产生的影响,使治疗结果的差异是因疗效的差异决定的。由此可见,系统评价提供的证据更加可靠,作出的结论和决策更加客观、科学。由于原始研究结果来自全球,系统评价的结果能够适用于不同的人群和背景。同时随着新的临床研究的出现进行及时更新,随时提供最新的知识和信息

作为重要的决策依据,以改进临床医疗实践和指导临床研究方向,最有效地利用有限的卫生资源为人类健康服务。

Meta分析是系统评价的量化合成方法,通过权重使大样本的研究或变异小的研究对于结果的影响更大,它前身源于Fisher 1920年"合并P值"的思想,1955年由Beecher首次提出初步的概念,1976年心理学家Glass进一步按照其思想发展为"合并统计量",称之为Meta分析。Meta分析国内翻译为荟萃分析、二次分析、汇总分析、集成分析等,目前还是倾向于沿用英文的Meta来表述。其定义是"对具备特定条件的、同课题的诸多研究结果进行综合的一类统计方法"。Meta从字源上有多种来源,其中最简洁并且一语中的的是:"Meta science: a theory or science of science, a theory concerned with the investigation, analysis, or description of theory itself."意为一种科学中的科学或理论,一种对原理本身进行调查、分析或描述的原理。Meta分析有广义和狭义两种概念:前者指的是一个科学的临床研究活动,指全面收集所有相关研究并逐个进行严格评价和分析,再用定量合成的方法对资料进行统计学处理得出综合结论的整个过程;后者仅仅是一种单纯的定量合成的统计学方法。目前国内外文献中以广义的概念应用更为普遍,系统评价和Meta分析交叉使用,当系统评价采用了定量合成的方法对资料进行统计学处理时即称为Meta分析。与单个研究相比,Meta分析对疗效的评估更加精确。

系统评价可以采用Meta分析,对符合系统评价纳入标准的诸多原始研究结果进行定量合成,即定量系统评价。也可以不采用Meta分析,对原始研究进行整合,是定性的二次文献研究。无论是定性还是定量合成的方法,系统评价采用明确、公开、统一的方法,对临床干预效果的研究做出评价证据。

要评价一项临床干预的效果,包含多个随机对照试验的系统评价所提供的证据可靠级别最高。有的系统评价只包含一种原始研究设计,比如只包含随机对照试验的综述。有些系统评价包含多种原始研究的种类。例如,将随机对照试验和队列研究同时纳入系统评价。系统评价有多种类型,如病因研究、诊断性试验的评价、预后及流行病学研究等。Cochrane系统评价目前主要限于随机对照试验,非随机对照试验的系统评价方法学还处于不太完善的阶段,需要进行更多的相关研究。

二、系统评价的实施步骤

(一)提出问题、制定系统评价计划书

根据临床需求,提出明确而专一的问题,包括研究对象、干预措施、采用的对照和评价的结果。之后根究背景资料、检索文献的方法和策略、筛选和评价文献的标准、收集和分析数据的方法制定详细的系统评价计划书。

(二)检索文献和获取文章

系统全面地、没有偏倚地搜索所有的相关文献,是系统评价和传统综述的重要差别之一。Medline和Embase是目前全球最大的两个医学文献资料库,因为Medline是免费使用,所以传播更为广泛。Cochrane系统评价资料库和临床对照试验资料库是新建的电子资料库,因为规范而全面,得到越来越多的使用。其他还有不同国家、不同语言的数十个相关医学电子资料库。同时检索所收录文章的相关文献和手工检索专业期刊也是获取文献的途径。对于未发表的文章,可以联系作者或者资助厂家来获得。

（三）选择和评价文献

根据系统评价计划书所规定的标准收录相关的文献。对于所收录的文献进行质量的评价，包括临床试验的有效性、偏倚的控制以及试验的整体质量等。质量的评价有利于对于系统评价结果的解释和应用。

（四）资料的提取

资料的提取是临床试验作者原始的报道数据和系统评价者最终报道之间的桥梁。资料提取表格可以间接地再现提出的问题和收录试验评价的结果，也是历史的资料，同时也是合成结果的资料库。所提取的资料应该简洁、明确且实用。提取的方式有专业的软件，也可以自己绘制表格。

（五）结果的合成和解释

系统评价是否采用 Meta 分析都具有一样的

价值。如果采用量化合成，可以得出具体的合成的数据和可信区间，如果没有量化合成也可以得出定性的结论。不采用量化合成可以因为资料的缺乏，也可以因为无法得出有实际意义的结果。Meta 分析有许多专业的软件可以采用，Cochrane 网站有专业的 Revman 可以免费使用。由于杂质和偏倚的存在，对于系统评价得出的结果需要合理的进一步的分析和解释。

系统评价可为某一领域和专业提供大量的新信息和新知识。但是，由于是对原始文献的二次综合分析和评价，受原始文献的质量、进行系统评价的方法及评价者本人的认识水平和观点的制约，因此读者在阅读系统评价的观点和结论时，一定要持谨慎的态度，不能盲目被动地接受。

三、系统评价和传统综述的差别

系统评价在各个实施的具体步骤上与传统综述有明显的不同，我们通过它们的特征来进行比较（表 15 - 1）。

表 15 - 1　系统评价与传统综述的比较

特　征	系　统　评　价	传　统　综　述
评价题目	特定的患者问题：非常明确 例：对于生长发育期的骨性安氏Ⅱ类错𬌗儿童，功能矫治器的双期矫治是否比单期矫治更好地促进下颌骨生长	比较宽泛的题目 例：功能矫治器的疗效评价
评价人	受过培训的多学科人员形成小组，包括相关专科临床医师、方法学家和统计学家等	个人，多为临床医师
文献的收集	（1）搜索的方案是严格的、彻底的，而且可以被任何人重复 （2）搜索网络电子资料库、文献目录，手工查阅期刊，寻找未发表的试验，接触相关作者查询，尽可能查找相关文献 （3）根据试验设计、干预和结果测量的有效性提前确立文献收录和拒绝的标准 （4）多人共同决定文献的收录和拒绝。应用明确的条件来减少人为的主观偏差	（1）没有提前确立搜索标准，文献中很少发表搜索方案 （2）搜索随意的范围，文献可多可少 （3）个人决定文献是否被收录或拒绝 （4）缺少客观统一的标准，个人的主观偏差会影响综述的客观性

特　征	系　统　评　价	传　统　综　述
报告的结果	（1）报告文献搜索方案和使用的资料库 （2）明确搜索到的文献数量 （3）最终收录的文献数量，明确拒绝的文献数量及原因 （4）对每个收录试验的设计等具体内容都有详细的评价和描述	（1）报告形式由作者决定 （2）搜索方案、资料库、搜索到及使用的文献数目不明确 （3）通常有对试验结果的描述，缺少对所收录文献试验设计的评价和分类
收录文献的分析	（1）描述所收录试验的质量评价 （2）决定是否可做统计学分析，描述 Meta 分析的方法	描述支持或反对观点的试验，不进行统计学的合成分析
主要结果	（1）报告收录的试验总数及患者总数 （2）报告与特定目标及测量相关的结果，包括 Meta 合成的指标，例如避免一例不良后果所需要治疗的患者数量（number needed to treat）及 95％可信区间等 （3）结果定期更新（Cochrane 图书馆发表的系统评价每 2～4 年更新一次，以加入新的临床试验）	（1）由作者摘要与综述题目相关的结果，不包括统计学合成的量化结果及可能的范围 （2）没有定期更新
结论和评价	解释结果，可能影响的偏倚，结果的适用性，以及对将来试验的建议	解释结果，结论的局限性以及对将来试验的建议

四、系统评价结果的解释

如果收集到一定数量和质量的资料，系统评价、尤其是 Meta 分析可以得出具体量化的结果。然而系统评价结果的应用一定要考虑到可能的一些影响因素，例如证据的强度、结果的适用性、包括相关决策的成本和可行性，还有效益损害比等等。因为系统评价的结果将可能应用于不同地区的不同人群，因此要比较谨慎，即使同样的证据也可能得出不同的临床决策，应该尽量避免使用建立在假设上的结论和建议。

证据的强度包括所收录的试验是否有良好的方法学质量，试验所观察的效果是否足够大且有显著性，不同试验之间的结果是否有一致性，试验中是否有明确的因果关系，是否有直接的证据来支持干预措施，以及是否有大量不同争论的试验由于偏倚等因素没有被系统评价所收录等等。

试验结果的适应性则涵盖了不同试验样本的生物性和文化的差异，比如男性和女性对同一干预措施的不同反应，因为文化的不同而倾向于特定的干预措施。不同的经济条件和态度，也会影响患者对干预措施的依从性，例如发达国家和发展中国家的差异。试验基线的风险也需要考虑，适用于高危人群的干预措施不一定也使用于普通人群。最后还要比较所应用人群与试验收录人群的特征性差别，包括患者性别、年龄、干预时间以及疾病特征等等。

在应用系统评价的过程中还应该考虑到医疗卫生中成本的核算，可行性以及效益损害比等等，这些将由相关专家进一步去衡量评价。还有一点需要注意，不要混淆结论中"没有证据证明有效"和"有证据证明无效"的差别。

第三节　在循证口腔诊疗实践中如何提出问题

在任何临床工作中,临床医师都在不断地提出问题和解决问题。能够提出一个具体、明确、便于通过循证医学的方法回答的临床问题是循证口腔诊疗实践的第一步,也是开展循证口腔诊疗实践的基本技能之一。循证医学临床问题的提出需要凭借自己娴熟的临床技能,准确采集临床资料,根据自己丰富的理论知识和临床经验,经过缜密的思维和判断,提出患者急需解决并且必须回答的核心问题。

一、提出具体、准确的临床问题

将临床中遇到的情况转化成明确具体的问题,是循证口腔诊疗实践的要求。首先有助于临床医师整理思路,明确需要解决的核心问题。其次有助于临床医师设计搜索研究证据的策略,确定需要什么类型的证据来回答这个问题。因此找准患者应该解决的核心的临床问题是实践循证口腔医学的首要环节。有人认为"一个智慧的人提出的问题能够包含半个答案"。能够将临床患者的问题转化为一个明确具体的循证诊疗问题标志着这名医师已经去伪存真,清楚地知道自己要解决的核心问题是什么。

一个笼统、模糊的问题往往隐含着几个具体问题,使得对证据的搜索不易集中,不知道究竟该针对什么问题选择搜索结果,甚至有的问题实际上是不可能找到答案的。如果问题不具体,当我们搜索互联网,输入关键词,很可能搜索结果会出现数千篇文献,使你不得不花费大量的时间挑选相关结果,有时甚至被迫放弃。准确、具体的问题还便于将搜索得到的结论用于特定患者的诊疗活动。

在传统的文献综述中我们可能看到这样的问题:使用含氟牙膏预防儿童龋齿的效果。在这个问题里面可以隐含着以下一些问题:

(1) 使用含氟牙膏刷牙预防儿童龋病的效果。

(2) 使用含氟牙膏刷牙与不刷牙比较预防儿童龋病的效果。

(3) 使用含氟牙膏刷牙与用普通牙膏刷牙比较预防儿童龋病的效果。

(4) 使用含氟牙膏刷牙与在自来水氟化地区使用普通牙膏刷牙比较降低儿童龋病患病率的效果。

(5) 使用含氟牙膏刷牙与在非自来水氟化地区使用普通牙膏刷牙比较降低儿童龋病患病率的效果。

(6) 使用含氟牙膏刷牙与使用普通牙膏刷牙比较在自来水氟化地区降低龋病高危儿童患龋率的效果。

(7) 使用含氟牙膏刷牙与使用普通牙膏刷牙比较在自来水氟化地区降低有活动龋儿童患龋率的效果。

从这些问题中我们看到,随着问题的不断集中、具体,关于含氟牙膏预防儿童龋齿的相关因素被一一排除了。上述问题(2)排除了刷牙行为对含氟牙膏防龋效果的可能影响;问题(3)排除了用普通牙膏刷牙的影响;问题(4)和(5)考虑了自来水氟化的影响因素;问题(6)将问题集中在龋病高危儿童这样的人群;问题(7)又将问题集中于有活动龋的儿童,"有活动性龋儿童"比起"龋高危儿童"定义更明确、更容易测量和界定。这样的问题构建方法不仅是循证口腔诊疗实践的方法,也是循证口腔医学研究提出问题的思路。

开展循证口腔诊疗实践的基础是丰富的口腔医学的基础知识和扎实的临床基本技能。能够提出一个便于回答的循证诊疗具体问题也同样要求医师具备坚实的临床理论和技能。此外，循证口腔医学要以患者为中心，找准重要的核心临床问题，还必须凭医师的责任心和与患者的交流技巧。这影响到医师对患者情况的准确把握，从而影响到是否能够准确地提出最关键的问题。只有富于责任感和同情心，充分与患者沟通才能找到患者面临的对其生命健康最重要、最急需解决的问题。因此，不同的医师做出的诊疗决策可能不尽相同。在上面举出的问题中，只有对患者充满爱心的医师会充分关注含氟牙膏预防儿童龋病的问题，因为这是一个与临床医师赚钱关系不大的问题，但是从最具口腔医学专业权威的自己的牙医那里得到如何使用含氟牙膏的指导，可能对这个孩子一生的牙齿健康都会产生深远影响。一个只关心自己盈利的牙科医师可能不屑于牺牲自己宝贵的门诊时间对患者提这个建议，也不会花费大量时间去搜寻这样的证据。

二、循证诊疗问题的要素和特点

循证诊疗实践是在大量临床医学研究的基础上发展起来的。临床医学的问题大致分为一般问题（background question）和特殊的问题（foreground question）以及患者关心的问题。一般问题常常以谁、什么、什么时候、哪里、怎样、为什么等词汇作为问题的中心，涉及患者的性别、年龄，是什么样的患者，存在什么具体临床问题，在什么地点和环境下、什么时候发病，怎么发病，和什么因素有关，患者主要的临床表现是什么等。特殊的问题就是循证医学需要提出的核心问题，是在对患者的诊疗过程中，经过采集病史、收集临床体征和有关检查结果之后，综合临床经验和患者的诉求，从专业角度提出的急需解决的问题。一个构建完好、可

以回答的（answerable）临床问题，通常表述为PICO问题，包括以下四个要素：

（1）患者或临床中遇到的问题（patient/problem，P）　在这里要把患者的一般特征（年龄、性别、民族、所处的危险因素）和需要解决的关键问题（所患的疾病、临床症状等）描述出来，就是要把患者明确定义为一组有类似特征和问题的、特定的一类患者或一类人群中的一员。如上面例子中，生活在自来水氟化地区的有活动性龋齿的儿童。

（2）临床干预（intervention，I）　即打算采取的诊疗措施。干预可以是一系列措施，涉及很多方面，如例子中，使用含氟牙膏的预防龋病的措施。

（3）对照（comparison，C，不是每一个问题都包括对照）　与一种已经存在的或公认的诊疗措施进行对照，临床上要考虑是否还有其他的干预选择。如与使用普通牙膏对照。

（4）结果（outcome，O）　这里是指临床干预的结果。一般采用一定的指标来评价，所采用的指标可以是临床指标，也可以是实验室指标。如降低活动性龋齿患病率。

以患者为中心是循证口腔诊疗活动的一个特点。患者所关心的问题和价值取向在诊疗决策中起重要作用。不同的患者面对同一种疾病所关心的重点不同。例如针对前牙外伤的处理方法，年轻人更多地考虑修复后的美观和耐久，老年人更多地考虑修复的舒适和费用。因此，一定要针对不同患者的具体情况提出临床需要解决的问题。

三、不同类型临床问题的来源

循证口腔医学实践的诊疗问题应该来自临床诊疗工作的全过程，涉及各个方面，包括临床诊断、疾病的病因和预后、治疗和预防措施，以及卫生经济学等管理方面的问题，详见表15-2。了解不同类型临床问题的来源，可以帮助我们在提出临床工作中遇到的问题时理清思路。

表 15－2　临床问题可能的来源

	来　　　源	可能问题的具体内容
1	临床发现	如何采集病史和正确安排临床实验室检查并且对结果给出适当的解释
2	病因	如何确定疾病的病因和危险因素,包括医源性因素
3	疾病的临床表现	了解某疾病出现这些表现的频率、诱因,如何根据这些信息对该病进行临床分类
4	鉴别诊断	如何根据可能的病因,选择可靠的、精准的并且对治疗措施敏感的诊断检查
5	诊断试验	为了肯定或否定一项初步诊断,如何选择和解释诊断试验,选择的依据包括诊断试验的精确度、准确度、可接受程度和花费等
6	预后	如何估计患者的预后和可能的并发症
7	治疗	如何选择对患者最佳的利大于弊的治疗措施,并且值得尝试
8	预防	如何通过确定并且改变危险因素减少和改变某种疾病的发生,如何通过筛查早期诊断疾病
9	自我改进	如何跟上学科发展,提高自己的临床技能,提供更优质、有效的保健服务

对于临床发现方面的问题,口腔医师可以针对患者身上发生的每一项症状和体征以及诊疗过程中的每一点变化提出问题。还可以就怎样正确地获取和合理解释从病史和体检中获取的临床发现提出问题。

对诊断方面提出的问题常常是如何选择诊断性检验以及如何解释检验结果。还可以是有关某项体征、症状或实验室检查、辅助检查的诊断效率和在鉴别诊断方面的意义。当口腔医师通过询问病史和口腔临床检查得出一个诊断假设之后,为证实这一假设,需要进行一些实验室检查对诊断假设做出肯定或排除。这时就要考虑关于诊断试验的一些特性,如:敏感性、特异性和似然比,对某项诊断试验的准确性、可靠性、可接受性、费用和安全性等方面也可以提出问题。此外,在诊断试验之前还可以对患者的验前概率提出问题;对患者做出初步诊断之后,还可以选择适当的诊断试验确定病情的严重程度,以及确定今后随访指标,追踪患者治疗后的转归和预后情况。

治疗决策的出发点是选择对患者最有利的治疗方案。这方面可以提出的问题包括可以采用什么治疗手段,该治疗的有效性、不良反应,还有什么备选方案,哪种方案更效优价廉,该治疗对患者的生命质量的影响如何,患者对该治疗手段的依从性和可接受性如何,病因和暴露方面的问题包括对病因的识别、危险因素的确定及其与发病之间的关系,还可以探讨病因的致病机制。关于预后的问题,可以是怎样估计患者可能的临床病程,可能的合并症和结局,什么因素会影响患者的预后。

上述临床问题来源分类的依据是临床流行病学研究的分类,结合临床流行病学的理论了解各类临床问题研究的方法和评价指标,对于我们提出具体的循证口腔诊疗核心问题很有帮助。通过临床流行病学理论的学习可以进一步了解上述各类临床研究的特性和评价指标。本文列出的参考文献包含了临床流行病学基本教科书。应该说,循证口腔诊疗实践的发展要以口腔临床流行病学的学习和研究为基础。

第四节 循证口腔临床实践证据的搜索

循证医学的核心是高质量的临床研究证据,基础是那些采用了防止偏倚的措施,确保试验结果的真实性和科学性的临床研究。获取临床研究证据是循证医学实践中不可缺少的重要组成部分,目的是通过全面、系统地检索,获取最好、最新证据,作为循证口腔医学决策的基础。因此检索和利用当前最好的证据是学习、实践循证口腔医学的重要技能之一。

一、循证医学文献检索的原则

为了进行系统评价研究而检索文献,要求按照循证研究设计的检索策略,尽可能找到全球所有已经发表和尚未发表的原始研究文献。系统评价的研究是产生最高质量临床证据的研究,鉴于目前我国的客观条件,展开大规模临床研究的系统评价研究还存在很多困难。然而,了解循证医学文献检索的原则,对我们每一个渴望不断提高临床口腔医学诊疗水平的医师都有启迪作用。一名口腔临床医师在毕生的职业生涯中需要不断的毕业后教育,才能跟上学科发展的步伐。其中自我继续教育主要途径是针对临床工作中遇到的问题查阅科研文献。值得注意的是,早些时候,由于医学文献资源的短缺,很多临床研究文献原文难以获得,因此,很多临床医师,甚至正在学校中学习的口腔医学硕士、博士生,进行文献综述时,并不要求在全面、系统地进行文献搜索的基础上获取文献,筛选、阅读和总结概括研究现状。常常见到随意搜索到一些文献,不作质量评价和筛选就开始写综述。随着循证医学的发展,我们开始注意到,这样的文献综述潜在的风险是,由于文献检索的片面,花费宝贵精力得出

的结论有可能是片面的甚至是错误的。最不幸的是如果一名年轻的口腔医师,获取了片面的结论,有谁能够估计出,在他的职业生涯中什么时候有机会纠正自己的错误概念,这样的错误已经发生和将会发生多少次。循证医学要求我们要始终保持审慎的态度对待每一个临床问题和临床证据。在我们带着提出的临床问题到文献中去寻找答案的时候,应该努力去搜寻符合"全面、彻底、更新"原则的文献资源,以求尽可能地为解决问题找到最好的证据,给自己一个最完整、最新的概念。当然,如果不是做系统评价研究,不需要全面系统地搜索文献,可以直接去循证医学网站搜索现有最好的临床证据。

进行系统评价研究,文献检索的范围不仅仅是已经发表的研究,还应该包括没有发表的正在进行的研究,必要的时候可以直接联系研究负责人,索取最新的研究结果。近来人们对临床试验越来越重视,要求所有临床试验必需提前注册,公布在网络上的临床试验注册数据库,只有事先注册过的研究,其研究结果的报告才能被比较好的杂志接受。一般被这些数据库接受的研究设计都按照统一的标准,能够满足一定的要求。我们可以检索这样的注册数据库,如果查到有相关的正在进行的临床试验,一方面可以认为,你所提出的临床问题带有一定的普遍性,已经有同行在关注同样的问题,另一方面应该密切关注这类临床试验的进展,以便及时将新的结果纳入到临床决策的证据中来。

二、搜索循证口腔医学 临床证据的思路

搜索循证口腔医学临床证据,基本的思路应该

按照上一讲中介绍的临床证据的等级顺序进行，首先要搜寻可靠性最强的系统评价，因为它全面综合了所有相关的原始研究。国际 Cochrane 协作网制作的 Cochrane 系统评价因其严格的方法学和质量控制，平均质量高于普通的系统评价，成为高级别证据之一。Cochrane 图书馆被公认为最好的临床研究信息源之一。如果没有相关的系统评价，就要退一步寻求设计最严谨的、最可靠的原始研究。对于临床干预措施的效果评价，首选高质量的大样本多中心的随机对照试验，对于预后研究，还可以寻找设计良好的队列研究。如果从综合的医学文献数据库检索口腔诊疗决策相关的证据，要注意限定以人为基本单位的研究，一般系统评价和临床试验都是以人为基本单位的研究。

在当今这个飞速发展变化的世界，每年有 200 多万篇文章发表在 2 万多种生物医学杂志上，其中有 700 多篇和口腔医学有关。信息爆炸几乎使得我们临床医师全面搜索所有研究证据解决临床问题成为奢望。为了帮助临床医师迅速找到真实、可靠并对临床诊疗决策具有价值的证据，专门刊登两次研究文献的循证医学杂志应运而生。两次研究就是对原始的研究进行总结、讨论、评论的研究文章，通常包括综述、编者述评和讨论类的文章。要检索循证口腔诊疗证据，应该首先搜寻这类期刊。因为这些杂志上发的文章都是很有经验的专家经过严格评估，找到的最可信的证据。如果两次文献已经存在，说明其他同行们已经提出过和你同样的问题，你的问题可能带有普遍性。而且直接得到有经验的专家对原始研究可靠的评价结果，省去了我们很多跋涉文山墨海的宝贵时间。目前与口腔医学有关的这类期刊主要有以下几种：

- Evidence-Based Medicine（英国），1995 年创刊。
- Evidence-Based Dentistry（英国），1998 年创刊。
- Evidence-Based Mental Health（英国），1998 年创刊。
- Evidence-Based Nursing（英国），1998 年创刊。
- The Journal of Evidence-Based Dental Practice（美国），2001 年创刊。
- Evidence-Based Complementary and Alternative Medicine：eCAM（英国），2004 年创刊。

还有一些杂志同时刊登叙述性文献综述和系统评价，例如：美国牙医学会杂志（JADA）和丹麦的牙周病学 2000（Periodontology 2000）。2003 年的牙周病学年鉴第 8 卷刊出了一期增刊，专门刊登与牙周病学相关的系统评价文章 15 篇，对目前大多数牙周病专题进行了系统的、有依据的评价。通过网站 http：//www.perio.org 可以查阅这些系统评价。

三、循证医学常用的检索网站

因特网在循证医学的发展和传播过程中起到了重要的作用，有专门的网站专门刊登两次文献。要检索到我们所需要的临床证据，最有效率的方法还是按照循证医学证据的级别依次进行检索。循证医学网络证据资源的发展十分迅速，下面只是举出几个常用的网站。

（一）检索系统评价/Meta 分析

1. 检索循证医学核心网络版电子出版物

检索循证医学核心网络版电子出版物 Cochrane Library，每年四期，收录 Cochrane 协作组系统评价专业组在统一工作手册指导下完成的系统评价。目前主要是对随机对照试验进行的系统评价，并随着新的临床试验的出现而不断补充、更新。检索 Cochrane 的系统评价数据库（The Cochrane Database

of Systematic Reviews）网址是 www.
thecochranelibrary. com,获取摘要是免费的。

其他主要国家的 Cochrane 协作网网站有:

● 澳大利亚 http：//www. cochrane. org. au

● 英国 http：//www. update-software. com/
ccweb/default. html

● 德国 http：//www. cochrane. org. de

● 加拿大http：//hiru. mcmaster. ca/. cochrane

● 日本 http：//www. nihs. go. jp/acc/
default. html

2. 检索 PubMed 数据库

PubMed 是网上免费 Medline,该数据库是由
美国国立医学图书馆开发的大型生物医学文献数
据库收录 1966 年至今的 1200 多万条记录,目前收
录期刊已超过 4000 种,网址是 www. pubmed. com
检索方法如下:

进入网站主页面之后点击左侧功能区的
"clinical queries"在 find systematic reviews 的检
索框中输入检索词,点击 go 就可以得到你要检索
的系统评价。

3. 检索 OVID 全文数据库

OVID 公司是世界著名的数据库提供商,1986
年成立,属于 Wolters Kluwer 子公司之一。2001
年 6 月与银盘公司(Silver Platter Information)合
并,组成了全球最大的电子数据库出版公司。目前
已包涵医学、生物等多领域数据库 300 多个,2000
多种权威期刊及其他资源,如临床教科书(Book@
Ovid)、循证医学(EBM)、MEDLINE 以及医学期
刊全文数据库(Journals@OvidFullText)。其中收
录全文的口腔期刊 27 种。Ovid 公司将资源集中
在单一平台上,通过资源间的链接为用户提供一个
综合信息方案,数据库、期刊、电子参考书及其他资
源均可在同一平台上检索及浏览。尤其是医学期
刊全文数据库更是以图形界面、简单易学、更新频

率快及优惠的价格深受广大医务工作者的欢迎。
其期刊全文数据库集中了上千种重要的医学期刊,
最早的可回溯至 1993 年。其中循证医学数据库也
可以和全文链接,但是需要付费。

4. 检索一些政府循证医学网站

● 英国的"效果摘要和综述数据库"(Database
of Abstracts and Reviews of Effects) www. york.
ac. uk/inst/crd/darehp. htm

● 英国的"临床卓越国家研究所"(National
Institute of Clinical Excellence） www. nice.
org. uk

● 美国的"卫生健康研究与质量机构"(Agency
for Healthcare Research and Quality, AHRQ),这
是美国卫生部下设的一个公众健康服务机构,致力
于推动循证医学证据用于诊疗实践,下设有 13 个
循证医学中心。www. ahrq. gov

(二) 检索随机对照试验、临床试验文献

1. 检索 Cochrane library 的临床对照试验注册资料库

检索 Cochrane library 的临床对照试验注册资
料库 The Cochrane controlled trial register 包括所
有 Cochrane 成员在有关医学杂志、会议论文集和
其他来源收集到的单个随机对照试验。

2. 检索 PubMed 数据库

先进入主页后,点击辅助检索区的"limits",在
typie of Article 中选 Clinical Trial、RCT、Review
文献类型,在检索框输入检索词进行检索。

(三) 检索原始研究证据

最有名的收集原始研究证据（primary

resources）的数据库是美国的"医学索引在线"（Index Medicus Online，Medline）、欧洲的 Embase 数据库（Embase Database）和中国的"中国生物医学文献数据库"（Chines Biomedical Literature Database，CBM）和"中国期刊全文数据库"。

（四）检索指南

1. 检索国立指南库

检索国立指南库（National Guideline Clearinghouse，NGC）是一个循证临床实践指南数据库，由美国卫生健康研究与质量机构（Agency for Healthcare Research and Quality，AHRQ）、美国医学会（American Medical Association，AMA）和美国卫生健康计划协会（American Association of Health Plans，AAHP）联合制作。该数据库提供临床实践指南和相关证据，有结构式摘要，可进行指南之间的比较。对指南内容进行了分类，部分指南全文可链接，还有很多其他的特点，功能比较完善。

2. 检索指南

检索指南（Guideline）是一个经过严格评价筛选的临床实践指南数据库。由英国牛津的医学科学研究院（Institute of Health Sciences，IHS）制作。

3. 检索正在进行中的研究注册目录

这类文献库对进行中的研究进行登记，用来查找其他专业研究登记的文献。

4. 检索《英国国家研究注册目录》

《英国国家研究注册目录》（The National Research Register，NRR）数据库收录了英国 NHS 资助的正在进行和最新完成的研究项目。网址是：http：//www.doh.gov.uk/nrr.htm。

5. 检索《正在进行中的卫生服务研究项目》

《正在进行中的卫生服务研究项目》（Health Services Research Projects in Progressm，HSRProj）数据库收录了正在进行中的卫生服务研究项目，包括卫生技术评估以及临床实践指南的制定和使用方面的研究。现在收录的研究项目已经扩展到全球范围。网址是：http：//www.nlm.nih.gov/hsrproj。

除了上述主要的循证医学网站，很多著名的医学杂志也有自己的网站，致力于循证医学证据的制作。大家可以留意搜索。

四、证据检索的 5S 策略

循证医学的发展到今天，各国政府和专家们付出了巨大的努力，搭建可以被广泛利用并且省时便捷的循证医学证据资源平台。人们憧憬着有一天，每当一位患者走进诊室，述说了自己的不适，接诊医师便可以马上通过互联网针对这位患者的具体情况搜索最新、最佳的诊疗证据，个性化地作出诊疗决策。向着这个方向，为循证诊疗实践提供可靠证据的资源系统建设在迅速发展。新发展起来的数据库收集各种总结临床研究证据的文献，建立信息系统，尽量针对临床诊疗实践中的问题，便于应用。加拿大 McMaster 大学的国际医学信息专家 Brian Haynes 教授推荐的证据检索 5S 策略，反映出了循证临床实践证据的发展进化趋势。

根据 5S 策略（图 15-1），发表在杂志上的原始研究文章（studies）资源排列在临床实用性等级最低一级。这类文献的检索费时，阅读量大，不适合在临床诊疗决策现场中使用。综合的文献综述（synthesis）资源排在倒数第二位。这一类的资源包括：Cochrane 的系统评价等。大纲类型（synopses）的证据，如循证医学杂志上的摘要被排列在第三级。循证医学教科书是对各种临床证据

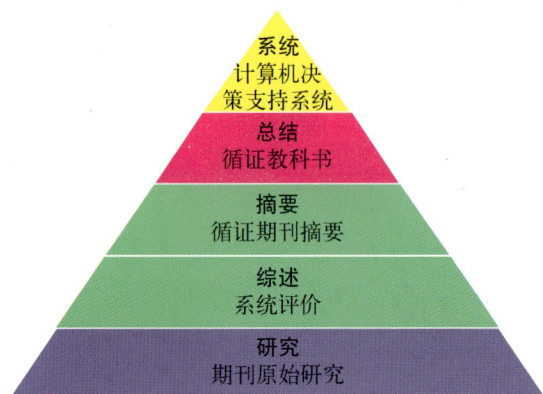

图 15－1　卫生保健研究证据的结构——"5S"模型

的总结(summaries)，被列在第四级。一本好的教科书应该是：可以利用；涉及面广；能够回答临床问题；首要的结果对患者重要；易学；易懂；易用；证据可信。作为循证医学教科书还必须透明，收录系统的研究结果，评价原始研究的方法学，定期更新，客观且免除利益干扰。排列在最高实用性级别的证据来源是临床决策计算机支持系统(systems)。这样的计算机系统，针对每一个临床问题，通过电子病案建立自动链接，整合并精确地总结所有重要的相关临床证据。有了这样的系统，一旦打开患者

的病案，我们就可以随时进入该系统寻求临床决策证据。毋庸置疑这个系统里的每一个证据都是经过清晰评价程序，并且随时发现新的援救证据，自我更新。

目前循证医学的发展还没有达到能够直接利用计算机系统进行检索证据，参与诊疗决策的程度。但是这样的系统正在逐步发展建立、电子病例的使用、随机对照试验连接电子病例辅助诊疗的规则建立等，都会加快这个进程。英国医学杂志出版集团与美国内科医师协会联合开发的国际性医学资源《临床证据》，是目前全球最权威的循证医学数据库。北京大学医学出版社和北京大学循证医学中心与BMJ 出版集团达成协议，将这一宝贵的全球性资源引进中国，将于今年年底前出版《临床证据(Clinical Evidence)》中文版(全版本、精华版和网络版)。这必将推动我国循证诊疗实践的发展。其中也包括口腔临床医学的证据。英国医学杂志的临床证据可以从网址 http://www.clinicalevidence.com 预览。一定会使我们对循证口腔实践的理解产生耳目一新的感受。

第五节　循证口腔医学实践中临床证据的评价

循证口腔医学是遵循口腔临床研究证据的医学实践。提倡在临床实践过程中，医师将个人的专业技能和经验、患者的需求与当前可得到的最佳临床证据相结合，负责、审慎、明智地做出医疗决策。在这里证据和证据的质量是循证口腔医学的关键。在口腔临床实践过程中，强调要利用的是最佳临床证据。

一、最佳证据的含义

与传统的医学实践相比较，循证医学实践强调要正确理解证据的含义，提出"现有最佳临床证据"

的概念。最佳证据是指与临床有关、令人信服的研究证据。这些证据首先应该来自以患者为试验对象的临床研究，当这类证据缺乏时也可以来自基础医学研究。这类研究包括：有关诊断试验和临床实验室检测的精确性，预后指证的预测强度，治疗、康复和研究，由此获得的新证据可以直接用于指导医学实践。像生理、生化、分子生物学等基础科学研究的证据可以为医学实践提供新的思路，是新的临床方法的来源，但是，须经过在人群中流行病学研究的验证才能用于指导医疗实践。

循证医学研究的发展不断丰富、更新着临床证

据。大量设计科学、严谨的临床研究以及系统评价研究很可能证明曾经被广为接受的某种诊断试验或治疗手段无效，并且证明新的更有效、更安全的方法和手段可以代替那些被证明无效的诊断试验和治疗手段。因此，"现有最佳的临床证据"是不断更新的，最佳证据不一定来自最权威的教科书。例如：学龄儿童的定期口腔健康检查长期以来被牙科医师推荐为必要的口腔保健措施，旨在及早发现口腔疾病并及时治疗口腔疾病，提高有效性。然而，Milson 等 2006 年在 JDR 上发表了一项整群随机对照试验研究结果，该研究在英格兰西北部进行，受试人群是来自 169 所学校的 17098 名儿童。该研究显示，学校组织的口腔常规检查并未提高儿童的牙科就诊率，也未降低受试儿童的牙病患病水平。这一证据提示我们将定期口腔健康检查作为儿童口腔疾病预防措施的做法是否有必要改进。

二、研究证据质量的等级

临床医学原始研究提供的证据因其质量不同，对循证诊疗决策的权重是不同的。临床医学和临床流行病学的研究方法很多，由于需要回答的临床问题不同，临床研究的试验设计和实施条件也不尽相同。应该指出，不同类型的研究设计所能提供的证据的真实性、可靠性质量等级是不同的。其质量的等级常被表述成循证医学证据质量级别的金字塔等级图，如图 15 - 2 所示，分别解释如下：

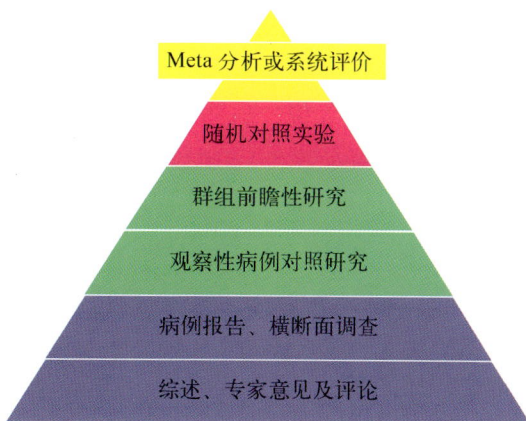

图 15 - 2　临床证据的等级

（一）系统评价

系统评价有时被译成系统综述。系统评价（或 Meta 分析）位于金字塔顶端，被认为可以提供质量最高的临床证据。系统评价是一种科学的、客观的、定量的总结和整合原始研究结果的研究方法，属于二次文献研究。

尽管系统评价的理论和方法是科学、严谨的，但是由于系统评价是基于原始研究的结果进行的二次分析，原始研究的质量会直接影响二次分析的结果。如果系统评价收入的原始研究大部分是设计有重大缺陷，甚至有伪造数据的情况，再严格的评价也难以得出真实可靠的结果。另外，系统评价研究者的专业水平和主观因素也会对结果产生影响。如果是一项草率进行的系统评价，其提供的证据的质量不一定比一项设计优良的 RCT 试验提供的证据可靠。另外，系统评价虽然是可靠性最高的循证口腔临床证据的来源，对其得出的结论也要持谨慎态度。同时，为了进行更可靠的系统评价，产生更高质量的临床证据，提高原始临床研究的水平是当务之急。

（二）随机对照试验

随机对照试验所提供的证据的可靠性等级仅次于系统评价的是单个随机对照试验，一度被认为是评价临床干预效果的金标准。随着循证医学理论和方法的发展，单一随机对照临床试验所能提供证据的可靠性已让位于系统评价。因为系统评价的质量有赖于原始的随机对照研究的质量，因此，随机对照临床研究的设计必须严谨（例如采用盲法），随机分组，与现有普遍采用的治疗干预手段或安慰剂进行对照，并且能对研究假设得出明确肯定的结论。对研究假设不能肯定的随机对照临床试验结果，其证据的可靠性次于研究假设得到了证明的研究。由于随机对照试验采用了严格的随机分组，可以控制混杂因素对结果的影响。

（三）前瞻性队列研究

在有关临床干预效果或病因证据等级的排序中位于第三位的是前瞻性的队列研究。队列研究的设计是，选择两组或多组暴露于某种因素下的不同人群，随访观察每一组中有多少人发生了与该暴露因素有关的疾病或其他的结局。在临床口腔医学研究中，与随机对照临床试验不同的是，队列研究不一定以某种患者为研究对象，而可以从可能发病或不发病的研究对象开始。由于道德伦理学的限制，很多研究不能采用随机对照试验。例如：嚼槟榔是否可以引起口腔癌？不可能设计嚼槟榔和不嚼槟榔的随机对照临床试验来提供证据，这时候最好的研究证据来自前瞻性队列研究。又如，吸烟对牙周炎的影响研究也不可能设计随机对照试验，这时候队列研究是最好的替代研究设计。队列研究的可靠性之所以低于随机对照研究，是因为暴露组和非暴露组人群的差异不仅仅是暴露与否一个因素所致，吸烟的人可能受教育程度低，经济收入水平低，进而影响到对卫生服务资源的利用，最终导致因重度牙周炎拔牙率高。诸如此类很多潜在的差异可能对结局产生影响，但是，在队列研究设计中这些因素都未纳入分组的因素。此外，队列研究对受试人群的观察时间长，要得到结局的比较结果常常要等很长时间，不能满足临床决策的需要。

1984 年，Pitiphat 等开始了对 39461 名 40～75 岁男性卫生工作者的追踪观察，了解饮酒对患牙周炎的危险。经过对 12 年的随访资料审慎的统计学分析，并且参考其他生物学和临床研究获得的证据，证明了饮酒是牙周炎的危险因素。在这项研究中，研究对象不是前来就诊的牙周炎患者，而是各种临床医务工作者。研究也未采用特别的干预措施，因此，队列研究不是试验性研究，而是观察性研

究。然而，设计优良的队列研究也可以提供质量很好的临床证据。根据 Pitiphat 等的研究结果，至少临床医师可以对自己的患者建议减少饮酒，否则患牙周炎的危险会上升。

有一种特殊的队列研究可以用于确定疾病的预后。收集一组被诊断为患有某种早期疾病的患者，然后反复进行随访，观察其每年发生的新病例和不同结果的进程。

（四）病例-对照研究

所提供的证据等级位于第四位。首先要确定患有某种疾病的研究人群，与对照组进行匹配，对照组选择未患有该疾病的人群，但可以是患其他疾病的、也可以是总人口、邻居或亲友等，然后收集病例组和对照组过去暴露于某种可疑致病因子的资料，即回顾性调查既往相关因素，并得出相关结论。与队列研究一样，病例-对照研究也是观察性研究，并且都是关注疾病的病因研究。病例-对照研究所发现的证据可靠性之所以低于队列研究，是因为在病例对照中发现的 A 与 B 具有统计学相关性，不能证明 B 是由 A 引起。例如：受教育程度与牙周炎患病程度有关，并不意味着受教育程度低引起牙周炎，也不能通过提高受教育水平直接减少牙周炎患病水平。

（五）病例报告和横断面调查

可靠性位于第五位。病例报告可以是对一系列患者情况或疗效的报告，也可以是针对一例特殊病例的报道。这些病例通常是罕见的，搜索这一类证据对临床中特殊病例的诊断提供重要依据，由于不能进行统计学分析，所以不能评价这类证据的统计学效度。然而，许多临床研究假设很可能首先来源于病例报告。如果能够通过随机对照研究或队列研究证明病例报告的问题带有普遍性，则为临床

决策提供了新证据。著名的病例报告之一是 McBride 1961 年发表于英国柳叶刀杂志上的镇静剂导致婴儿先天肢体缺陷的报告,他发现 2 名先天肢体缺失的新生儿其母亲均曾在怀孕早期服用一种新的镇静剂。为了警示同行关注该新型镇静剂可能致畸,他发表了病例报告,后来得到进一步研究的证实。

横断面调查能够回答的临床问题包括:人体正常值的问题、一些诊疗手段采用的情况、某种疾病诊断阳性率等。

(六)综述、专家意见及评论

专家个人的主观意见有时是很有权威性的证据,但是从得到广泛验证的角度看,其证据可靠性的强度是最低的。尽管系统评价和随机对照临床试验是评价干预效果最好的研究方法,但是,循证医学并不摒弃有关诊疗干预效果的宝贵的临床经验。当最高质量的临床证据还没有产生的时候,口腔医学实践就应该基于低一级别的证据进行,这时候临床经验也是证据。由于种种条件的限制,尤其是在口腔临床医学领域内,研究得出的证据在深度和广度上都有局限性,而临床经验却是大量的,有时候甚至是可以获得的最好的证据。因此,一定要重视临床经验的积累,这是做好循证口腔临床实践的基础,同时也为开展循证口腔医学研究提供线索和启示。

由于临床问题的性质以及伦理的限制,很多医学问题不需要或不可能通过随机对照试验来研究。

比如,要评价控制吃糖对龋齿发病的影响,不能设计随机对照临床试验比较吃糖组和不吃糖组的患龋水平,这是医学伦理所不允许的。同样,由于含氟牙膏预防龋病的效果已经得到大量严格设计的临床试验证明,目前如果设计一项临床试验评价一个新的含氟牙膏配方的防龋效果,不允许设计成对照组使用不含氟的牙膏。因为相关的证据已经足够多,很多国家已经不再要求开展有关含氟牙膏的临床试验。只要报告清楚含氟牙膏的配方即可。

近来人们对多中心、大样本的临床试验给予越来越高的重视,但是,不能忽视大样本的临床试验也有其自身的局限性,比如由于操作和组织上的困难,干预的一致性、随机分组都可能受到影响,致使研究的质量下降。所以,应该根据临床问题的性质和特点确定适当的样本量。很多研究不需要大样本,过于强调大样本势必造成浪费,并且产生新的偏倚。

有专家预言,21 世纪的临床医学将是循证医学的时代。目前,全球循证医学的发展还不平衡,循证医学的理论和方法也在不断完善,并不是所有临床问题都能够采用循证医学途径来解决。但是,口腔循证医学的进一步发展将为口腔临床医师提供及时、高质量的证据,最大限度地考虑患者的意愿和权益,推动口腔诊疗实践"以患者为中心",向科学、高效、质优的方向发展。学习循证医学的理论和技能将会成为今后每一位口腔医师的必修课。

朱　凌　孙燕南

参 考 文 献

1　Gray M,Tang JL. 循证医学循证医疗卫生决策.北京:北京大学医学出版社,2004

2　Evidence. Based Medicine Working Group. Evidence-based medicine. A new approach to teaching the practice of medicine. JAMA, 1992, 268 (17): 2420 - 2425

3　Evidence. Based Medicine Working Group. Evidence-based health care: a

new approach to teaching the practice of health ea. Fe. J Dent Educ, 1994, 58(8): 648 - 653

4　S8cken DL, Rosenberg WM, Gray JA, et al. Evidence based medicine: what it is and what it isn't. BMJ, 1996, 312(7023): 71 - 72

5　Straus S E, Richardson W S, Glasziou P,et al. Evidence-based medicine how to practice and teach EBM. 3rd ed. London: Elsevier Churchill

Livingstone，2005

6　Tang JL 循证医学//Li LM．流行病学.第5版.北京：人民卫生出版社，2003：367－377

7　Ross C，Brownson，Elizabeth A，et al．Evidence-based Public Health．New York：OXFORD University Press，2003

8　Speight PM，Palmer S，Moles DR，et al．The cost-effectiveness of screening for oral cancer in primary care．Health Technol Assess，2006，10：1－144

9　Hackshaw A，Paul E，Della PE．Evidence-based dentistry：what it is and how to practise it．Evidence-based dentistry an introduction．Oxford：Blackwell Munksgaard，2006

10　Straus SE．Evidence-based medicine how to practice and teach EBM．London：Elsevier Churchill Livingstone,2005

11　曹家琪.临床疾病诊断研究及其评价.临床医学研究方法学.北京：北京医科大学中国协和医科大学联合出版社,1993

12　Kau CH．Test performance disease probability．test interpretation and diagnosis．Clinical epidemiology & evidene-based medicine．Lndon：Sage Publications，2001

13　张振馨,黄悦勤.疗效研究及其评价.见：黄悦勤.临床流行病学.北京：人民卫生出版社,2002. 178－195

14　徐德忠.疾病的病因学研究与评价.见：王家良.临床流行病学.北京：人民卫生出版社,2002. 54－64

15　Straus S E，et al．Evidence-based medicine how to practice and teach EBM．London：Elsevier Churchill Livingstone,2005

16　Milson K，Blinkhorn A，Worthington H，et al．The effectiveness of school dental screening：a cluster-randomized control trial．J Dent Res，2006，85(10)：924－928

17　Greenhalgh T．How to read a paper the basics of evidence-based medicine，3rd ed．Oxford：Blackwell Publishing，2006

18　Greenhalgh T．How to read a paper：getting your bearings（deciding what the paper is about）．BJM，1997,315(7102)：243－246

19　Gray M，Tang JL．循证医学循证医疗卫生决策.北京：北京大学医学出版社,2004：124－131

20　Greenhalgh T．How to read a paper the basics of evidence-based medicine，3rd ed．Oxford：Blackwell Publishing，2006

21　Pitiphat W，Merchant AT，Rimm EB，et al．Alcohol consumption increases periodontitis risk．J Dent Res，2003，1982(7)：509－513

22　McBride WG．Thalidomide and congenital abnormalities．Lancet，1961，1：1358

23　Jan Clarkson，Jayne E Harrison，Amid I Ismail，et al．Eds．Evidence Based Dentistry for Efeective Practice．London：Martin Dunitz，2003

24　邓可刚,何庆.循证医学证据的检索与利用.北京：人民卫生出版社,2003

25　郭庆文．如何获取循证医学证据 Medical Information，2005，18(9)：1098－1101

26　何俐.证据的来源与检索.中国循证医学,2001,1(1)：40－41

27　Haynes RB．of studies，syntheses，synopses，summaries，and systems：the "5S" evolution of infoemation．Evid Based Med，2006，11(6)：162－164

28　Haynes RB．循证卫生保健决策的"5S"信息服务演进.中国循证医学,2007,7(5)：330－332

第十六章 口腔临床流行病学常用统计方法

医学统计方法是口腔流行病学研究的常用工具,但是对口腔流行病学的调查结果进行描述和分析并不是一件简单的事情。流行病学所研究的事物都是有变异的,由于种种条件限制,流行病学所研究的对象多为目标人群中的一部分,因为我们的研究结果要推论到样本所代表的群体,需进行统计学处理后才能下结论。正确应用统计方法不仅可以得到正确的结论,而且可以提高效率(以较小的样本得到正确的结果)。而误用统计方法则可导致错误的结论。

口腔临床流行病学统计方法的选择与收集资料的方法有密切的关系。因此,统计方法应当在科研设计阶段即应做出正确的选择,而不是等到数据收集好之后再来考虑。这样才能事半功倍。不至于想用某种统计方法而未收集适当的数据或所收集到的数据又无适当的统计方法来处理;或者由于样本太小而不能得出明确的结论。

第一节 口腔临床流行病学的统计资料

统计方法的选择与所收集资料的种类有很大的关系。因此,要能正确地选择统计方法必须对资料(变量)的种类有清楚的认识。

一、资料类型

(一) 资料的种类

资料可大致分为计量资料、计数资料、等级资料。

(1) 计量资料 这类资料的特点是所观察的变量是定量的,数值有大小与度量衡单位,多数属于连续性数据。如身高、体重、血压、牙周袋深度等等;部分为离散型数据或间断型数据,如龋齿数、龋

失补牙数、龋失补牙面数等等。计量资料又称为定量资料。

(2) 计数资料 这类资料所观察的变量是定性的,表现为互不相容的类别或属性,无数值大小,类别是客观存在的,各类无秩序,可任意排列,组间有质的不同。如龋齿检查的结果可分为有龋和无龋,白细胞分类中的中性粒细胞、淋巴细胞、嗜酸性粒细胞等,民族中的汉、满、蒙等,以及职业的工、农、兵等。

(3) 等级资料 这类资料的特点介于计量资料和计数资料之间。观察单位的变量按某种属性或某个标志的不同程度、等级分组计算,有数量上的差别,但不便准确测量,各类排列有秩序,组间既有等级顺序,又有程度和量的差别。如某药治疗效

— 237 —

果比较时,结果变量可分为治愈、显效、好转、无效四级。WHO以12岁龋均作为判断龋病流行程度的评价指标,可分为很低、低、中、高、很高五级。

在这三类资料类型中,计数资料和等级资料可合为一种,即定性资料。

对于计量资料可以计算其中心位置(如均数)和离散度等并做各种检验。对于计数资料和等级资料常可列成列联表用相对数和卡方检验等来分析。

有些等级资料或计数资料可以分成两类。如男、女,生、死,属于两分类数据。等级和计数资料也可以是多分类的。在选择统计方法时也有所不同。

资料一般都用一个变量名来表示,所以也可称为计量变量、计数变量和等级变量。

一般的统计分析都是研究一些变量(自变量)对结果变量(因变量)的关系,统计方法的选择中,因变量的类别有更重要的作用。

(二)资料类型的转换

1. 计量资料转化为等级资料或计数资料

计量资料可人为地分隔成几个等级或计数资料。例如WHO根据12岁年龄组龋均情况判断该地区的龋病流行程度(表16-1),就是这种类型的应用。但这类转换需要注意,计量资料转换为等级资料或计数资料后,统计效率会降低。即用计量数据可能得出差别有统计意义的结论时,用转换后的等级数据则得出差别无统计意义的可能性增大。因为在转换过程中会丢失信息。如下表的龋均1.2和2.6,其龋均相差1.4,差别还是比较明显的,但按照WHO的分类原则,它们都属龋病流行程度低这个同一级别。另外计量资料要转换成等级资料比较简单,但从等级资料就无法再转换成计量资料。因而,在用计算机输入数据时宜用计量资料,不宜人为地转换成等级资料后

输入。否则不但费力而且丢失了信息,而在确切输入数据后,采用计算机程序进行任何分组都是十分方便的。

表16-1 WHO龋病流行程度的评价指标(12岁)

龋均(DMFT)	等级
0.0~1.1	很低
1.2~2.6	低
2.7~4.4	中
4.5~6.5	高
6.6以上	很高

2. 资料的表达形式

整理好的资料应采用合适的形式表达。用文字既能说明问题又不烦琐时就应尽量用文字表达,文字还可对图表不能表达的内容予以补充。但文字不是唯一的表达方式。当数字资料较多,表示类型相似时,就应使用统计表。统计表可使大量数据系列化,代替冗长的文字叙述,能更直观、更形象地表达结果的内容,便于阅读和比较。有时我们不能确切知道具体数值的大小,只想观察某事物的变化趋势或对两种变化趋势进行比较,此时统计图是我们的首选。统计图可以压缩素材,使读者对研究结果一目了然。一些有明显变化趋势的数据,用曲线图比表格更合适,可从中反映出研究对象发展变化的规律,收到图文并茂的效果。

在三种表达形式中,以统计图配以适当文字叙述最为常用。统计表在制作时,一定要体现简单明了,层次清楚的原则。有其对于纵、横标目的处理,要按照逻辑顺序合理安排,即横标目位于表的左侧,为所分析的事物的主体,如治疗组和对照组疗效比较,治疗组和对照组是我们分析的主体,应位于表的左侧;纵标目是观察指标,位于表的右侧上方,如疗效比较中的疗效结果,应位于表的右侧上方。

二、资料的统计描述

对于一批资料数据可以用统计方法描述其特征,如中心位置、离散程度,这就是统计描述。

（一）计量数据的统计描述

1. 算术均数和标准差,变异系数,标准误

适合正态分布或近似正态分布的资料。均数表示这批数据的中心位置,标准差表示这批数据的离散程度。当要比较的各组指标单位不同或均数相差较大时,则应该用变异系数来比较其离散程度的大小。在抽样调查中,使样本数(或率)与总体均数(或率)之间出现差别的重要原因之一是存在抽样误差。标准误是用来表示抽样误差的大小。数理统计已经证明,标准误的大小与总体标准差成正比,随着样本含量的增多逐渐减小。均数的标准误,当标准差不变时,与样本含量(n)的平方根成反比。由于总体标准差不易获得,故以样本标准差作为总体标准差的估计值。

有时在不了解资料的分布形态前,可以先计算这批资料的均数和标准差,当资料中不可能出现负值时,如计算结果显示标准差接近均数(一般不应超过均数的 1/3),则表示该资料的分布已不是正态分布,不能以均数和标准差表示分布特征,而应改用其他方法。

虽然有一些正态性检验的方法,但由于统计学的局限性,样本小时常检验不出,而样本大时数据略有偏态就得出非正态分布的结论。用直方图或正态概率图来观察数据的分布还是很有参考价值的。

均数计算公式　　$\bar{x} = \dfrac{\Sigma x}{n}$　（直接法）

（公式 16 - 1）

$\bar{x} = \dfrac{\Sigma fx}{\Sigma f}$　（加权法）　　（公式 16 - 2）

标准差计算公式　　$s = \sqrt{\dfrac{\Sigma fx^2 - \dfrac{(\Sigma fx)^2}{\Sigma f}}{\Sigma f - 1}}$

（公式 16 - 3）

变异系数计算公式　　$cv = \dfrac{s}{\bar{x}} \times 100\%$

（公式 16 - 4）

均数标准误计算公式　　$S_{\bar{x}} = \dfrac{S}{\sqrt{n}}$

（公式 16 - 5）

以上公式中 $\bar{x}$ 代表算术均数,Σ 为求和符号,x 代表变量(观察值),f 代表频数,Σfx 代表各变量乘频数后相加的总和,n 代表受检人数。

例:某学校学生龋齿检查情况如下,共检查 120 人,其中 70 人无龋,15 人有 1 个龋齿,18 人有 2 个龋齿,11 人有 3 个龋齿,6 人有 4 个龋齿。计算学生患龋的平均数,标准差,变异系数,标准误。

$$\bar{x} = \frac{\begin{array}{c}(70 \times 0) + (15 \times 1) + (18 \times 2) \\ + (11 \times 3) + (6 \times 4)\end{array}}{120}$$

$$= \frac{108}{120} = 0.9$$

$$s = \sqrt{\frac{282 - \dfrac{(108)^2}{120}}{120 - 1}} = 1.25$$

$$cv = \frac{1.25}{0.9} \times 100\% = 138.89\%$$

$$S_{\bar{x}} = \frac{1.25}{\sqrt{120}} = 0.11$$

2. 几何均数和对数标准差

适合倍比资料或对数正态分布资料。几何均数表示这批数据的中心位置;对数标准差表示这批数据的离散程度。

3. 中位数或四分位数间距

适合偏态分布或两端开口的资料。中位数表示这批数据的中心位置,四分位数间距表示这批数

据的离散程度。

在这以上三种指标中,以第一种指标应用最多,因为大多数指标属于正态分布资料。

(二)计数资料的统计描述

计数资料一般可分为二分类和多分类两大类。

1. 二分类

计算各种率。常用的有发病率、死亡率、患病率、病死率、有效率等。率用于表示某事件发生的强度。在计算时,应注意区别发病率和患病率的不同。前者表示疾病的发生情况,而后者表示疾病的存在情况,计算时分子、分母均不同;病死率和死亡率也不同,前者表示某病对患者威胁程度的大小,而某病死亡率则表示该病对人群威胁程度的大小,计算时,分子相同,而分母不同,前者是患该病的人数,后者是调查地区的人口数,利于医院常规记录能计算的一般是病死率。

2. 多分类

计算构成比。构成比只表示各类别在总数中的比重。其计算结果不能和率相混淆,构成比一般不能说明发生强度。误用构成比来说明发生强度是临床科研统计分析的常见错误之一。

医学上有许多率实际上只是个比例。例如,发病率是一定时期新病例数对平均人数之比。由于一个人在一定时期内可发生几个新病例,因而发病率有可能会超过100%。这些"率"与真正的率(阳性和阴性数之和为总例数所计算的率)不同,一般常用的可信区间计算和统计检验都不适用。这是必须注意的。

当两个率进行比较时,如果某一指标足以对率的大小有影响(如年龄对根龋患病率),而该指标的组成(如年龄构成)在两组内不同,则需要对该指标进行标准化。如甲乙两地比较根龋患病率,甲地老年人比重大而乙地老年人比重低。为了避免年龄构成不同对两地根龋患病率比较的影响应当进行年龄构成的标准化。

临床科研中也要考虑在相比较的两组中一些其他有影响的指标的构成不同,在统计处理时要加以考虑。

(三)等级数据的统计描述

等级数据也可进行构成比或率的计算。如临床疗效可分为有效、显效、好转、无效四种。在计算率时将多个级别划分为两个级别来分析。为了更好地描述多个级别的等级数据,可以用平均得分来描述。

例如用两种药物治疗口腔溃疡患者,结果如表所示,试计算其平均得分。

表 16 – 2　两种药物治疗效果的比较

药物	无效	好转	显效	控制	合计
A 药物	76	187	67	3	333
B 药物	9	51	21	13	94

我们可以用0,1,2,3等数字代表疗效的等级。经计算,两种药物的平均得分分别为:

$$A 药物平均得分 = \frac{0 \times 76 + 1 \times 187 + 2 \times 67 + 3 \times 3}{333}$$

$$= \frac{330}{333} = 0.991$$

$$B 药物平均得分 = \frac{0 \times 9 + 1 \times 51 + 2 \times 21 + 3 \times 13}{333}$$

$$= \frac{132}{94} = 1.404$$

显然B药物的平均得分较高。但两者平均得分差异有无统计意义则还要经过统计学检验才能确定。

评分的方法有多种。这里采用的为整数分。

即 0,1,2…这是把各等级当作等距离间隔来看待的。这是一种常用的方法。这里也可采用 1,2,3…来给分,则平均分各加 1 分。在作两样本平均得分差的统计意义检验时其结果是一样的。

除了整数评分法之外还有多种评分方法。如等级评分,Ridit 评分,标准化中位等级评分以及对数等级评分等各用于不同情况。在一般分析中应用上述整数评分即可。

统计描述方法小结:

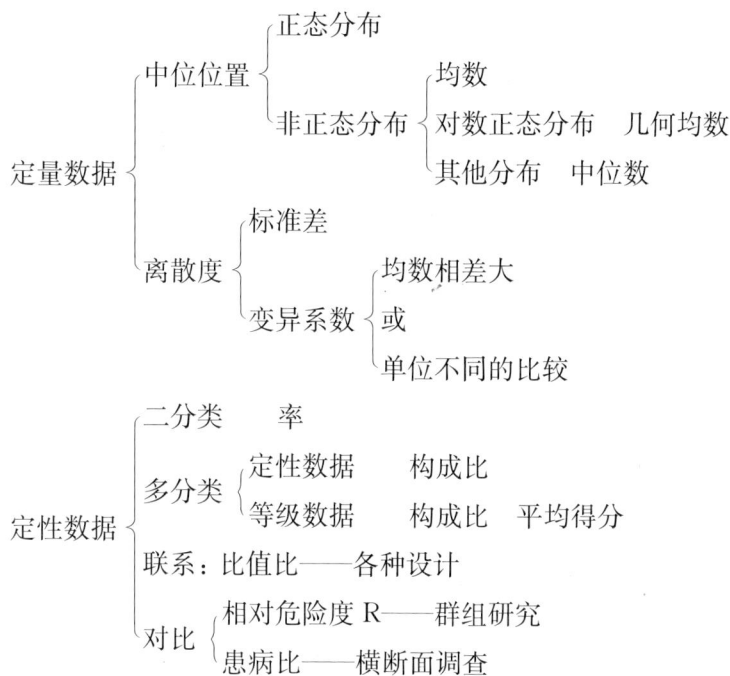

定量数据
- 中位位置
  - 正态分布 均数
  - 非正态分布
    - 对数正态分布 几何均数
    - 其他分布 中位数
- 离散度
  - 标准差
  - 变异系数
    - 均数相差大
    - 或
    - 单位不同的比较

定性数据
- 二分类 率
- 多分类
  - 定性数据 构成比
  - 等级数据 构成比 平均得分
- 联系:比值比——各种设计
- 对比
  - 相对危险度 R——群组研究
  - 患病比——横断面调查

三、可信区间与标准误

在临床科研中所得到的总是一个样本,样本是总体的一部分。例如我们研究两种药物对口腔溃疡的疗效时,A 药物观察了 333 人,B 药物观察了 94 人。这些观察人群就是我们的研究样本。对于我们来说我们的研究目的是观察这两种药物对口腔溃疡的总体疗效,而决非仅仅为了观察这些样本的疗效。由于有抽样误差,样本结果一般都不正好等于总体结果,因而有必要由样本结果(称为统计量)来推论总体该数值(称为参数)。这就是求可信区间的问题,是统计推论范畴。在药物临床试验中,可信区间可以表示药物疗效的总体数值所在范围,因而在各国的临床药物临床试验规范中都强调了。

由于随机事件的特性,我们不可能求得有 100% 把握的总体参数所在的范围。通常用有 95% 把握的可信区间,称为 95% 可信区间。

要得到可信区间必须先要得到标准误,标准误是描述样本统计量与总体参数离散程度的指标。我们必须明确标准差和标准误的差异。两者都是说明离散程度的指标。但标准差说明个体数值与均数间的离散程度,而标准误则是说明样本统计量与总体参数间的离散程度,是说明误差大小的指标。

定量数据均数的 95% 可信区间可用下式求得。

$$\bar{x} \pm t_{0.05}(n')S_{\bar{x}} \qquad (公式 16-6)$$

率在不是偏于 0% 或 100% 附近,样本不是太小时,率的分布近似正态分布。其 95% 的可信区间可用下式求得。

$$p \pm 1.96S_P \qquad (公式 16-7)$$

当样本大小为 n,其与率的乘积 np 或 $n(1-p)$ 比较小的时候,应当用二项分布原理计算其可信区间。

标准误与可信区间小结

定量数据
$\begin{cases} \text{标准误} \quad S_{\bar{x}} \\ \text{可信区间} \quad \bar{x} \pm t_{0.05}(n')S_{\bar{x}} \end{cases}$

定性数据
$\begin{cases} \text{标准误} \quad S_P \\ \text{可信区间} \begin{cases} np \text{ 大,正态近似} \quad p \pm 1.96 S_P \\ np \text{ 小,用二项分布原理计算} \end{cases} \end{cases}$

第二节　常用的统计学方法

一、定量数据差别的统计意义检验

如果定量数据为正态或近似正态分布,则采用 t 检验和方差分析,如为偏态分布,如果已知数据属于某种分布,或数据具有某种特点,经过一定转换后可转为正态分布或方差齐性。然后再采用 t 检验和方差分析。当 t 检验和方差分析的前提条件不能满足而对数据的总体分布不能确定或没有适当的转换方法时,可以用一种不依赖某一专门的总体分布的方法,也就是非参数分析。非参数分析往往也适用于数值为等级的数据。

(一) t 检验

适合两组间的比较。可分为配对 t 检验和成组 t 检验两种。在选择应用时要注意区分配对资料和成组资料。配对资料的特点是同一研究对象分别处于比较的两个组中,如服药前后比较,服药前、服药后是我们比较的两个组,在指标测定时,我们测定某一研究对象服药前、服药后该指标的水平,即在同一研究对象中,两次测定该指标,将两次测定结果作为一个对子来分析,观察服药对指标的影响。配对资料这种设计和分析方法减小了比较组间的个体差异,使得统计效能增加。

(二) 方差分析

适合两组及两组以上资料的组间比较。有配伍组(随机区组)和多组(完全随机设计)方差分析。在选择应用时也要注意区分配伍资料和成组资料。配伍资料的特点与 t 检验中的配对资料的特点相似,是同一研究对象分别处于比较的多个组中,如服药前与服药后 1 周、2 周、3 周某一症状的指标的比较,服药前、服药后 1 周、服药后 2 周、服药后 3 周是我们比较的 4 个组,在指标测定时,我们测定某一研究对象服药前、服药后不同时间该指标的水平,即在同一研究对象中,四次测定该指标,观察服药对指标的影响。

在两组以上资料进行比较的时候,采用方差分析只能说明进行比较的几组资料存在差异或无差异,并不能说明这几组资料两两比较的时候是否存在差异。

一种自然的想法是不用做方差分析而直接做 3 个 t 检验,由此直接得出结论,这种比较从统计学角度来看是错误的。因为它增加了第一类错误,即假阳性错误的概率,因而是不可取的。

比较合理的方法是在方差分析后作多重比较(两两比较)。多重比较的方法很多,常用的有 SNK 法、Duncan 法、LSD 法以及 Dunnett 法等,大家可以根据需要合理地选择。

定量数据差别的统计意义检验小结

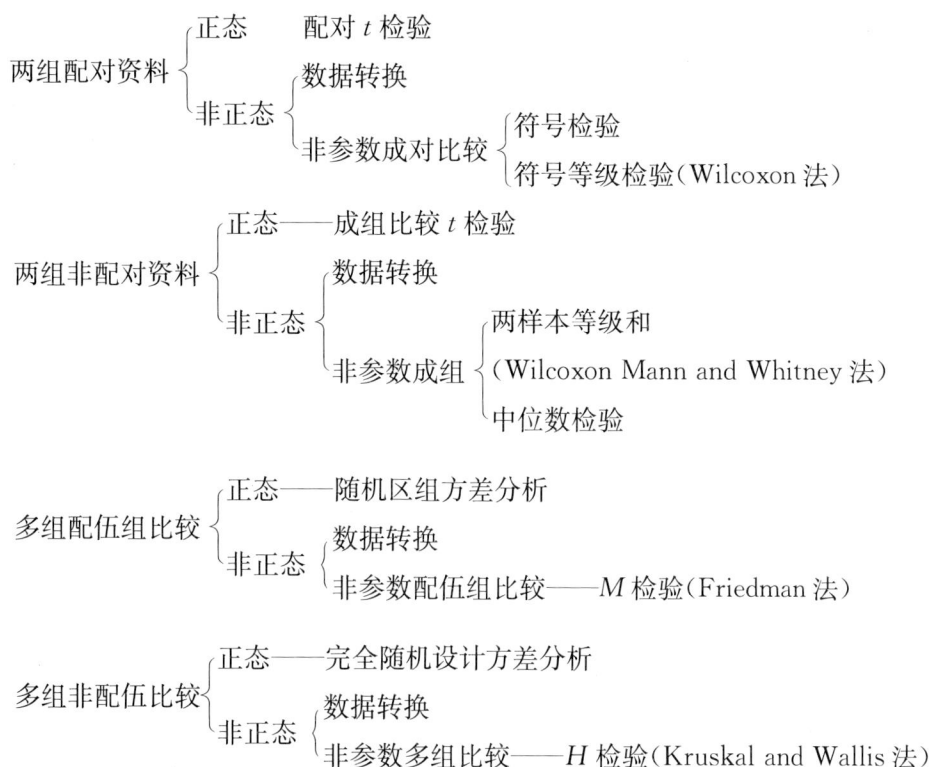

两组配对资料 $\begin{cases} \text{正态} \longrightarrow \text{配对 } t \text{ 检验} \\ \text{非正态} \begin{cases} \text{数据转换} \\ \text{非参数成对比较} \begin{cases} \text{符号检验} \\ \text{符号等级检验(Wilcoxon 法)} \end{cases} \end{cases} \end{cases}$

两组非配对资料 $\begin{cases} \text{正态} \longrightarrow \text{成组比较 } t \text{ 检验} \\ \text{非正态} \begin{cases} \text{数据转换} \\ \text{非参数成组} \begin{cases} \text{两样本等级和} \\ \text{(Wilcoxon Mann and Whitney 法)} \\ \text{中位数检验} \end{cases} \end{cases} \end{cases}$

多组配伍组比较 $\begin{cases} \text{正态} \longrightarrow \text{随机区组方差分析} \\ \text{非正态} \begin{cases} \text{数据转换} \\ \text{非参数配伍组比较} \longrightarrow M \text{ 检验(Friedman 法)} \end{cases} \end{cases}$

多组非配伍比较 $\begin{cases} \text{正态} \longrightarrow \text{完全随机设计方差分析} \\ \text{非正态} \begin{cases} \text{数据转换} \\ \text{非参数多组比较} \longrightarrow H \text{ 检验(Kruskal and Wallis 法)} \end{cases} \end{cases}$

二、等级数据与定性数据差别的统计意义检验

对于等级数据和定性数据都可列成列联表进行分析。对于定性数据 χ^2 检验是进行差别显著性检验的首选方法。计算时注意各种 χ^2 检验的适合条件。

表 16-3　χ^2 检验条件总结

资料特点	条件	统计方法
成组四格表	$n \geqslant 40, T \geqslant 5$	四格表 χ^2 检验
	$n \geqslant 40, 1 < T < 5$	四格表校正 χ^2 检验
	$n < 40$ 或 $T < 1$	直接概率法
配对四格表	$b+c > 40$	四格表配对 χ^2 检验
	$b+c \leqslant 40$	四格表配对校正 χ^2 检验
$2 \times k$ 表	$T > 1$,或 $1 < T < 5$ 的格子数不超过总格子数的 1/5	行×列表 χ^2 检验,H 检验
	$T < 1$,或 $T < 5$ 的格子数超过总格子数的 1/5	合并相邻两组后行×列表 χ^2 检验,H 检验

续　表

资料特点	条件	统计方法
行×列表	$T > 1$,或 $1 < T < 5$ 的格子数不超过总格子数的 1/5	行×列表 χ^2 检验,H 检验
	$T < 1$,或 $T < 5$ 的格子数超过总格子数的 1/5	合并相邻两组后行×列表 χ^2 检验,H 检验

对于等级资料,χ^2 检验只能说明不同治疗的结果是否不同,但不一定说明疗效的优劣。如果要观察疗效优劣,应采用等级秩和检验或 Ridit 分析,后者对大样本资料比较合适。

三、常用的多因素分析方法

多因素分析时,根据因变量的性质选择相应的方法。

(一)定量资料

计量资料常用的多因素分析方法有协方差分

析和线性回归。

应该指出的是,在定量资料中,有一种时间变量,表示从开始到结果产生的时间间隔,如癌症患者从手术到死亡的生存时间等。要观察生存时间与那些因素相关,应采用 Cox 回归(比例风险回归模型)分析。

(二)等级或定性资料

二分类资料和多分类均采用 Logistic 回归分析。

四、统计结果的解释

统计是对客观事物的描述和推论。由于客观事物相互间存在着错综复杂的关系,某一结果常常并非由某单一因素引起,而是许多因素综合的结果。加上各因素相互之间又可能存在着不同的相关关系,使问题更加复杂。虽然统计学有了极大的发展,但相对于所要描述的客观事物的复杂性,它还是显得十分软弱无力。因此,对于统计结果的解释需要十分谨慎小心。

为了使统计结果能够正确说明问题,常需对试验进行严格的、科学的设计,尽量减少一些因素的干扰。如设计中的对照、双盲等方法,以及用分层、协变量的方法控制一些重要的因素。但是,这些方法也只能控制一部分因素。还有大量对结果有影响的因素,在随机化设计中这些因素的作用形成了误差。

为了能正确解释统计结果,必须对统计的基本原理有所了解。下面我们将对统计基本原理及统计结果的解释进行讨论。

(一)获得正确统计结果的前提

在临床科研中常会因为设计的错误发生偏倚

使统计结果不能说明问题,甚至导致错误的结论。严密、科学的研究设计是统计分析的前提。应保证样本是从同质总体中随机抽取的,同时应注意组间的均衡性和可比性。医学统计是数理统计原理在医学上的应用,数理统计是以概率论为基础的,概率论是研究随机现象的一门学科。由此可见,如果设计不符合随机化的要求,任何统计推论都是站不住脚的。对于不符合随机化要求的设计所收集的数据,不仅不能得到正确的结论,而且,由于使用了各种(甚至是很复杂的)统计方法,更能让人觉得研究很科学而被误导。因而,对任何统计结论进行解释之前,必须研究其设计是否科学、数据收集是否正确,然后才能对其统计结果进行解释。

(二)统计检验的基本原理

通过样本数据,检验样本所代表的总体参数相同或不同。经检验,总体参数相等,则样本数据间的不同是由抽样误差造成的,即样本来自相同的总体;总体参数不等,则样本数据间的不同是由实验因素或其他因素的影响造成,即样本来自不同的总体。

(三)第一类错误和第二类错误

假设检验的判断结果接受无效假设或拒绝无效假设是根据小概率事件来判断的,不是绝对正确的,在判断上都会犯错误,错误分两类。第一类错误也称为假阳性错误:指拒绝了一个正确的无效假设,犯这类错误的机会(概率)就是我们所定的有统计意义的水准 α 值,所以在无效假设正确时犯第一类错误的概率为 α,通常取 $\alpha = 0.05$。这里要注意的是只有在无效假设是正确时我们才会犯第一类错误,P 值也是在无效假设正确的条件下计算出来的。第二类错误也称为假阴性错误:指接受了一个不正确的无效假设,犯这类错误的概率大小用 β 来表示,$1-\beta$ 就是我们通常所说的把握度,即得到正确概率的机会。这里同样要注意的是,只有在无效假设不正确时才会犯第二类错误。当样本例数一定时,α 越小,β 越大,反之亦然。若先选定 α,要想减少 β,就必须加大样本例数。

由以上分析可以看到,任何统计结论都有犯错误的可能,所以很难说统计"证明"了什么。每一次试验的统计结论累积了证据。所以,尽管我们可以在一次试验后认为总体疗效相同或不相同,但自己应当心中有数,结论还是有错误的可能性。

这里另外要注意的是 α 是在无效假设正确的时犯第一类错误的概率。我们不能因为 $P < 0.05$ 而说无效假设正确的可能性小于 5%,更不能说备择假设正确的可能性大于 95%。

同样,我们不能因为 $P > 0.05$ 而说无效假设正确的可能性大于 5%,备择假设正确的可能性小于 95%,这完全不是一回事,不应混淆。

表 16-4 统计上的第一、第二类错误

统计检验结果	真实情况	
	无效假设正确	无效假设错误
不推翻无效假设	正确	第二类错误(β)
推翻无效假设	第一类错误(α)	正确

(四)样本大小与统计结论

当样本较小时,误差就比较大。这是因为标准误是以样本含量 n 的平方根作分母的。误差大则计算的统计量(如 t 值)就较小,从而容易得出差别无统计意义的结论,也即加大了犯第二类错误的概率(β 加大)。因而,在临床科研中样本过小时所得的结论可靠性较差。有时,尽管药物疗效很高,但由于例数过少而会得出阴性结果。

第二类错误不如第一类错误那样为人们所了解,也不便计算。作者在得出阴性结果时往往以别的理由进行解释而很少考虑到第二类错误。

(五)把握度

如果备择假设正确,即 $\pi_1 \neq \pi_2$,那么我们得出正确结论的把握有多少呢。既然当备择假设是正确时我们接受无效假设而得到错误结论的机会是 β,那么得到正确结论的机会就是 $1-\beta$,这就是把握度。

通常统计学中所说的统计方法的效率也就是检出这种真正存在的差异的把握度,统计方法的效率高则在相同样本大小时检出真正存在差异的把握度大。

相同方法样本越大把握度越大。

(六)试验得到阴性结果时的认识

当试验的结果得到 P 值大于 α(通常为 0.05)时,我们得出了差别无统计意义的结论。这时并不能得出比较组间参数相等的结论。以两组治愈率的比较为例,当 $P > 0.05$ 时,可能是两组总体率相等,但也可能两组的总体率不相等,而是由于样本不够大,误差较大而不能检出所存在的差异。这就是第二类错误。

如果已知两个样本率的差异,已知样本大小和 α 值的大小,则可由推算样本大小的公式反推出第二类错误 β 值的大小。由公式可见,n 越小则 β 越大(参阅有关统计学书中样本大小推算章节)。

如在一个氯雷他定(克敏能)与阿司咪唑(息斯敏)的临床试验中,每组为 50 例,结果差别没有统计意义。经过计算,$\beta = 0.7749$。这表示如果两种药的疗效并不相同,我们也有 77.49% 的机会得出差别无统计意义的结论。因而,在这种情况下,当然不能得出两种药物疗效相同的结论。

当样本足够大时可以减少第二类错误的概率 β。这就是我们可以先确定 β 从而确定了把握度 $1-\beta$,来计算样本大小的依据。

如果需要验证两药总体参数相等,则应以参数不等为无效假设,参数相等为备择假设。这就是临床试验中生物等效性研究中的单双侧检验。

（七）可信区间

我们可以由样本所得的结果来估计总体参数。例如，当由样本求得一个治愈率 P 时，我们可以估计其总体治愈率 π 即等于 P 值。这样称为点估计。但是，由于有抽样误差，P 一般不正好等于 π，因而这样估计是没有把握的。用可信区间估计则有一定的把握度。95% 可信区间的意思是，如果研究是无偏的，可信区间有 95% 的可能包含了 π。可信区间越窄则越能肯定 P 在 π 旁边不远。虽然，有 5% 的可能 π 不在 95% 可信区间范围之内。

同样，由样本率之差 $P_1 - P_2$ 或者 OR 值求得 $\pi_1 - \pi_2$ 或总体 OR 值的可信区间，并可以此代替统计检验。如果 $\pi_1 - \pi_2$ 的可信区间包括零在内，或者 OR 的可信区间包括 1 在内，就是差别没有统计意义，否则为差别有统计意义。

有人认为，P_1 与 P_2 各求可信区间，当两个可信区间不相交时为差别有统计意义；当两个可信区间相交时为差别无统计意义。这前一种情况是正确的，但当可信区间有相交时则不一定，如果相交很少则差别也可能是有统计意义的。

（八）大量比较中的个别阳性结果

有时我们会进行许多次数的比较。例如，在一个辐照食品是否有损健康的研究中，研究对象被随机地分成试验组与对照组。试验组食用辐照食品，对照组食用未辐照食品。试验前后对试验对象进行大量各种生理、生化指标检测。对各试验前后指标及两组间差别进行了统计检验。结果有少数指标的差别有统计意义。对于这种情况，不必引起惊慌。因为根据统计学原理，即使全部指标总体参数间都没有差异，也会有 5%（如 α 定为 5%）的机会得出差别有统计意义的结论。因此，即便辐照食品是完全安全的，也会有少数（5% 左右）可能得出差别有统计意义的结果。研究者在这种情况下要明了这种可能性并对阳性结果采取慎重的态度。必要时可另外再进行试验加以考核。

（九）差异的大小与 P 值的大小

在进行这一部分讨论时，先介绍例子，这样大家更加容易理解。

对某地区 7674 例男性和 2896 例女性进行了龋齿患病率的调查，结果男性龋齿患病率为 81.25%；女性为 76.83%。相差 4.42%。作者作出了"男性与女性患病率相差不多"的结论。一位统计学家对这一结果进行了差别的统计意义检验，发现 $P < 0.001$，得出了"有极显著差别"的结论。于是，统计学家著文对该作者的结论提出了批评，认为差别如此显著怎么能说差别不大呢？统计学家写道："这可能是作者主观上先已肯定了性别上没有差异，因而就没有想进一步去追根求源了。"那么，这个分歧究竟是怎么一回事呢？

我们先来回顾一下差别统计意义检验的意义。P 值说明，如果无效假设（如 $\pi_1 = \pi_2$）正确时遇到手头这样样本的情况或差异更大的情况的可能性。如果 P 值很小，则推翻无效假设。P 值越小则越有理由推翻无效假设。推翻了 $\pi_1 = \pi_2$ 的无效假设，接受了 $\pi_1 \pi_2 z$ 的备择假设，只是说 π_1 与 π_2 不相等，但并不能得出两者相差有多大的结论。P 值越小越有理由说明男女总体龋齿患病率不同，但不能说明男女差别越大。P 值的大小与差别的大小是没有直接关系的。当样本很大时，尽管差异很小，P 值也会很小，因为这时误差很小。本例正是这种情况。由于样本很大，因而男女龋齿患病率尽管相差不大，P 值却可以很小。

总体龋齿患病率在男女之间差别有多大，可以用可信区间来表达。本例样本大且率不接近 100%，因而可以用正态近似求得其可信区间。总体患病率之差在 2.65% 到 6.19% 之间。因而差别是不大的。

那么,统计学家怎么会弄错了呢? 问题出在"有极显著差别"或"差别极显著"这种说法。有极显著差别的意思从字面上讲就是"有极大的差别"。实际上显著是对英文 significant 一词的误译。significant 的意思是"有意义","有重要性"……而决没有"大小"的意思。因而,统计检验结果应当以"有统计意义","有高度统计意义"来表示更能表达原意而不致误导。而"差别显著","有显著差别"等说法都不能表达检验结果的真正意义。而"差别有显著意义"等也不确切。

读者由这个例子也可进一步了解差别统计意义检验的真正意义。

(十)统计意义与临床上的实际意义

由上面讨论可知,当真实的差别很大时,如果样本太小,也会得到差别无统计意义的结论;而不管真实的差异多么小,当样本很大时也会得到差别有统计意义的结论。龋齿的例子就是这种情况。

在临床试验中,例如,当某种降压药经过一个疗程只能降低 4 mmHg 的舒张压,但经统计检验有统计意义。这虽说明该药能够降压,但对于临床医师来说在临床上没有什么实际意义,因为降压效果太差。但对于一位药学工作者来说都可能有实际意义,因为他可能从中提取有效成分,或者改变结构以提高疗效。

实际意义不仅由差值的大小决定,有些研究差值并不大,但有其实际意义。例如,英国医学研究委员会的肿瘤临床试验办公室目前正在进行的大规模的非小细胞肺癌辅助化疗的研究,目的是确定以顺铂(cisplatin)为基础的对手术治疗的辅助化疗是否能提高 5 年存活率 5%(50%+55%)。由于提高的差值不大,因而需要 4000 例患者进行试验。但研究者认为,5%的提高率很有意义,因为肺癌患者很多,仅英国每年就有约 3 万人死于非小细胞肺癌,因而是很有实际意义的。

第三节 临床科研中统计方法应用上常见的错误

正确的科研设计是正确应用统计方法的前提,由错误的设计所得到的数据一般不能得出正确的统计结果。这一部分已在其他章节中进行了讨论。

在临床科研中,即使设计是正确的,但由于医院数据的局限性以及对统计原理的了解不够等,经常会发生统计应用上的错误。有人认为,统计应用的错误比临床误诊的比例要高得多。

以下对常见的错误进行讨论。

一、计量资料误用分析

(一)偏态定量数据的描述

偏态定量数据的中心位置应当用中位数来描述,但目前在已发表的文章中,仍可见到大量的偏态分布数据仍只用均数描述其中心位置,而很少用中位数。如果数值不可能为负值,由标准差和均数大小的比较可以大致了解数据是否偏态。因为在正态分布中均数加减 3 倍标准差应包括 99.73%的数据,因而标准差一般比均数的 1/3 小。如果标准差很大,甚至比均数还大,显然数据是偏态的,这时应用中位数来表示中心位置。

(二)配对资料当作成组资料比较

配对资料的优点是能缩小受试对象间的个体差异,从而减少实验误差,提高实验准确率。配对设计有自身配对设计和异体配对设计两种。配对设计的资料作统计分析时,将每对数据按同一方向相减,以所得的差值作为变量值,计算差值的均数和标准差及 t 值,样本含量为对子数。将配对设计的数据分为两个独立的组,分别计算其平均数和标准差,这样做的结果是把原来只由差值引起的变异扩大为两个样本各自的变异,无形中增大了方差,也就增大了合并方差,使 t 值变小,导致差异从有显著性变为无显著性,降低了统计效能。

(三)方差分析资料用 t 检验

三组或三组以上计量资料的假设检验应作方差分析,而不能拆成逐对比较的 t 检验。方差分析资料重复 t 检验不仅可以增加假阳性错误的概率,还会降低检验效率。

(四)统计方法应用条件不符

各种统计方法有其应用条件。医学文献中常见的计量资料统计方法应用条件不符有:

(1)偏态分布资料进行假设检验时采用 t 检验或方差分析。t 检验和方差分析要求资料呈正态或近似正态分布,不是太严重的偏态影响不大,还是可以应用的。但有些科研数据呈很偏态的分布,仍然应用 t 检验和方差分析处理,这是不正确的。

(2)在多元线性回归分析中,因变量不是正态分布,未经变量转换就作多元线性回归分析。在回归分析中,多元线性回归要求因变量呈正态分布。如果不符合正态分布应当用对数等方法进行转换以使之符合或接近正态。

二、计数资料误用分析

(一)构成比的误用

将构成比错误地当作率来使用,这是临床科研中最常见的错误之一。由于医院中资料的局限性,

所得的数据一般只能计算构成比。由于构成比通常不能说明事物发生的强度,而且某一类别的构成比的大小受到其他类别数量变化的影响,因而其应用有较大的局限性。例如,我们不能由中性粒细胞比例的升高肯定患者患有急性炎症,因为中性粒细胞百分率的升高也可以是由于淋巴细胞或其他类白细胞的数量减少所致。以下是个典型的例子。

表 16-5 是某医院统计门诊龋齿患者年龄构成的数据,作者由此得出了 20~29 岁组人口最易患龋齿的结论。但这是不正确的,因为各年龄组的患者到该院就诊机会(如门诊服务对象,劳保关系等)有所不同,以及人群中各年龄人数不同等,对此构成比都有影响。因此,医院门诊患者的构成比只能说明门诊龋齿患者中 20~29 岁组患者最多,不能说明 20~29 岁组最易患龋齿。这是要用年龄别患病率来说明的。年龄别龋齿患病率是要通过对某地区人群进行普查或抽样调查才能得到的。

表 16-5 某医院门诊龋齿患者的年龄构成

年龄组(岁)	龋齿人数	%
0~9	47	3.38
10~19	198	14.23
20~29	330	23.72
30~39	180	12.94
40~49	193	13.87
50~59	194	13.95
60~69	171	12.29
≥70	78	5.61
合 计	1391	100

(二)各种率混淆不清

发病率、患病率、病死率、死亡率概念不清。通常在医院中得到的资料一般不能计算发病率、患病率和死亡率。因为根据率的计算原理,分子分母应互相对应,这三个率的分子分别为某人群某时期内某病的新发病例数、患病例数、死亡数,而分母则为分子所产生的群体中暴露人口数和平均人口数,在

医院中,一般得不到这些资料。

(三)统计方法应用条件不符

计数资料的假设检验最常用的为 χ^2 检验,每种 χ^2 检验都有其适用条件。如最简单的四格表 χ^2 检验,其检验条件是:总例数不得少于 40(即 $n > 40$),理论数不能小于 1,根据理论数是否大于等于 5 决定是否用校正四格表 χ^2 检验。

表 16-6 是某研究者分析某种治疗方法的疗效与病程关系的资料。该研究者认为两组间的有效率比较差异有显著性($\chi^2 = 6.32, P < 0.05$)。结论是病程短疗效好。但由于表中有 1/5 以上的格子理论数小于 5(见表中括号内数),其中 1 个格子理论数小于 1,因而不适合行列表 χ^2 检验,需要合并(见表16-6,表中括号内为理论数)。合并后仍有 1 个格子理论数小于 1,还不能作四格表来检验,需用四格表精确概率检验法,得 $P = 0.5119$,说明各组的疗效差异无显著性。这是临床上常见的不符合 χ^2 检验条件而用 χ^2 检验,从而得出错误结论的典型案例。

表 16-6 疗效与病程的关系

病 程	n	治愈	好转	无效
2 个月以上	36	28(31.2)	6(3.6)	2(1.2)
2 个月以下	24	24(20.8)	0(2.4)	0(0.8)

表 16-7 疗效与病程的关系

病 程	n	有效	无效
2 个月以上	36	34(34.8)	2(1.2)
2 个月以下	24	24(23.2)	0(0.8)

回归分析中,Logistic 回归要求因变量为计数资料,而 Cox 回归则因变量必须是生存时间。不管资料类型,乱用不合适的方法将会得出不知所云的结果。

(四)内部构成对统计指标的影响

在临床科研的统计分析中,常需注意其他有关因素对结果的影响。例如,在表 16-8 中,由合计项可见新疗法治愈率为 60%,一般疗法治愈率为 61%,一般疗法治愈率稍高于新疗法。但如果深入研究,可见成人的治愈率是新疗法高于一般疗法(80% 与 70%),儿童的治愈率也是新疗法高于一般疗法,结论正好相反。之所以会出现这种情况是因为成人治愈率高于儿童,而一般疗法成人比例高于新疗法所致。对于这种数据,应当在设计时即安排使两种疗法的成人和儿童比例相同,即以年龄为层进行分层随机化,而在分析时用多层列联表分析法,或用 Logistic 回归分析,而总的率的比较应当用标准化法。

表 16-8 两种方法治愈率的比较

组 别	新 疗 法			一 般 疗 法		
	治疗人数	治愈人数	治愈率(%)	治疗人数	治愈人数	治愈率(%)
成人	42	32	80	70	49	70
儿童	80	40	50	30	12	40
合 计	120	72	60	100	61	61

年龄常常是影响疗效的一个重要因素,性别也常会有影响,而癌症的组织类型、淋巴结转移等情况对癌症患者的预后会有影响。这些因素在临床科研设计和统计分析中需加以注意。

束陈斌

参 考 文 献

1　林果为,沈福民.现代临床流行病学.上海:复旦大学出版社,2005

2　王建华.流行病学.北京:人民卫生出版社,2005

3　阎永平.口腔流行病学.第四军医大学出版社,2004

4　李定国,王红.医院流行病学教程.北京:科学出版社,2003

第十七章 口腔临床医学论文的撰写

第一节 口腔临床医学论文的作用

一、总结临床试验的结果

临床流行病学现场工作结束以后,会得到许多试验数据。如果开展的是一次流行病学现况调查,会得到一批反映患病情况的调查数据,例如患龋率、龋均、CPI、牙周病患病率等;如果是一次分析性研究,就会得到各个分组的诊断结果或暴露率,例如暴露组和非暴露组的患病率,病例组和对照组的暴露情况;如果是流行病学临床试验,就会得到很多试验数据,这些数据分别反映干预组与对照组的患病率,例如做的是氟化物预防龋病的试验,就会得到氟化物干预组和对照组两组受试者的患龋率或龋均和龋面均等。这些数据的临床意义如何?反映什么结果,需要将这些数据整理、汇总后进行宏观的分析。分析后的结果还需要结合国内外已经发表的文献和现有的科学知识进行综合评介,最后得出结论。而用论文的形式完成这项工作是最常见的一种方式。论文的写作过程就是一次收集资料、整理数据、分析结果和得到科学结论的过程。

二、指导临床医疗实践

口腔临床流行病学研究涉及口腔临床医疗的

各个环节,包括口腔疾病病因研究、疾病诊断技术的观察、口腔疾病治疗方法评价以及疾病愈后判断等。因此将临床研究的结果,比如新发现的病因、新的诊断技术和新的治疗方法以论文发表,将对口腔临床医学水平的提高起积极的推动作用。一个典型的例子就是饮水加氟预防龋齿的发现,是应用临床流行病学研究的方法发现的。1945 年 1 月世界上首次在 Grand Rapids 市的自来水系统中加入了 1 mg/L 氟,同时以基本情况与 Grand Rapids 市相似的 Muskegon 市作为对照。几年以后发现 Grand Rapids 市居民的患龋率低于 Muskegon 市居民的患龋率。这个发现被论文报道后,使饮水加氟迅速在全世界得以推广,1995 年 9 月 H. S. Horowitz 在 Grand Rapids 开展自来水氟化 50 周年庆祝会上宣布,美国已有 1 万个社区、1.32 亿人口饮用氟化水,全世界约 40 个国家或地区开展了自来水氟化,极大地降低了龋病的危害。可见口腔临床医学研究的论文对临床医疗和预防的重要性。

三、为口腔医学研究提供理论依据

口腔临床流行病学是口腔临床医学的一门方

法学,它为口腔临床医学的发展提供了极为有效的手段。在它的研究结果中不乏新发现、新发明,这些新的发现和新的发明为口腔医学的理论研究提供了坚实的基础,成为口腔医学发展必不可少的一环。我国从1983年起,开展了三次全国性的口腔健康流行病学调查,涉及我国各个民族、各个地区的不同年龄段人群。调查内容包括龋病、牙周疾病、口腔黏膜病、氟牙症、牙列缺失等。通过这三次全国口腔健康流行病学调查,获得了我国城乡居民口腔健康的第一手资料,包括不同年龄、不同性别人群患龋率、龋均、牙龈炎患病率、牙周平均健康区段数、氟牙症患病率、老年人群健康牙数等基本情况。这些资料为我国研究口腔疾病的病因、流行因素和预防方法提供了理论依据,也为制定我国2000年口腔健康目标和2010年口腔健康目标提供理论依据。尤其是其中一些疾病的患病特点,如我国儿童乳牙龋病高于国际平均水平、老年人患龋率高等特点,已经成为我国口腔医学研究的热点。

第二节　口腔临床研究论文写作要求

一、要有明确的目的

论文有很强的目的性,一篇论文的目的通常就是课题设计时的研究目的,但有时并不一定。有时作者会根据具体情况把一个临床研究分为几个部分分别写成论文或把几个临床研究的内容合在一起写成论文,这时的论文目的与当初课题设计时的目的就会有所不同。但每一篇论文都会反映一个研究目的。每篇论文的目的必须明确,在文章的起始部分就应该点明,并在整篇文章中突出这个主题,紧紧围绕论文的目的进行阐述。

二、要凸现创新性的主题

写作口腔临床流行病学研究的论文应该充分体现论文创新性的主题。论文是发布研究情况的载体,临床研究的设计、方法、结果、结论都应该在论文中得到反映,要把口腔临床研究的主题凸现出来,尤其要把这项研究的创新部分充分凸现出来,如新的方法、新的结果、新的理论等。但实际上并不是每项临床研究都具有创新性,对事实的重复证实也是科学的一种表现,所以论文的创新性还必须根据口腔临床研究项目本身的创新性,如果研究项目本身的创新性不足,或没有创新性,作者不能为了单纯地追求创新性而编造出创新点,从而失去真实性。

三、要体现试验的科学性

与一般的研究相比,口腔临床流行病学研究的试验设计要求很高,能否得到真实和理想的试验结果,设计是关键。口腔临床流行病学论文必须充分表述口腔临床研究的设计思路,尤其要把口腔临床研究的设计特点反映出来。例如受试者的纳入标准和排除标准;抽取受试者的方法;样本量大小;干预的内容、时间和程度;评判结果的指标;如何处理误差;数据的分类方法和选用的统计方法等。这些内容是口腔临床流行病学研究的设计要素,在每一项临床研究中都必须考虑。所以在书写口腔临床流行病学研究的论文时,必须根据临床研究的性质在论文中给予充分的描述。

四、论文结果要求准确

准确的研究结果与设计、统计和计算密切相关。在试验设计确定以后，统计学方法的选用和精确的计算就成为保证口腔临床流行病学研究准确性的必要前提。在一般情况下，临床研究现场工作结束以后，研究人员往往会面对一大批的试验数据，这些数据必须得到科学的整理和归类后，再经过正确的统计方法处理才能得到正确的结果。一般需要经过三个步骤：核对、归类和计算。首先是对所有数据进行认真核对，一经发现错误，需要及时纠正。数据核对无误后，在有些临床研究中还需要对数据进行归类，即把数据按照一定的特性或程度进行分类。然后进行计算，清点每一类中的频数。最后一步工作就是把已经分类计算的结果进行统计学处理，得出最后的试验结果。在这一系列的数据处理过程中，每一步都需要仔细对待，一个环节出现错误，就会导致结果偏差。

五、保证论文内容真实

论文是科学研究的表达形式，因此必须是科学和真实的。切忌作者按照自己的主观愿望修改试验结果，或者对不理想的数据进行取舍。不能在论文中随意修改当初的试验设计，更不能编造试验内容，伪造数据。一定要保证论文的科学性和真实性。

六、注重文章的精练朴实

发表论文的目的是发布科学研究的结果，因此论文的用词造句不需要像文艺作品那样精美华丽，而要求精练朴实。文章应该主题突出、段落分明、层次清楚、造句精练，在用词上要求准确、朴实无华。引言部分简明扼要，材料和方法部分力求完整、结果突出重点、讨论围绕主题。要求整篇文章逻辑性强，论点、论据、结论要前后呼应。

第三节　口腔临床研究论文写作内容

临床研究的论文有固定的写作格式，一般分题目、单位和作者、内容摘要、关键词、引言、材料和方法、结果、讨论、参考文献九个部分。有时因为需要，论文中还会出现结论和致谢，但并不是每篇文章中都出现。

一、题　　目

论文的题目好比一个人的脸面，人们是否对你有好感，被你所吸引，值得再进一步交往下去，脸面的俊丑往往起重要的作用。论文题目也是一样，要想让读者进一步读论文里面的内容，起好题目至关重要。一般一篇论文的题目应该达到下述要求，首先要求文题对应，就是文章的题目一定要与文章的内容对应，题目要紧紧围绕文章所描述的主题，使人们一看到题目，就知道论文的内容是什么，切不可题目归题目，内容归内容。其次是要求论文的题目突出醒目。论文题目除了文题对应以外，最好做到有吸引力，尤其对同一领域的口腔医师，要能够引起他们的注意。这就要求在写题目时，应该非常明确地展现这篇论文所属的专业领域，展现口腔临床医师的关心点，不要含混模糊，专业归属不明。第三要求论文题目简洁明了，切忌啰嗦，有时作者在为一篇文章起题目时，总是担心把文章中的一些重要内容遗漏,就把文章中的很多内容一并放在题目内,结果造成题目臃肿冗长,反而使读者读起来不得要领。一篇论文的题目要求写得精练,给文章起完题目以后,最好反复推敲。当去掉某些词组以后并没有改变题目的主要意思时,坚决把这些词组去掉,有时很长的药物化学名称,可以考虑用其他简练的词组替代。

二、署　名

论文的署名一般指这篇文章的作者和为这篇文章的完成起决定作用的单位名称。文章的作者主要指为这篇文章立题、设计、参加研究或能对这篇论文负责任的人员。论文的署名可以一个,也可以多个,一般根据贡献大小按序排列。在通常情况下第一作者为贡献最大者,也是这篇论文的负责者。但国外现在采用通讯作者制度,第一作者常常是某个参与设计并具体研究的人员,有时仅仅是具体研究的人员,而从事立题、主要设计、分析结果并能对论文负责的人员作为通讯作者常排列在最后。国内现在也开始逐渐采用这种方法,但必须在通讯作者署名的后面标注,并在第一页的适当位置标明通讯作者的工作单位、通讯地址、邮政编码、电邮地址等信息。

对于论文的单位署名,一般情况下是指作者工作的单位,但在有些情况下作者与完成研究的单位并不在同一个单位,例如一位在乙单位工作的医师在甲单位进修,使用甲单位的资源并在甲单位的人员指导下完成研究工作。或者一位研究生在甲单位完成课题毕业后到乙单位工作。上述两种情况单位署名常是甲单位而不是乙单位。

三、内 容 摘 要

论文摘要是把论文最主要的内容浓缩成200～300字左右的文字,集中反映论文研究的目的、所使用的方法、取得的结果以及得出的结论。论文摘要要求高度浓缩,汲取精华,完整表述。论文摘要便于读者能在很短的时间里了解你这篇论文的主要内容,以便决定是否继续读这篇文章的全文。论文摘要现在提倡使用结构格式,即分研究目的、方法、结果和结论四部分,每部分只把最主要的内容写入。

四、关 键 词

每篇论文在摘要后面都有关键词,这是为了便于进行文献检索。关键词一般为3～5个,在特殊情况下可以多些。关键词是能够反映论文主要内容的主题词,通过很少几个关键词,就能大概知道这篇论文的研究主题。因此关键词的选择要准确,不能随便选取。首先要贴近文章的主题。其次最好选择规定的词组,例如根据全国自然科学名词审定委员会公布的《医学名词》选择,这样选择有利于读者对你这篇文章的检索。最后最好不要使用自编的词组和名词,别人无法检索到你这篇论文。

五、引　言

引言是论文正文的第一部分,主要介绍这篇论文中研究内容的背景情况,主要介绍国内外在这个领域的研究进展,例如国内外在这个领域已经做了什么工作,取得什么成绩,尚存在哪些问题,难点是什么。然后提出自己解决问题的设想和开展这项研究的目的和意义。引言内容首先要准确,介绍国内外研究情况要做到实事求是,不能为了迎合自己的研究而歪曲研究现状。其次要精练、切忌冗长。有的作者在书写引言部分时,从这项研究的开始写起,把不同时期的研究过程一一交待,最后才点出文章的主题,引言内容比主要内容还多。还有作者更是把综述放在引言部分,代替引言,造成文章头重脚轻,本末倒置。最后,引言内容还要与文章后面的内容相呼应。引言提出的问题,在最后的结论中要有交待。

六、材料和方法

在论文"材料和方法"部分中,常根据不同的临床流行病学研究的性质含有不同的内容。如果是现况调查类研究,一般需包括调查对象的抽样方法、样本量、调查项目、调查指标和消除误差等内容。如果是回顾类研究,一般需要交待纳入和排除标准、诊断标准、样本量、调查的内容、分组情况、预防去除混杂因子的措施等。如果是前瞻类研究,需要描述试验对象的来源和方法、纳入和排除标准、分组、干预措施的种类和程度、判断标准、预防干扰的措施、试验期限等。尽管以上内容在不同的研究中不一样,但都会在"材料和方法"中交待研究的过程和采用的统计方法。

(一)研究对象

临床研究的对象主要是人,但人员性质的不同会对研究结果产生影响。因此,在描述研究对象时应该交待清楚研究对象的年龄、性别、来源、诊断标准、纳入标准和排除标准等。

(二)样本量

口腔临床流行病学研究结果的可信度与研究时的样本含量密切相关,样本量不足会影响研究结果的准确性,所以在研究时必须保证有足够的样本人数。因此在论文的"材料和方法"部分中需要交待所用的样本量和使用的依据,这一环节常被一些作者所忽略。

(三)分组

在大多口腔流行病学研究中都有分组这个过程,如分析性研究中的病例组和对照组,队列研究中的暴露组和非暴露组,临床试验中的干预组和对照组等。在论文中需要把分组的依据和每组对象接受的处理交待清楚。

(四)诊断或判断标准

在对临床研究结果的判断中,需要制定疾病发生的诊断标准,即在怎样的情况下才诊断为疾病,或者如何判断疾病的轻重程度,这个环节是评判研究结果所必需的,因此在论文中要把诊断或判断标准这个内容描述清楚。在论文中最好使用金标准,如果没有金标准也可以使用国际标准或国内公认的标准,最好少用自己制定的标准。

(五)干预(调查)内容

在口腔临床流行病学研究的"材料和方法"中,需要告诉读者所采用的干预措施是什么,干预程度多大。例如在观察含氟牙膏防龋的试验中,就要告诉读者干预措施是含氟牙膏,干预程度是使用含氟牙膏 2 次/d。如果作者做的是一次现况调查或回顾性研究,应该向读者交待调查的项目。

(六)控制混杂因子和消除偏倚

在临床流行病学研究的论文中,交待控制混杂因子的措施和消除偏倚的方法也是重要一环。

(七)统计分析

在论文"材料和方法"部分的最后,需要向读者交待采用什么统计学方法对研究中收集到的数据进行处理。所选择的统计学方法一定要准确,不正确选择的统计学方法计算出的结果没有意义。

七、结 果

结果是论文的核心,这部分内容是对前面工作的整理和归结,也为下一步的讨论提供基础。对于论文中的结果,首先要求准确,通过前面方法得到的大量数据应被精确地计算,并被用统计学方法分析。其次要求完整,在前面材料和方法中提到试验对象、不同分组、研究内容等都要被报告,不能被任意地取舍。报告时不仅要报告效果,也要报告出现的副作用。第三要求实事求是,试验的结果在很多时候会出现没有规律的情况,即不符合研究者预期的结果,这时必须如实报告结果而不管这些数据是否符合当初试验时的预期。因为只要设计和方法正确,这个结果就代表了实际情况,而实际情况才是我们下结论的依据。一般结果的表示方式主要有三种,即文字表示、表格表示和图像表示。

(一) 文字表示

当结果的内容不多或比较简单的时候,论文的结果可以用文字表示。文字表示时要求语句通畅,层次清楚、文字精练,结果要有统计分析。

(二) 表格表示

当试验的结果有大量的数据时,特别是需要在不同的结果之间相互比较时,用文字表示较为困难和烦琐,此时用表格的方式表示较为清晰和方便,有时也可以作为文字表示的补充,使文字的内容更加清楚。结果如果用表格的方式表示时,要求使用规范化的表格,在科学论文中,一般使用三线表格。表的顶线和底线要用粗线,表内项目之间不要划线分隔,表序和表题应列于表的上方,表内数据用阿拉伯数字表示。不同类别的数据,应该用不同的表格表示,避免表格复杂和内容太多,使读者看起来困难。凡在前面文字中已经出现的结果在表格中不应再重复,表格中的数据最好有统计学分析。

(三) 图像表示

在口腔临床流行病学研究时,除了一些数据需要用统计图来表示以外,有时还需要用一些临床图像表示。统计图像增加了普通表格的直观性,特别当有些数据结果需要比较时,用统计图表示更加清楚。如果需要比较两组或多组的试验结果时,直条图用得较多,如果需要观察事物内部各构成部分的比重时,饼图用得较多,如果要反映某种情况的动态变化时,线型图用得较多。除了统计图以外,在一些口腔药物的临床效果研究或毒副作用研究时,为了更好地说明某些药物的临床效果或毒副作用的程度,常用图像表示。研究者常会把一些临床照片或其他图像放在结果中,增强论文的说服力。在用图像作为结果表示时,要求图像清晰,阳性部位要标示清楚,与实际的比率要说明。

八、讨 论

论文的讨论部分是作者在研究的基础上,通过对前面结果的认识和推理逐渐形成理性观点的过程,这是一个从实践向理论升华的过程。在写讨论部分的内容时,结构要有层次,语句通畅,文字精练。先点出论点,然后引入论据,此时应该注意文章的层次,循序渐进,旁征博引,待论据充分了,最后再下结论。讨论要求围绕主题展开。在讨论中要紧紧围绕主题,循着论文的主要思路,对结果中的内容进行分析、推断和评论,不要离题很远讨论与本项研究无关的内容,或者花很大的篇幅在一些虽然也是本研究的结果但不是主要线索的地方。讨论还要求依据事实,必须在结果的事实基础上进行讨论,有的作者由于结果不理想,用现有结果无法讨论,就干脆撇开研究结果,自顾拿其他文献内容进行讨论,这样做没有意义。另外,讨论要求论据充分,作者不要根据结果就随意下结论。虽然有时研究结果可能支持作者的观点,通过推断可以看出这方面的趋势,但作结论还需综合多方面因素,经过时间和空间的考验,才能使论据充分。有的文章虽然经过艰苦的试验,但由于设计问题,或由于操作问题,使证据单薄或有漏洞,不足以证实作者的观点,此时切忌勉强做出结论,可以留下一个研究的空间让后者继续。讨论还可以对研究中出现的特殊情况进行说明,例如对论文设计中使用的非常规方法,出乎意料的结果等进行适当的说明和解释。

九、参 考 文 献

参考文献是论文的重要组成,是论文的结论得以成立的科学依据。参考文献列于论文的后面,使读者能够知道作者的思路和目的,也便于有兴趣的读者做更深入的研究。参考文献主要分四类,即中文期刊、外文期刊、中文书籍和外文书籍。期刊的格式是:序号. 作者. 文献题名. 刊名,年,卷(期):起止页码。如果作者人数在三位以内,则全部列出,作者人数在三位以上,则列出前三位,后面加"等"字。书籍的格式是:序号. 作者. 文献题名. 版次. 出版地:出版社,出版年。参考文献按被引用的先后次序排列,没有被引用的文献不能被列入。

冯希平

参 考 文 献

1 王家良.临床流行病学.北京:人民卫生出版社,2000

2 聂绍发.临床流行病学.湖北:湖北科学技术出版社,2003

3 梁万年.临床流行病学.北京:北京大学医学出版社,2004